全国卫生专业技术资格考试通关宝典

放射医学技术（师）资格考试
全真模拟试卷与解析

模拟试卷（一）

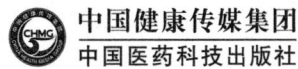

中国医药科技出版社

基础知识

一、单选题：以下每道考题有五个备选答案，请从中选择一个最佳答案。

1. 不属于脑血管压迹的是
   A. 脑膜中动脉压迹
   B. 板障静脉压迹
   C. 脑膜中静脉压迹
   D. 静脉窦压迹
   E. 脑沟压迹

2. 出肝门的结构为
   A. 肝左动脉　　　B. 肝管
   C. 门静脉　　　　D. 肝右动脉
   E. 胆囊管

3. 人体细胞的形态为
   A. 单一球形　　　B. 单一星形
   C. 形态极其多样　D. 圆形
   E. 杯状

4. 属于颈外动脉直接分支的是
   A. 甲状腺下动脉　B. 甲状腺上动脉
   C. 脑膜中动脉　　D. 椎动脉
   E. 胸廓内动脉

5. 蛛网膜下隙位于
   A. 硬脊管之间
   B. 硬脊膜与蛛网膜之间
   C. 硬脑膜与颅骨内膜之间
   D. 蛛网膜与软脑膜之间
   E. 软膜与脑（脊髓）之间

6. 关于腹部盆腔脏器位置的叙述，错误的是
   A. 肾是腹膜外位器官
   B. 肝是腹膜内位器官
   C. 膀胱是腹膜间位器官
   D. 卵巢是腹膜内位器官
   E. 子宫是腹膜间位器官

7. 与肺循环无关的是
   A. 肺动脉　　　　B. 肺泡毛细血管
   C. 肺静脉　　　　D. 左心房
   E. 右心房

8. 关于胸膜腔的叙述，错误的是
   A. 胸膜腔位于胸腔内
   B. 胸膜腔左、右各一
   C. 胸膜腔内含少量浆液
   D. 胸膜腔内呈负压
   E. 壁层、脏层胸膜在肺尖处相互移行

9. 会合成髋臼的正确组合是
   A. 髂骨、骶骨　　B. 骶骨、坐骨
   C. 髂骨、耻骨　　D. 坐骨、耻骨
   E. 髂骨、坐骨、耻骨

10. 关于内分泌腺的叙述，错误的是
    A. 内分泌腺有排泄管道
    B. 其分泌的物质是激素
    C. 分泌物直接释放入血液
    D. 内分泌腺包括甲状腺
    E. 内分泌腺的功能是对机体的新陈代谢等生理过程进行调节

11. 通常将下肢分为
    A. 髋部、膝部、小腿和足部
    B. 髋部、膝部、踝部和足部
    C. 髋部、膝部、大腿和足部
    D. 髋部、膝部、大腿和小腿
    E. 髋部、大腿、小腿和足部

12. 关于脉管系统的组成，叙述正确的是
    A. 由心、动脉、毛细血管和静脉组成
    B. 由血管和淋巴系统组成
    C. 由心、动脉、静脉和淋巴管组成
    D. 由心血管系统和淋巴系统组成
    E. 由心脏、动脉和淋巴管组成

13. 下列组合中，错误的是
    A. 二尖瓣——左房与左室之间
    B. 半月瓣——左室与主动脉之间

·1·

C. 三尖瓣——右房与右室之间
D. 肺动脉瓣——右室与肺动脉之间
E. 心室——发出静脉

14. 下列消化道组合中，错误的是
   A. 喉咽——软腭与会厌上缘之间
   B. 胃体下界——角切迹与胃下极连线
   C. 十二指肠——小肠中最宽的部分
   D. 结肠脾曲——横结肠左端与降结肠的移行部
   E. 肝外胆道——包括胆囊和胆总管

15. 形成喉结的软骨是
   A. 甲状软骨   B. 环状软骨
   C. 会厌软骨   D. 杓状软骨
   E. 气管软骨

16. 位于颅后窝的解剖结构是
   A. 视神经孔   B. 棘孔
   C. 卵圆孔   D. 圆孔
   E. 舌下神经孔

17. 关于心脏大血管搏动的叙述，错误的是
   A. 肺动脉搏动方向与左心室搏动相反
   B. 主动脉结脉压大、搏动幅度小
   C. 左心室搏动在收缩期急剧内收
   D. 主动脉结搏动幅度与脉压有关
   E. 一般左心室搏动最强

18. 听觉的感受器是
   A. 耳蜗螺旋器   B. 内淋巴与蜗管
   C. 外淋巴与前庭窗 D. 鼓膜与听骨链
   E. 椭圆囊和球囊

19. 垂体位于
   A. 颅前窝   B. 颅中窝
   C. 颅后窝   D. 翼点深面
   E. 颞骨岩部

20. 脑神经中，属于运动神经的是
   A. 动眼神经   B. 视神经
   C. 三叉神经   D. 面神经
   E. 舌咽神经

21. 属于实质性器官的是
   A. 尿道   B. 肾脏
   C. 子宫   D. 小肠
   E. 呼吸道

22. 关于成人脊髓位置的叙述，正确的是
   A. 上端与小脑相连 B. 上端与脑桥相连
   C. 下端平第1腰椎   D. 下端平第3腰椎
   E. 下端平第5腰椎

23. 关于右心室的叙述，错误的是
   A. 是心腔最靠前的部分
   B. 入口为三尖瓣
   C. 入口为左房室口
   D. 出口为肺动脉瓣
   E. 流出道又称动脉圆锥

24. 下列哪处不是食管生理性狭窄
   A. 咽与食管交界处
   B. 主动脉弓压迹处
   C. 左主支气管压迹处
   D. 相当于左心室水平处
   E. 穿过膈肌裂孔处

25. 关于气管的解剖，叙述错误的是
   A. 位于食管后方
   B. 上接环状软骨
   C. 在胸骨角水平分叉
   D. 胸廓上口为上界
   E. 由16～20个"C"形的软骨环及各环之间的结缔组织和平滑肌构成

26. 横突上有孔的椎骨属于
   A. 颈椎   B. 胸椎
   C. 腰椎   D. 骶骨
   E. 尾骨

27. 不属于中枢神经系统的是
   A. 脑桥   B. 延髓
   C. 三叉神经   D. 脊髓
   E. 小脑

28. 关于膀胱的叙述，正确的是
   A. 属腹膜外位器官
   B. 其最下部为膀胱底

C. 变移上皮为黏膜上皮
D. 膀胱底与前列腺相邻
E. 为生成尿的器官

29. 三尖瓣位于
   A. 右心房出口   B. 左心房出口
   C. 右心室出口   D. 左心室出口
   E. 右心房入口

30. 关于胆汁的叙述,错误的是
   A. 是肝细胞生成的
   B. 胆汁储存在胆囊内
   C. 为金黄色或橘棕色
   D. 胆盐有乳化脂肪的作用
   E. 生成量主要与脂肪的摄入量有关

31. 关于颅骨的叙述,错误的是
   A. 颅骨由23块组成
   B. 颅骨分为脑颅骨与面颅骨
   C. 额骨、筛骨、顶骨、枕骨、颞骨、蝶骨组成脑颅骨
   D. 筛骨、面骨、颞骨组成颅盖部
   E. 额骨、筛骨、枕骨、颞骨、蝶骨组成颅底

32. 关于血细胞生成部位的叙述,错误的是
   A. 胚胎期,红细胞主要在肝、脾生成
   B. 原始淋巴细胞在骨髓内生成
   C. 单核细胞在淋巴组织内生成
   D. 胸腺可生成淋巴细胞
   E. 骨髓内巨核细胞产生血小板

33. 下列结构中,不属于中耳的是
   A. 鼓室   B. 骨迷路
   C. 咽鼓管   D. 乳突窦
   E. 乳突小房

34. 与性腺发育有关的是
   A. 甲状腺   B. 肾上腺
   C. 胰岛素   D. 松果体
   E. 甲状旁腺

35. 关于组成脊神经的成分,叙述错误的是
   A. 颈神经7对   B. 胸神经12对
   C. 腰神经5对   D. 骶神经5对
   E. 尾神经1对

36. 构成心左缘的主要是
   A. 左心房   B. 右心房
   C. 左心室   D. 右心室
   E. 左心室、右心室

37. 关于消化与吸收的叙述,正确的是
   A. 食物的分解过程称为吸收
   B. 食物消化后经消化道肌层进入血液循环
   C. 食物先经消化再分解
   D. 食物经分解后变为大分子物
   E. 食物的分解过程称为消化

38. 好发于后纵隔的肿瘤是
   A. 恶性淋巴瘤   B. 支气管囊肿
   C. 神经源性肿瘤 D. 胸腺瘤
   E. 畸胎类肿瘤

39. 不属于肺间质组成的是
   A. 淋巴结   B. 淋巴
   C. 血管   D. 神经
   E. 肺泡

40. 关于颅中窝结构的叙述,错误的是
   A. 上颌神经通过圆孔
   B. 动眼神经通过眶上裂
   C. 滑车神经通过卵圆孔
   D. 脑膜中动脉通过棘孔
   E. 视神经管通过眼动脉

41. 不属于上肢自由骨的是
   A. 肱骨   B. 尺骨
   C. 腕骨   D. 指骨
   E. 肩胛骨

42. 不是上皮组织的是
   A. 口腔黏膜   B. 胃黏膜
   C. 生殖上皮   D. 输尿管
   E. 横纹肌

43. 肌肉的组织结构属于平滑肌的是
   A. 心肌   B. 胸大肌

C. 咀嚼肌　　　　D. 瞳孔括约肌
E. 表情肌

44. 传统 X 射线摄影其量子检测效率仅为
    A. 10%～20%　　B. 40%～50%
    C. 50%～60%　　D. 20%～30%
    E. 30%～40%

45. 关于 X 线照片质量客观评价方法的叙述，错误的是
    A. MTF – 调制传递函数
    B. LSF – 点扩散函数
    C. WS – 维纳频谱
    D. ACF – 自相关函数
    E. DQE – 量子检出效率

46. 综合评价的概念中不含有
    A. 诊断要求
    B. 物理参量
    C. 胶片种类
    D. 成像技术条件
    E. 符合诊断要求的最低剂量

47. 关于 X 线管焦点的调制传递函数（MTF）的叙述，错误的是
    A. 是描述焦点产生的模糊使影像质量受损的函数
    B. MTF 的最大值为 0，最小值为 1
    C. H（w）=1 表示影像的对比度与射线对比度一致
    D. H（w）=0 表示影像的对比度为 0，影像消失
    E. 焦点的 MTF 测试方法为狭缝照相法

48. 关节沿冠状面运动，骨向正中矢状面靠近者称为
    A. 旋内　　　　　B. 旋外
    C. 内收　　　　　D. 外展
    E. 屈伸

49. 属于主观评价方法的是
    A. 均方根值
    B. 威纳频谱
    C. 调制传递函数
    D. 量子检出效率
    E. 观测者操作曲线

50. 关于多平面重组的叙述，错误的是
    A. 一定程度上弥补 CT 不能按任意方位扫描的不足
    B. 属于三维图像处理技术
    C. 曲面重组是其特殊形式
    D. 重组后面图像的显示方式变为三维
    E. 曲面重组受人为因素影响大

51. 不属于 CT 图像后处理滤过方法的是
    A. 平滑处理　　　B. 最大密度处理
    C. 平均处理　　　D. 边缘增强处理
    E. 阴影显示处理

52. 根据窗口技术的原理，CT 值最小的像素，在图像上表现为
    A. 白色　　　　　B. 灰白
    C. 灰　　　　　　D. 深灰
    E. 黑色

53. 关于数字信号的叙述，错误的是
    A. 模/数转换后的信号可重建出数字化图像
    B. 数字影像实质是将模拟影像分解成有限个小区域
    C. 数字图像是由许多不同密度的点所构成的
    D. 数字图像中点与点间的位置关系一般不固定
    E. 数字图像中每个点的密度都是整数

54. 电离室自动曝光系统一般将电离室置于
    A. 人体前　　　　B. 暗盒后
    C. X 线管前　　　D. X 线管后
    E. 人与暗盒间

55. 皮肤受照后出现坏死溃疡属于皮肤损伤的级别为
    A. 0 度　　　　　B. Ⅰ度
    C. Ⅱ度　　　　　D. Ⅲ度

E. Ⅳ度

56. 电子伏特与焦耳的关系是
   A. $1eV = 1.6 \times 10^{-19} J$
   B. $1eV = 1.6 \times 10^{-16} J$
   C. $1eV = 1.6 \times 10^{-13} J$
   D. $1eV = 1.6 \times 10^{-10} J$
   E. $1eV = 1.6 \times 10^{-9} J$

57. 放射工作人员在特殊情况下，有效剂量在一生中不得超过
   A. 100mSv B. 150mSv
   C. 200mSv D. 250mSv
   E. 300mSv

58. 对X线感受性最低的是
   A. 胎儿   B. 生殖腺
   C. 造血组织 D. 结缔组织
   E. 淋巴组织

59. 关于物质对X线吸收衰减的叙述，错误的是
   A. X线穿过物质时发生衰减
   B. 在医用X线领域不发生康普顿效应
   C. 物质吸收的衰减——光电效应吸收
   D. 物质引起散射与吸收的衰减——康普顿效应
   E. X线的能量影响衰减

60. 下列叙述中，错误的是
   A. 在放射工作中，当成像的解剖结构在厚度或密度上差别比较大时，阳极效应就颇为重要
   B. 由于诊断X射线管靶倾角小，X射线能量不高，足跟效应非常显著
   C. 将厚度大、密度高的部位置于阴极侧
   D. 将厚度大、密度高的部位置于阳极侧
   E. 应尽量使用中心线附近强度较均匀的X射线束摄影

61. 关于对比度、X线质、X线量的关系，叙述错误的是
   A. 高千伏摄影，照片对比度低
   B. 低千伏摄影，照片对比度高
   C. X线量增加，照片密度增高
   D. 管电压高于120kV称高压摄影
   E. 乳腺用40kV~60kV的软线摄影

62. 属于X线化学效应的是
   A. 穿透作用   B. 电离作用
   C. 荧光作用   D. 衍射作用
   E. 感光作用

63. 标识X线的放射方式又称为
   A. 受激辐射   B. 特征辐射
   C. 自发辐射   D. 韧致辐射
   E. 热辐射

64. 可使物体产生电离的波或线是
   A. X线   B. 声波
   C. 可见光   D. 超声波
   E. 无线电波

65. 关于X线质的叙述，错误的是
   A. 管电压越高，X线质越硬
   B. X线量越大，X线质越硬
   C. X线光子能量越大，X线质越硬
   D. 对物质的穿透力越强，X线质越硬
   E. 对同种物质半值层越厚，X线质越硬

66. 产生连续X线，是由于高速电子作用于
   A. 原子核，使之分裂
   B. 原子内层轨道电子，使之脱出
   C. 原子外层轨道电子，使之脱出
   D. 原子的核电场，损失能量而减速
   E. 靶物质中的自由电子，使之改变方向

67. 关于X线的叙述，错误的是
   A. X线是一种能
   B. X线有静止质量
   C. X线是一种电离辐射
   D. X线具有波粒二象性
   E. X线的传播速度与媒质性质有关

68. 产生X线必备条件中，电子源来于

A. 靶物质　　　　B. 阳极面
C. 高电压　　　　D. 阴极罩
E. 灯丝加热

69. 关于连续X线的解释，正确的是
    A. 高速电子与轨道电子相互作用的结果
    B. 与高速电子的能量无关
    C. 连续X线的质取决于管电流
    D. 高速电子与靶物质的原子核作用的结果
    E. 连续X线放射中高速电子能量没有丢失

70. 中心线指的是
    A. 向足侧倾斜的X线
    B. X线束以外的X线
    C. 与地面垂直的X线
    D. 被照体反射的X线
    E. X线束中心部分

71. 关于照射野，叙述错误的是
    A. 照射野大小对照片密度无影响
    B. 可用遮线器控制
    C. 照射野大可增加照片灰雾
    D. 照射野应略大于或等于被检部位
    E. 照射野边缘应限制在所用胶片大小范围内

72. 成人男性甲状软骨相当于的椎体高度是
    A. 第1颈椎　　　B. 第3颈椎
    C. 第5颈椎　　　D. 第7颈椎
    E. 第1胸椎

73. 将人体左右等分的线称为
    A. 矢状线　　　　B. 正中线
    C. 水平线　　　　D. 冠状线
    E. 垂直线

74. 关于原子结构的叙述，错误的是
    A. 原子核由中子和质子组成
    B. 在核外的带负电荷的电子形成"电子云"
    C. 核外最外层电子数最多不超过2个
    D. 每一壳层都含有一定数目的电子
    E. 半径最小的壳层叫K层

75. 胸部右前方贴肺像架，左侧远离暗盒，中心线水平方向射入暗盒，此体位称
    A. 右侧位　　　　B. 左侧位
    C. 左前斜位　　　D. 右后斜位
    E. 右前斜位

76. 关于受激辐射的特点，叙述错误的是
    A. 自发产生的
    B. 不是自发产生的
    C. 需要有外来光子的刺激才会发生
    D. 辐射出的光子与诱发光子特征完全相同
    E. 外来光子的能量必须满足前后两个能级之差

77. 电子的能量是
    A. 势能　　　　B. 动能
    C. 正值　　　　D. 零
    E. 动能和势能的代数和

78. 原子处于最稳定的能量状态称
    A. 第二激发态　　B. 基态
    C. 第一激发态　　D. 激发态
    E. 跃迁

79. 最多可容纳8个电子的壳层是
    A. N层　　　　　B. K层
    C. M层　　　　　D. L层
    E. O层

80. "以人为本，践行宗旨"的行为规范，不包括
    A. 发扬大医精诚理念和人道主义精神
    B. 全心全意为人民健康服务
    C. 坚持救死扶伤、防病治病的宗旨
    D. 只和医生有关
    E. 以患者为中心

81. 不能体现医疗机构从业人员"优质服务、

医患和谐"行为规范的是
A. 加强与患者的交流与沟通
B. 自觉遵守国家法律法规,遵守医疗卫生行业规章和纪律
C. 言语文明,举止端庄
D. 积极带头控烟
E. 自觉维护行业形象

82. 患者,男性,56岁。外伤后行CT检查,诊断为急性硬膜下血肿。关于急性硬膜下血肿的CT检查,叙述错误的是
A. 颅板下方新月形高密度灶
B. 多由桥静脉或静脉窦损伤出血所致
C. 大多伴发颅骨骨折
D. 血肿范围广泛,不受颅缝限制
E. 常伴有脑挫裂伤、脑水肿及占位征象

83. 患者,女性,39岁。有子宫肌瘤病史。关于子宫肌瘤的CT表现,叙述错误的是
A. 子宫外形呈分叶状增大
B. 平扫诊断价值不大,仅可见轮廓改变
C. 增强扫描能清楚显示病灶
D. 肌层内小的肌瘤不引起子宫轮廓改变
E. 黏膜下肌瘤可引起子宫轮廓改变

84. 患者,男性,20岁。酗酒后突发性腹痛入院。CT图像示胰腺弥漫增大,密度不均,边缘模糊不清,呈不均质强化,胰周脂肪间隙见大量索条及片絮影,左肾前筋膜受侵。该病变增强扫描的主要目的是
A. 判断有无胰腺坏死灶及其范围,推断病变的程度
B. 观察胰腺与脾静脉的关系
C. 观察胰腺与肾前筋膜的关系
D. 观察胰腺与十二指肠的关系
E. 观察胰腺与结肠肝曲及脾曲的关系

85. 患者,男性,58岁。右侧肢体偏瘫伴失语、面肌麻痹6小时,CT平扫示颅脑未见异常。该时期,下列哪种检查方法显

示病变敏感
A. B超 B. MRI
C. DWI D. CT
E. T_1WI

二、共用备选答案单选题:以下试题中,每连续的2~3个试题使用相同五个备选答案,请从中选择为每道试题选择一个最佳答案。每个备选答案可能被选择一次、多次或不被选择。

(86~87题共用备选答案)
A. 输尿管 B. 膀胱底和尿道
C. 子宫颈 D. 尿生殖膈
E. 直肠

86. 阴道前方邻
87. 阴道后方邻

(88~90题共用备选答案)
A. 量化 B. A/D转换
C. D/A转换 D. 过滤
E. 采样

88. 完成量化的过程是
89. 将图像分割成小单元的处理是
90. 将连续变化的模拟量转换成离散的数字量的过程是

(91~92题共用备选答案)
A. 甲状软骨 B. 环状软骨
C. 会厌软骨 D. 杓状软骨
E. 舌骨

91. 其软骨弓平对第6颈椎,是颈部的重要标志之一的是
92. 吞咽时能关闭喉口,防止食物误入喉腔的是

(93~95题共用备选答案)
A. 起始处
B. 穿膈处
C. 与主动脉交叉处
D. 与右主支气管交叉处
E. 与左主支气管交叉处

93. 食管的第二个生理狭窄在
94. 食管的第一个生理狭窄在
95. 食管的第三个生理狭窄在

(96~97题共用备选答案)
    A. 物体对比度   B. 组织对比度
    C. 照片对比度   D. 胶片对比度
    E. X线对比度

96. 照片上各组织间的密度差异称为
97. 被检体各组织对X线的吸收和散射是由于

(98~100题共用备选答案)
    A. 感光作用   B. 穿透作用
    C. 生物效应   D. 荧光作用
    E. 着色作用

98. X线透视是利用
99. 放射治疗是利用
100. 铅玻璃长期受X线照射产生

相关专业知识

一、单选题：以下每道考题有五个备选答案，请从中选择一个最佳答案。

1. 鼻咽癌X线表现最具特征性的是
   A. 破裂孔骨质破坏
   B. 鼻咽顶后壁软组织增厚
   C. 颈部淋巴结肿大
   D. 岩骨尖骨质破坏
   E. 圆孔骨质破坏

2. 关于空泡征的叙述，错误的是
   A. 常见于肺腺癌或细支气管肺泡癌
   B. 病理基础为小空洞
   C. CT上为低密度区
   D. 为残存的含气肺泡或细支气管
   E. 大小为1mm至数毫米

3. 平片能显示哪种正常骨结构
   A. 骨膜   B. 红骨髓
   C. 关节软骨   D. 黄骨髓
   E. 骨皮质

4. 关于颅内较常见的生理钙化，叙述错误的是
   A. 大脑镰钙化   B. 床突间韧带钙化
   C. 松果体钙化   D. 脉络膜丛钙化
   E. 垂体钙化

5. X线平片上心右缘下段的构成结构为
   A. 右心房和上腔静脉
   B. 右心室和下腔静脉
   C. 右心房和右心室
   D. 右心房
   E. 上腔静脉、右心房和右心室

6. 诊断肠梗阻最有价值的是
   A. 腹痛与腹胀   B. 出现板状腹
   C. 血白细胞升高   D. 平片见气液平面
   E. 黑色粪便

7. 关于骨质疏松的X线表现，叙述错误的是
   A. 骨小梁变粗   B. 骨小梁减少
   C. 骨髓腔增宽   D. 骨皮质变薄
   E. 骨小梁间隙增宽

8. 钡剂灌肠时，X线透视下，病变周围呈杯口状充盈缺损，周围有多个弹簧状阴影，与之相关的疾病是
   A. 肠粘连   B. 肠扭转
   C. 肠套叠   D. 肠蛔虫
   E. 肠结核

9. 关于良性骨肿瘤的X线表现，叙述正确的是
   A. 层状骨膜反应
   B. 病变区边界清楚，有膨大
   C. 病变侵犯软组织
   D. 病变区边缘模糊
   E. 骨皮质早期破坏

10. 下列叙述中，错误的是
    A. 胸骨角平面是胸部CT的重要标志，是上、下纵隔的分界平面
    B. 肋弓最低点平对第3腰椎
    C. 颈内动脉、颈总动脉、迷走神经均为颈动脉鞘内结构
    D. 军刀鞘气管多见于慢性阻塞性肺疾病
    E. 一般将淋巴结的最大径作为判断纵隔淋巴结肿大的标准

11. 关于"关节病变"，X线平片不能观察哪种改变
    A. 关节间隙宽   B. 关节两骨端
    C. 关节软骨情况   D. 骨性关节面情况
    E. 关节周围软组织情况

12. 关于蛛网膜下腔出血，叙述错误的是
    A. 出血多位于大脑纵裂和脑底池
    B. 可见于脑室内
    C. 多见于儿童脑外伤
    D. 蛛网膜下腔出血于7天后，CT检查常

发现出血灶

E. 蛛网膜下腔出血于 7 天左右，MRI 仍可发现出血灶的痕迹

13. 高血压性脑出血较少发生于
   A. 大脑额、顶叶　　B. 内囊
   C. 尾状核　　　　　D. 壳核
   E. 丘脑

14. 关于肺病变的空洞特征，叙述错误的是
   A. 肺大泡呈薄壁空洞
   B. 慢性纤维空洞型肺结核呈纤维厚壁空洞
   C. 浸润型肺结核呈薄壁空洞，有卫星灶
   D. 肺癌呈偏心空洞，有壁结节
   E. 肺脓肿空洞内壁多不规则

15. 关于肝海绵状血管瘤的 CT 表现，叙述错误的是
   A. 边界多数清晰
   B. 多数密度均匀
   C. 平扫多为圆形或类圆形
   D. 病灶中心可有更低密度区
   E. 增强扫描"快进快出"

16. 关于分析 X 线影像应遵循的原则，叙述错误的是
   A. 先确认摄影技术是否符合诊断要求
   B. 按顺序全面、系统地观察 X 线征象
   C. 区分正常与异常的 X 线影像
   D. 详细分析异常 X 线表现特征等
   E. 影像分析与诊断无需结合临床

17. 关于肺肿块的鉴别要点，叙述错误的是
   A. 恶性肿瘤钙化率较低
   B. "毛刺征"对肿块良恶性鉴别价值不大
   C. 良性肿块的边缘常较光整
   D. 4cm 以上肿块，恶性的可能性较大
   E. "空洞征"多提示为肺癌

18. 在横断层面上，第 1 骶椎前方的血管神经不出现
   A. 髂内动脉　　B. 髂外动脉
   C. 输尿管　　　D. 股神经
   E. 腰骶干

19. 关于胰腺区的解剖，叙述错误的是
   A. 胰腺位于腹膜后
   B. 胰腺钩突部前方为肠系膜上静脉
   C. 胰头的上方是门静脉及肝动脉，后方是下腔静脉
   D. 胰腺位于脾静脉的前方
   E. 胆总管自胰头的前上缘穿过

20. 关于左肾上腺的解剖，叙述正确的是
   A. 位于左肾上极、脾和下腔静脉之间
   B. 位于左肾上极、脾和腹主动脉之间
   C. 位于左肾下极、肾动静脉之间
   D. 位于左肾上极、脾和胰腺之间
   E. 位于左肾上极、脾和膈肌脚内侧，下腔静脉前方

21. 关于肺叶影像解剖的叙述，错误的是
   A. 左肺由斜裂分为上、下二叶
   B. 后前位胸片不能显示水平裂
   C. 后前位胸片，右上肺叶的下界易于显示
   D. 左侧位胸片，左上肺叶位于斜裂的前方
   E. 左侧位胸片，左下肺叶位于斜裂的后方

22. 关于咽后间隙的叙述，错误的是
   A. 位于咽后和椎前筋膜之间
   B. 上至颅底
   C. 下通食管后间隙
   D. 外侧为"腮腺床"
   E. 外侧是咽旁间隙及其内颈动脉鞘

23. 与鞍上池前外侧角相连的是
   A. 侧裂池　　B. 纵裂池
   C. 脚间池　　D. 环池
   E. 大脑大静脉池

24. 在脊柱横断层面上呈"V"形的韧带是

A. 棘间韧带　　B. 棘上韧带
C. 项韧带　　　D. 黄韧带
E. 横突间韧带

25. 胰腺钩突前面，CT 显示两个血管断面，应是
    A. （右）门静脉、（左）脾静脉
    B. （右）肠系膜上静脉、（左）脾静脉
    C. （右）肠系膜上动脉、（左）肠系膜上静脉
    D. （右）腹腔动脉、（左）门静脉
    E. （右）肠系膜上静脉、（左）肠系膜上动脉

26. 关于右肾上腺的叙述，错误的是
    A. 外侧为肝裸区
    B. 内侧为膈
    C. 前为下腔静脉
    D. 周围常为脂肪
    E. 常超过右侧膈脚宽度

27. 下肢与腹部前方的分界线是
    A. 髂嵴　　　B. 臀裂
    C. 腹股沟　　D. 会阴部
    E. 腰、骶尾

28. 关于肺纹理影像解剖的叙述，错误的是
    A. 肺纹理构成主要是肺动脉
    B. 肺纹理主要分布在肺野的外带
    C. 肺纹理远端为逐渐变细的树枝状条纹影
    D. 肺纹理是肺门结构的延续
    E. 正位胸片显示肺纹理自肺门走向肺外带

29. 蝶骨大翼由前内向后外分布
    A. 卵圆孔、圆孔、棘孔
    B. 圆孔、棘孔、卵圆孔
    C. 棘孔、圆孔、卵圆孔
    D. 圆孔、卵圆孔、棘孔
    E. 卵圆孔、棘孔、圆孔

30. 在肩关节横断层面上，呈"C"形从前侧、后侧和外侧包绕肩关节的肌肉是
    A. 胸大肌　　B. 三角肌
    C. 斜方肌　　D. 大圆肌
    E. 肩胛下肌

31. 关于髋臼的叙述，错误的是
    A. 位于盆壁中部两侧
    B. 由髂骨体、耻骨体和坐骨体构成
    C. 后方与尾骨间为坐骨大孔
    D. 呈向内开放的C字形
    E. 与股骨头形成髋关节

32. 关于门静脉的叙述，错误的是
    A. 由肠系膜上静脉与脾静脉在胰颈后方合成
    B. 与肝静脉伴行
    C. 与肝动脉伴行
    D. 分为左、右支
    E. 肝固有动脉居于其左前方

33. 各肺叶的形态和分布主要借助
    A. 正位片上，叶间裂的显影而得以显现
    B. 左前斜位片上，叶间裂的显影而得以显现
    C. 右前斜位片上，叶间裂的显影而得以显现
    D. 侧位片上，叶间裂的显影而得以显现
    E. 前弓位片上，叶间裂的显影而得以显现

34. 关于侧隐窝的叙述，错误的是
    A. 是椎管的狭窄部位
    B. 前壁为椎体的后外侧面
    C. 后壁为钩突
    D. 外侧壁为椎弓根的内侧面
    E. 内有神经根通过

35. 岛叶外侧是
    A. 内囊　　　B. 外囊
    C. 屏状核　　D. 外侧沟
    E. 中央沟

36. 增感屏结构中反射层的作用是

A. 提高发光效率 B. 提高清晰度
C. 改善颗粒度 D. 控制量子斑点
E. 提高对比度

37. 关于旋转阳极X线管阳极的叙述,错误的是
    A. 靶盘直径越大,管容量越大
    B. 靶盘直径增大,启动负荷不变
    C. 靶盘增加,石墨层启动负荷增加
    D. 在未达到额定转速前,延长启动时间可提高转速
    E. 其X线发生效率与固定阳极管同

38. 高压注射器压力设定过高易导致
    A. 动脉夹层 B. 血管破裂
    C. 血栓形成 D. 动脉痉挛
    E. 气栓形成

39. 纵向弛豫是指
    A. T_2弛豫
    B. 自旋-自旋弛豫
    C. 自旋-晶格弛豫
    D. 氢质子顺磁场方向排列
    E. 氢质子逆磁场方向排列

40. 在Wisconsin和Cleveland Clinic医院安装首台DSA商用机的是
    A. 1950年 B. 1960年
    C. 1968年 D. 1978年
    E. 1980年

41. 关于CT机构成的叙述,错误的是
    A. 扫描架是CT的主要构成部分
    B. 扫描架可分为固定部分和旋转部分
    C. 扫描控制装置属于固定部分
    D. 探测器属于固定部分
    E. X线管属于转动部分

42. 乳腺摄影X线机使用的自动曝光控制形式有
    A. 自动方式、曝光方式、预设KV方式
    B. 半自动方式、全自动方式、预曝光方式
    C. 全自动方式、预曝光方式、预设KV方式
    D. 半自动方式、全自动方式、预设KV方式
    E. 自选KV方式、预设曝光方式、全自动方式

43. 影像增强管输入屏可见光像的光亮度约为
    A. $0.03cd/m^2$ B. $0.003cd/m^2$
    C. $0.3cd/m^2$ D. $0.006cd/m^2$
    E. $0.08cd/m^2$

44. 不是高压硅整流管优点的是
    A. 体积小 B. 寿命长
    C. 内阻大 D. 内阻小
    E. 不需要灯丝加热

45. 表示注药压力的统一标准单位是
    A. Pa B. mL
    C. mL/s D. mmHg
    E. kW

46. 关于MR技术进展的叙述,错误的是
    A. 3.0T MR可实现多体素3D频谱采集
    B. 中场超导开放型MR的场强在1.0~1.5T
    C. 超高磁场MR的体部成像受限
    D. "导航"技术用于心脏的MR检查
    E. 张力性成像技术可为脑白质病提供全新信息

47. 第一台数字减影血管造影设备是由哪国研制成功的
    A. 英国 B. 德国
    C. 法国 D. 日本
    E. 美国

48. 目前提出的降低多层CT剂量的措施之一是
    A. "焦点减小"技术
    B. "不变焦点"技术
    C. "焦点增大"技术
    D. "可变焦点"技术

E. "焦点对称"技术

49. 关于乳腺摄影中使用滤线栅的叙述，错误的是
   A. 减少散射线的影响
   B. 可提高密度分辨率
   C. 加压后乳腺厚度小于40mm时效果不明显
   D. 可提高有用射线的通过率
   E. 可以解决较厚和密致型乳腺散射线较多的问题

50. 滑环式CT扫描机与传统CT机比较，改变的是
   A. X线曝光方式
   B. 数据采集方式
   C. 图像重建方式
   D. 图像显示方式
   E. 运动方式

51. 阳极特性曲线指
   A. 灯丝加热电压为一定值时，灯丝温度与管电流的曲线
   B. X线管在不同负载条件下积累在阳极上的热量与负载时间之间的关系曲线
   C. 管电压一定时，灯丝电流与管电流之间的关系曲线
   D. 管电压为一定值时，灯丝加热电流与管电流的关系曲线
   E. 恒定灯丝加热电压下，管电压与管电流之间的关系曲线

52. 阴极射线管TV显示器的扫描线应达到多少
   A. 900线以上
   B. 950线以上
   C. 1000线以上
   D. 1050线以上
   E. 1100线以上

53. 梯度磁场的目的是
   A. 增加磁场强度
   B. 增强磁场的均匀性
   C. 帮助空间定位
   D. 减少磁场强度
   E. 减小伪像

54. 关于DSA装置的叙述，错误的是
   A. 要求具有高千伏、长脉冲的高压发生器
   B. 要求具有输出恒定的高压发生器
   C. 具有大功率的X线球管
   D. 配置有功能完善的遮光栅
   E. 配置有X线滤过装置

55. 关于钼靶X线管特点的叙述，错误的是
   A. 功率小
   B. 焦点小
   C. 管内真空度低
   D. 几何尺寸小
   E. 管壳设铍窗

56. CT探测器的作用是
   A. 接收X线并将其转换为电信号
   B. 探测患者位置是否准确
   C. 接收X线并检测有无散射线
   D. 将模拟信号转变为数字信号
   E. 探测扫描时有无散射线

57. DR使用的检测装置是
   A. 电离室
   B. 平板探测器
   C. 光电管
   D. 影像增强器
   E. 影像板

58. 关于准直器的作用，叙述错误的是
   A. 大幅度减少散射线的干扰
   B. 决定扫描层的厚度
   C. 减少患者的辐射剂量
   D. 提高图像质量
   E. 决定像素的长和宽

59. 用来度量密度分辨力的是
   A. 离散像素数
   B. 可寻址像素数
   C. 可寻址灰阶数
   D. 离散灰阶的总数
   E. 离散光通量

60. MRI设备不包括
   A. 高压发生器
   B. 主磁体
   C. 射频发生器
   D. 梯度线圈
   E. 信号发生器

61. DSA设备不包括
   A. 显示器和操作台
   B. IITV

C. 计算机 D. 高分辨力摄像管
E. 梯度磁场

62. 第1代CT采用的图像重建方法是
    A. 反投影法 B. 线性叠加法
    C. 滤过反投影法 D. 傅立叶法
    E. 迭代法

63. 关于乳腺机机架作用的叙述，错误的是
    A. 设有压迫器 B. 支持组合机头
    C. 支持摄影平台 D. 支持冷却系统
    E. 能升降并倾斜角度

64. CT的发明者是
    A. Cormack B. Ambrose
    C. Hounsfield D. Ledley
    E. Roentgen

65. CR应用的辐射转换器是
    A. 影像增强器 B. 硒鼓检测器
    C. 非晶硅探测器 D. CCD探测器
    E. 影像板（IP）

66. HIS的中文含义是
    A. 健康信息系统 B. 放射信息系统
    C. 图像采集系统 D. 医院信息系统
    E. 生化图像系统

67. 远程放射学系统不包括
    A. 远近程通讯设备的集成计算机网络
    B. 放射影像分析设备
    C. 影像显示处理设备
    D. 医学影像成像设备
    E. 影像数据采集设备

68. IHE的中文名称是
    A. 医疗机构信息规范
    B. 集成医疗机构规范
    C. 集成医院企事业规范
    D. 医疗机构信息集成规范
    E. 集成保健企事业

69. 当前，医学影像设备和软件之间通用的传输标准是
    A. ACR－NEMA 1.0
    B. ACR－NEMA 3.0
    C. DICOM 3.0
    D. Windows98
    E. TCP/IP

70. 不属于PACS系统管理内容的是
    A. 软硬件管理 B. 存储管理
    C. 安全性管理 D. 统计分析
    E. 非医学设备管理

71. 关于医学图像存储的叙述，错误的是
    A. 由在线高速主存储设备、近线存储设备以及备份存储设备构成
    B. 高速在线存储用于保证医院对大容量、高速度、高可靠的短期数据存储要求
    C. 备份存储设备分为在线备份存储和离线备份存储
    D. 目前通常采用硬盘阵列进行图像存储
    E. 光盘、磁带的优点是读取速度慢，数据不易出错

72. 医学数字图像存储和通讯系统的英文缩写是
    A. PACS B. PETS
    C. DAS D. FOV
    E. PITCH

73. 关于计算机辅助检测的叙述，错误的是
    A. 系统软件自动扫描影像全部
    B. 将可能的病灶标记出来
    C. 提醒医生进行判断
    D. 自动打印诊断报告
    E. 起到提醒并帮助医生进行诊断的作用

74. 决定DSA信号强度的最主要因素是
    A. X线量 B. 曝光时间
    C. 摄影部位 D. X线管电压
    E. 血管内碘浓度

75. "竹节状"脊柱最常见于
    A. 强直性脊柱炎 B. 脊髓炎
    C. 风湿性关节炎 D. 脊柱骨折

E. 老年性退行性变

76. CR 图像与 X 线成像比较，哪项表述不正确
   A. 均为二维图像
   B. 均需要 X 线照射
   C. 均为重叠图像
   D. 均为灰度图像
   E. 均由像素组成，观察分析相同

77. 金属物品带入磁体孔腔内会导致
   A. 磁场强度改变
   B. 磁场均匀度破坏
   C. 对射频产生影响
   D. 图像对比度下降
   E. 磁场稳定度下降

78. 改善 DSA 图像质量的措施不包括
   A. 选择造影检查时间
   B. 减少运动性伪影的产生
   C. 选择最佳摄影体位
   D. 定期做好设备质控检测，保证设备处于良好状态
   E. 正确使用遮线器、密度补偿器

79. 质量管理活动开展的最后一个程序是
   A. 总结　　　　B. 标准化制定
   C. 效果的确认　D. 对策的实施
   E. 对策的探讨

80. 质量管理的必要性不包括
   A. 剂量控制　　B. 诊断需要
   C. 检查设备　　D. 设备投资
   E. 检查设备频率降低

81. 图中的"1"指的是

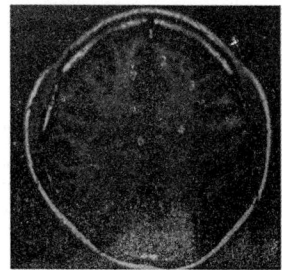

   A. 上矢状窦　　　　B. 额上回
   C. 额中回　　　　　D. 半卵圆中心
   E. 顶枕沟

82. 箭头所指位置准确的解剖描述是

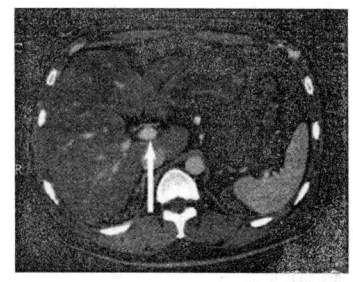

   A. 肠系膜上动脉　　B. 门静脉主干
   C. 胰头　　　　　　D. 下腔静脉
   E. 腹主动脉

83. 患者，男性，40 岁。B 超查体发现肝左叶结节灶，应诊断为

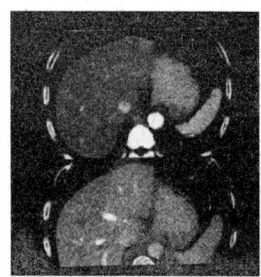

   A. 血管瘤　　　　　B. 肝脓肿
   C. 肝囊肿　　　　　D. 胆管细胞癌
   E. 肝癌

84. 患者，女性，78 岁。腹部不适数月，行 CT 增强检查发现有"牛眼征"。关于"牛眼征"的 CT 表现，叙述错误的是
   A. 中心为无强化的低密度
   B. 良性肿瘤一般无此表现
   C. 增强扫描最外缘呈低密度
   D. 平扫肿块呈单发圆形，边缘清楚，状若"牛眼"
   E. 边缘环形强化

85. 患者，男性，86 岁。急诊行 CT 检查诊断为脑出血。关于脑出血的叙述，错误的是
   A. 急性期 CT 表现为高密度灶，CT 值一般在 100HU 以上

B. 亚急性期血肿周边吸收，中央呈高密度

C. 慢性期CT图像上呈水样密度

D. 基底节区血肿多呈肾形

E. 血肿强化后可呈靶征

二、共用备选答案单选题：以下试题中，每连续的2～3个试题使用相同五个备选答案，请从中选择为每道试题选择一个最佳答案。每个备选答案可能被选择一次、多次或不被选择。

(86～87题共用备选答案)

A. 胼胝体上方　　B. 胼胝体压部

C. 中脑　　　　　D. 鞍上池

E. 鼻咽

86. 经前连合层面上位居断面中央的是
87. 经半卵圆中心的层面经过

(88～90题共用备选答案)

A. 环形强化

B. 棉絮状强化

C. 均匀性强化

D. 非均匀性强化

E. 不强化

88. 脑内囊肿的增强形式多为
89. 脑膜瘤典型的强化形式多为
90. 脑脓肿典型的强化形式多为

(91～93题共用备选答案)

A. T_1WI为低信号、T_2WI为低信号

B. T_1WI为高信号、T_2WI为高信号

C. T_1WI为高信号、T_2WI为低信号

D. T_1WI为低信号、T_2WI为高信号

E. T_1WI为等信号、T_2WI为高信号

91. 急性期脑梗死的MRI表现为
92. 含液囊肿MRI的表现为
93. 脂肪组织的MRI表现为

(94～95题共用备选答案)

A. 单独调节kV、mAs

B. 单独调节kV、mA

C. 单独调节mA、自动曝光量控制

D. 单独调节kV、自动曝光量控制

E. 选择解剖部位、体型，自动确定kV，曝光量控制

94. 两钮控制方式是
95. 一钮控制方式是

(96～97题共用备选答案)

A. 半径　　　　　B. 栅密度

C. 对比度因子　　D. 曝光量倍数

E. 全X线透过率

96. 属于滤线栅几何特性的是
97. 滤线器栅板的规格包括

(98～100题共用备选答案)

A. ROC　　　　　B. MTF

C. RMS　　　　　D. WS

E. DQE

98. 以统计决策评价成像系统性能的是
99. 具有面积的单位但不表示面积的是
100. 量子检出效率是

专业知识

一、单选题：以下每道考题有五个备选答案，请从中选择一个最佳答案。

1. 属于模拟影像的是
   A. DR 影像　　　B. DF 影像
   C. CR 影像　　　D. CT 影像
   E. X 线影像

2. 关于 X 线检查的叙述，错误的是
   A. 一种无创伤、无损伤的临床诊断方法
   B. 直视体内组织器官和病灶
   C. 在不改变或不破坏机体完整的情况下，对活体器官的形态进行观察
   D. 可对活体器官功能进行观察
   E. 受检部位必须具有对比，方可有效

3. 导致几何学模糊增加的因素是
   A. 尽量用小焦点　　B. 增大焦-片距
   C. 减小肢-片距　　D. 减小焦-肢距
   E. 使用大照射野

4. 关于 X 线对比度指数特点的叙述，正确的是
   A. 管电压升高，对比度指数上升
   B. 软组织间的对比度指数较大
   C. 使用低千伏摄影，可提高对比度指数
   D. 肺部高千伏摄影，对比度指数上升
   E. 骨骼用 120kV 摄影，对比度指数最大

5. 关于 CR 的工作原理，叙述正确的是
   A. IP 由基层、荧光体层和保护层构成
   B. IP 由基层、晶体层构成
   C. IP 用于检测图像数据
   D. IP 用于存储图像数据
   E. IP 用于传输图像数据

6. 关于 X 线影像分析与诊断的叙述，错误的是
   A. X 线影像形成的技术条件应满足诊断的要求
   B. 应首先观察病灶本身
   C. 区分正常与异常
   D. 观察病灶分布、数量、形态、密度与邻近组织关系
   E. X 线影像的分析与诊断必须结合临床

7. 放大摄影允许最大放大倍数的决定因素是
   A. 焦点面积　　　B. 胶片面积
   C. 焦-肢距　　　D. 角-片距
   E. 肢-片距

8. 放大摄影计算公式 $M = 1 + H/F$ 中 H 代表
   A. 放大率　　　　B. 放大倍数
   C. 焦点面积　　　D. 焦-片距离
   E. 模糊半影允许值

9. 放大率不变的体层机型是
   A. 直线移动型　　B. 弧线移动型
   C. 圆轨迹运行式　D. 固定支点型
   E. 可调支点型

10. 反映被照体信息的不同灰度及色彩的二维分布形式称为
    A. 影像　　　　　B. 摄影
    C. 显示　　　　　D. 记录
    E. 再现

11. 为保持重量平衡，在 X 线管支架的立柱空腔内设有的装置为
    A. X 线管组件　　B. 滑架
    C. 平衡砣　　　　D. 夹环
    E. 横杆

12. 遮线器安装于 X 线管组件的
    A. 左侧　　　　　B. 右侧
    C. 上方　　　　　D. 管套内
    E. 窗口处

13. 便携式 X 线机的管电流一般小于
    A. 100mA　　　　B. 200mA
    C. 5mA　　　　　D. 10mA
    E. 50mA

14. 关于X线管的使用，叙述错误的是
    A. 软组织摄影应使用钼靶X线管
    B. 栅控X线管本身能起快速X线开关闸作用
    C. 增加电源频率就可提高旋转阳极转速
    D. 实际焦点越大，输出功率越大
    E. 阳极面越粗糙，产生的X线强度越均匀

15. 高速旋转阳极X线管的阳极转速一般在
    A. 2500r/min   B. 9000r/min
    C. 4000r/min   D. 4500r/min
    E. 3500r/min

16. 一台X线机带有2只X线管时，完成X线管切换的部件是
    A. 高压交换闸   B. 继电器
    C. 限时器   D. 高压电缆
    E. 电源开关

17. CT中被用于图像重建的部件是
    A. 中央处理器   B. 阵列处理器
    C. 模数转换器   D. 反投影滤过器
    E. 重建滤波器

18. 摄影床常用滤线栅的比值是
    A. 5∶1   B. 6∶1
    C. 7∶1   D. 8∶1
    E. 12∶1

19. 滤线器研制成功的年份是
    A. 1895年   B. 1896年
    C. 1921年   D. 1929年
    E. 1942年

20. 为使mA表稳定指示毫安值，曝光时间应大于
    A. 0.1s   B. 0.2s
    C. 0.3s   D. 0.4s
    E. 0.5s

21. CT滤波函数中，关于软组织模式，叙述错误的是
    A. 会降低对比度
    B. 是一种平滑、柔和的函数
    C. 会降低噪声
    D. 会提高密度分辨率
    E. 会强化边缘、轮廓

22. 密度分辨率又称为
    A. 高对比度分辨率
    B. 密度函数
    C. 低对比度分辨率
    D. 密度响应曲线
    E. 密度可见度

23. 关于CT噪声的叙述，正确的是
    A. 噪声与激光胶片上的曝光量有关
    B. 噪声的大小与扫描层厚有关
    C. 噪声不受X线照射剂量的影响
    D. CT的图像质量与噪声无关
    E. 噪声是一种外界干扰因素

24. CT术语"窗位"的含义是
    A. 窗宽中心的CT值
    B. 窗宽两端的CT值
    C. 窗宽上限的CT值
    D. 窗宽下限的CT值
    E. 影像显示的CT值

25. CT机的运行环境湿度要求是
    A. 30%~45%   B. 35%~50%
    C. 45%~60%   D. 45%~70%
    E. 50%~75%

26. CT机将X线束控制为扇形束的部件是
    A. 窗口   B. 滤过器
    C. 准直器   D. 探测器
    E. 定位系统

27. 运用数学计算方法，将含有人体信息的数据转变成图像矩阵的过程是
    A. 图像增强   B. 图像降噪
    C. 图像锐化   D. 图像重建
    E. 灰度处理

28. 与体层摄影模糊度无关的是
    A. 病灶的大小

B. 照射角
C. 物体到体层面的距离
D. 物体到胶片的距离
E. 物体与X线管运动方向的关系

29. 关于X线摄影的放大率，叙述错误的是
   A. 影像放大是必然的
   B. 放大率取决于焦－物－片之间的几何关系
   C. 放大可引起变形失真
   D. 焦点面积限制放大率
   E. 焦－物距越小，放大率越小

30. 关于照片影像对比度的叙述，错误的是
   A. 选用低电压技术提高乳腺各组织对比
   B. 骨骼照片有很高的对比
   C. 活体肺组织照片的对比度高
   D. 消化道借助对比剂形成组织对比
   E. 高电压摄影的照片，对比度高

31. 导致照片灰雾过大的因素有
   A. 定影时间过长   B. 水洗时间过长
   C. 显影温度过高   D. 胶片感度太低
   E. 定影温度过高

32. 不属于增感屏类型的是
   A. 钨酸钙屏   B. 高千伏屏
   C. 乳腺屏   D. 稀土屏
   E. 口腔屏

33. 下列组合中，错误的是
   A. 冰醋酸——中和剂
   B. 溴化钾——保护剂
   C. 对苯二酚——显影剂
   D. 氢氧化钠——促进剂
   E. 硫代硫酸铵——定影剂

34. X线胶片结构中最重要的组成部分是
   A. 结合膜层   B. 保护膜层
   C. 防光晕层   D. 片基层
   E. 乳剂层

35. 不符合胶片保存条件的是
   A. 胶片要冷藏

B. 储存条件要标准
C. 防止压力效应的产生
D. 避免有害气体接触
E. 只要胶片不过期即可

36. 相对于湿式胶片，干式胶片的特点不包括
   A. 分辨率高   B. 感光度高
   C. 加工过程能耗高 D. 影像稳定
   E. 含银量低

37. 下列叙述中，正确的是
   A. 湿式激光打印机污染环境
   B. 干式激光打印机需暗室处理影像
   C. 湿式激光打印机无需配备供水系统
   D. 湿式激光相机一般使用红外激光器
   E. 干式激光打印机一般使用氦氖激光器

38. 关于激光打印机的叙述，错误的是
   A. 激光图像可多机输入
   B. 打印格式多种，也可自行编辑
   C. 可连续打印，存储、打印可并行
   D. 激光打印图像是模拟图成像
   E. 同时带有质量控制程序

39. 显影液中不包括
   A. 显影剂   B. 保护剂
   C. 促进剂   D. 酸化剂
   E. 防灰剂

40. 目前临床常用的MRI对比剂是
   A. 钆类   B. 锰类
   C. 铁类   D. 铜类
   E. 钠类

41. 关于碘对比剂的叙述，错误的是
   A. 离子型对比剂属阳性对比剂
   B. 泛影葡胺属于无机碘对比剂
   C. 非离子对比剂常用于心血管
   D. 复方泛影葡胺属于碘对比剂
   E. 碘对比剂均属于阳性对比剂

42. 对心、脑组织毒性最低的对比剂是
   A. 胆影葡胺   B. 泛影葡胺

C. 复方泛影葡胺　　D. 碘酞葡胺

E. 甲泛葡糖

43. 关于离子型对比剂的叙述,错误的是

　　A. 不属于盐类

　　B. 系三碘苯环化合物

　　C. 泛影钠属离子型对比剂

　　D. 在水溶液中离解成阳离子

　　E. 在水溶液中离解成阴离子

44. MRI 与 CT 相比较,不具有优势的是

　　A. 用于半月板损伤的诊断

　　B. 用于中枢神经系统疾病的诊断

　　C. 用于肺内病变,如钙化及小病灶的诊断

　　D. 用于对纵隔及肺门淋巴结肿大,占位性病变的诊断

　　E. 用于关节软骨的变性与坏死的诊断

45. 关于 CT 的叙述,错误的是

　　A. CT 扫描层是三维体积

　　B. CT 图像是数字图像

　　C. CT 是多参数成像

　　D. CT 成像仍使用 X 射线

　　E. CT 可以进行薄层扫描

46. 不属于磁共振信号的有

　　A. 接收线圈中的电流信号

　　B. 自由感应衰减信号

　　C. 梯度回波信号

　　D. 自旋回波信号

　　E. 可见光信号

47. 不属于相位编码方向选择原则的是

　　A. 考虑受检脏器在不同方向上对空间分辨率的要求

　　B. 选择扫描层面上解剖径线较短的方向为相位编码方向

　　C. 优先选择减少伪影的方向为相位编码方向

　　D. 尽量避免伪影重叠于主要观察区

　　E. 相位编码方向应尽量平行于肢体长轴方向

48. 关于低压滑环技术的叙述,错误的是

　　A. X 线管连续旋转

　　B. 易产生高压放电干扰

　　C. 低压滑环采用较多

　　D. 高压发生器进入转动部分

　　E. 螺旋 CT 是基于滑环技术发展的

49. 目前 CT 常用的图像重建算法是

　　A. 总和法　　　　B. 线性叠加法

　　C. 逐次近似法　　D. 迭代法

　　E. 滤过反投影法

50. 在 Lambert – Beer 吸收定律中 $I = I_0 e^{-\mu d}$,其中 I_0 为

　　A. X 线穿过物体的厚度

　　B. 入射 X 线强度

　　C. 线性衰减系数

　　D. 出射 X 线强度

　　E. X 线穿过物体的时间

51. 乳腺摄影使用软射线的理由不包括

　　A. 腺体结构密度对比较小

　　B. 腺体对 X 线吸收差别小

　　C. 管电压降低,物质对 X 线的吸收以康普顿效应为主

　　D. 管电压降低,物体原子序数不同造成的 X 线对比越大

　　E. 软射线使密度相近的软组织对射线的吸收系数差别加大

52. 关于光学密度的叙述,错误的是

　　A. 照片阻光率的对数值称照片光学密度

　　B. 照片光学密度值用 D 表示

　　C. 照片光学密度也称黑化度

　　D. 密度值是一个对数值,无量纲

　　E. 照片密度值与观片灯光的强弱有关

53. 属于意外性移动的是

　　A. 呼吸　　　　B. 痉挛

　　C. 说话　　　　D. 心脏搏动

　　E. 肠管蠕动

54. 关于阻光率的叙述,错误的是

A. 指照片阻挡光线的能力
B. 在数值上等于透光率的倒数
C. 指照片透过光线的能力
D. 阻光率可用"O"表示
E. O 值大表示照片密度值大

55. 感光测定不能应用于
A. 胶片感光性能的测定
B. 增感屏感度的测定
C. 显影性能的测定
D. 冲洗机因素的测定
E. 照片保存性的测定

56. 头颅摄影要求屏/片体系感度为400，此项内容归属于
A. 诊断学要求标准
B. 体位显示标准
C. 成像技术标准
D. 受检者剂量标准
E. 影像密度标准

57. 下列组合中，正确的是
A. 软组织摄影设备——125kV
B. X 线管的输入功率——欧姆
C. X 线管的标称功率——热容量
D. CT 机 X 线管——固定阳极 X 线管
E. 电容充放电式 X 线机——三极 X 线管

58. 影响心脏影像形态的因素，不包括
A. 生长发育   B. 心动周期和心率
C. 呼吸   D. 管电压
E. 体位

59. X 线束成为连续能量射线的原因是
A. 靶物质的材料不同
B. 由于光电效应所致
C. 由于康普顿效应所致
D. 阴极产生的电子能量不同
E. 固有滤过材料不同

60. 关于照片斑点的叙述，错误的是
A. 斑点增多可使影像模糊
B. 荧光颗粒可致结构斑点

C. 照片斑点可经定影消除
D. 分结构斑点和量子斑点
E. X 线量子越少，斑点越多

61. 在①散射线、②硫酸钡的流动性、③胶片乳剂厚度、④增感屏荧光体颗粒形态、⑤半影中，影响锐利度的因素是
A. ①②③   B. ①②⑤
C. ①④⑤   D. ②③④
E. ①②③④⑤

62. 关于 X 线照片对比度的叙述，错误的是
A. 照片上相邻组织影像的密度差称照片对比度
B. 照片对比度依存于物体对比度
C. 照片是由各个组织间的影像对比度构成的
D. 屏/片组合比无屏单纯胶片影像对比度高
E. 单面比双面药膜胶片产生的对比度高

63. 散射线由什么产生
A. 光电效应   B. 电子对效应
C. 康普顿效应   D. 相干效应
E. 光核反应

64. 影响照片密度值的因素不包括
A. 管电流量   B. 观片环境
C. 管电压值   D. 胶片感度
E. 摄影距离

65. 决定影像几何模糊度的是
A. 管电压   B. 管电流
C. 曝光时间   D. 摄影距离
E. 屏-片系统选择

66. 患者，男性，58岁。刺激性干咳伴痰中带血丝1个月。体检未发现特殊。考虑中央型肺癌可能。确诊一般有赖于哪项检查
A. 胸片   B. CT
C. MRI   D. DSA
E. 纤维支气管镜检查

67. 患者，男性，43岁。有慢性"胃痛"史，因头晕半天、黑便3次急诊。血压80/50mmHg，心率124次/分，面色苍白，冷汗。首先考虑的诊断是
   A. 上消化道出血　　B. 心肌梗死
   C. 急性胃穿孔　　　D. 心绞痛
   E. 急性肠炎

68. 患儿，男孩，12岁。左大腿远端疼痛、肿胀，伴活动障碍1个多月。查体：左大腿远端前局部肿块样突起，质硬，表面皮温升高，伴浅静脉怒张。X线检查发现左股骨远端溶骨性骨质破坏，累及骨皮质，可见较多骨膜反应，软组织内形成肿块，边界不清。此时放射科医生应在报告中的提示不包括
   A. 存在骨肿瘤可能
   B. 肿瘤多为恶性
   C. 确诊为尤文氏肉瘤
   D. 推断该肿瘤为骨肉瘤
   E. 邻近关节受累情况

69. 患者，女性，40岁。突发昏迷半小时。查体：脉搏65次/分，血压150/95mmHg，颈僵硬。既往体健。该患者最可能的诊断是
   A. 心肌梗死　　　B. 肺心病
   C. 脑出血　　　　D. 蛛网膜下腔出血
   E. 肝硬化

70. 患者，女性，79岁。上腹部不适，大便带脓性血性黏液3个月余。既往有结肠息肉病史，现上腹部CT检查发现肝脏密度不均匀，其内可见数个低密度病灶，增强扫描强化程度低于肝脏。实验室检查AFP正常。下列出现的影像学征象中，有助于本病诊断的是
   A. 手握球征　　　B. 牛眼征
   C. 晕圈征　　　　D. 靶征
   E. 增强扫描病灶见填充式强化

二、共用题干单选题：以下每道试题有2～6个提问，每个提问有五个备选答案，请选择一个最佳答案。

(71～72题共用题干)

X线胶片特性曲线是描绘曝光量与所产生的密度之间关系的一条曲线，由于这条曲线可以表示出感光材料的感光特性，所以称之为"特性曲线"。特性曲线的横坐标为曝光量，以对数值lgE表示；纵坐标为密度，以D表示。特性曲线由足部、直线部、肩部和反转部组成。足部密度的上升与曝光量不成正比，曝光量增加逐渐很多，密度只有较小的增加。直线部密度与曝光量的增加成正比，密度差保持一定，此时曲线沿一定的斜率直线上升。肩部密度随曝光量的增加而增加，但不成正比。反转部随曝光量增加密度反而下降，影像密度呈现逆转。特性曲线可提供感光材料的本底灰雾（D_{min}）、感光度（S）、对比度（γ）、最大密度（D_{max}）、宽容度（L）等参数，以表示感光材料的感光性能。

71. 如果要求有较大的宽容度，应选用何种胶片
   A. 反差大的　　　B. 高对比度的
   C. γ小的　　　　D. 直线部斜率大的
   E. 足部大的

72. 如果操作人员经验丰富，最好选用何种胶片
   A. 反差小的　　　B. γ大的
   C. 宽容度大的　　D. L大的
   E. 直线部分斜率缓的

(73～74题共用题干)

在自动冲洗机的动态管理中，要求每月最少检测一次药液温度。

73. 用来测量药液温度的是
   A. 一支水银式温度计
   B. 两支水银式温度计
   C. 一支电子温度计或金属温度计
   D. 两支电子温度计或金属温度计
   E. 自动冲洗机专用温度计

74. 测量药液温度的方法是
   A. 用两支温度计分别测量显影药液和定影药液的温度
   B. 用一支温度计先测量定影药液温度，再测量显影药液温度
   C. 用一支温度计先测量显影药液温度，再测量定影药液温度
   D. 用一支温度计先测量定影药液温度，而后用清水洗净后再测量显影药液温度
   E. 用一支温度计先测量显影药液温度，而后用清水洗净后再测量定影药液温度

(75～77题共用题干)

CR系统用成像板（IP）来接收X线的模拟信息，然后经过模/数转换来实现影像的数字化。存储在IP上的模拟信息经读取装置转化为数字信息。读取装置主要由激光阅读仪、光电倍增管和模/数转换器组成。IP在X线下受到第一次激发时储存连续的模拟信息，在激光阅读仪中进行激光扫描时受到第二次激发，而产生荧光（荧光的强弱与第一次激发时的能量精确地成比例，成线性正相关），该荧光经高效光导器采集和导向，进入光电倍增管转换为相应强弱的电信号，然后进行增幅放大、模数转换成为数字信号。

75. IP的作用是
   A. 记录数字信息   B. 记录灰阶信息
   C. 记录模拟信息   D. 模数转换
   E. 产生可见光

76. CR系统读取装置使用的能源是
   A. X线   B. 可见光
   C. 荧光   D. 电子
   E. 激光

77. CR系统读取装置输出的信号是
   A. 可见光   B. 数字信号
   C. 激光   D. 模拟信号
   E. 荧光

(78～80题共用题干)

随着DSA技术的发展，对于运动部位的DSA成像以及DSA成像过程中X线管与检测器同步运动而得到系列减影像，已成了事实。所以，将DSA成像过程中，X线管、人体和检测器规律运动的情况下，而获得DSA图像的方式，称之为动态DSA。按照C形臂的运动方式，分为旋转运动、岁差运动、钟摆运动和步进。这些检查技术，可实时动态三维显示。

78. 利用C臂的两次旋转动作，第一次旋转采集一系列蒙片像，第二次旋转时注射对比剂、曝光采集充盈像，在相同角度采集的两幅图像进行减影，以获取序列减影图像是
   A. 岁差运动   B. 钟摆运动
   C. 连续运动   D. 旋转运动
   E. 步进

79. 主要用于腹部、盆腔血管重叠的器官，以观察血管立体解剖关系的是
   A. 旋转运动   B. 连续运动
   C. 岁差运动   D. 步进
   E. 钟摆运动

80. 关于步进方式，叙述错误的是
   A. 分为分段步进和连续步进
   B. 可降低受检者的辐射剂量
   C. 分段步进的曝光时序难以与对比剂的充盈高峰相吻合
   D. 可获得该血管的全程减影像
   E. 采用低速脉冲曝光采集图像，实时减影成像

(81～85题共用题干)

高千伏摄影是指用120kV以上管电压产生的能量较大的X线，高能量X线通过肢体时，被吸收衰减的方式、吸收系数均与一般能量X线不同，形成了与一般X线摄影像不同的对比度变化，从而得到与一般X线

摄影不同的效果。

81. 关于管电压，叙述正确的是
    A. 管电压与穿透深度无关
    B. 管电压不影响照片影像对比度
    C. 管电压升高，摄影条件宽容度增大
    D. 高电压摄影可降低信息量
    E. 管电压不影响照片密度

82. 关于高千伏摄影的叙述，错误的是
    A. 影像显示层次丰富
    B. 形成的对比度较低
    C. 光电效应的几率增加
    D. 康普顿效应为主
    E. 骨与肌肉的对比度指数下降

83. 下列叙述中，错误的是
    A. 高千伏摄影可获得低对比照片
    B. 高千伏摄影可延长球管寿命
    C. 高千伏摄影散射线多
    D. 高千伏摄影利于患者防护
    E. 高千伏摄影降低照片清晰度

84. 关于高千伏摄影的优点，叙述错误的是
    A. 可获得低对比层次丰富的照片
    B. 可提高照片清晰度
    C. 可消除散射线，提高照片质量
    D. 有利于患者防护
    E. 延长球管寿命

85. 下列叙述中，正确的是
    A. 管电压越高，射线的最大波长越长
    B. 对软组织摄影应用高管电压
    C. 人体的吸收系数是常数
    D. 高电压摄影得到低对比照片
    E. 人体组织的吸收系数随管电压升高而升高

(86~88题共用题干)

X线摄影用胶片可分为：①感蓝胶片：吸收光谱的峰值在420nm。主要为标准感度的通用型胶片，适用于一般摄影中的大部分，性能适中，低灰雾高对比，可使骨骼、空气和造影剂之间对比增强。②感绿胶片（扁平颗粒胶片）：吸收光谱的峰值在550nm。它是将三维卤化银颗粒切割成扁平状，以预期的方式排列，并在乳剂中加入了一层防荧光交叠效应的染料。③乳腺摄影用胶片：是一种高分辨率、高对比、对绿色光敏感的乳腺专用胶片。④高清晰度摄影用胶片：是一种高分辨率、高对比度胶片。特别适用于要求提供高清晰的图像、显示组织微细结构信息的四肢摄影。

86. 关于感蓝胶片，叙述正确的是
    A. 医用胶片不属于银盐感光材料
    B. 感蓝胶片也称色盲片
    C. 可与任何增感屏配合使用
    D. 可用于乳腺摄影
    E. 灰雾度高

87. 关于感绿胶片，叙述正确的是
    A. 感绿胶片也称全色片
    B. 使用混合乳剂
    C. 荧光交叠效应显著
    D. 降低影像清晰度
    E. 银盐颗粒呈扁平状

88. 关于乳腺摄影用胶片，叙述错误的是
    A. 也称正色片
    B. 为单面乳剂结构
    C. 采用扁平颗粒技术
    D. 不利于放大摄影
    E. 荧光交叠效应低

(89~90题共用题干)

人体某些组织成像时，缺乏组织间影像的自然对比（如肝组织与胃肠道），人为地在体内给予某种物质来增加组织间影像的对比度，以扩大诊断范围和提高诊断准确性，这种方法称为人工对比法，所用的物质称为对比剂。

89. 不是对比剂应具备的条件的是
    A. 无毒性，副作用少
    B. 使用方便
    C. 理化性能稳定

D. 与人体组织对比强，显影清晰
E. 易于在人体内存留

90. 关于对比剂的叙述，正确的是
    A. 硫酸钡是阴性对比剂
    B. 硫酸钡含酸味
    C. 硫酸钡不用密封保存
    D. 无机碘不良反应少
    E. 二氧化碳是阴性对比剂

(91~94题共用题干)

X线影像增强器的功能是将X线影像转换成可见光像，并将影像亮度增强数千倍。增强器-电视系统已经成为X线透视的常规设备，亦为数字胃肠、数字减影的基础，广泛应用于临床。

91. 关于X线影像增强器构成，叙述正确的是
    A. 影像增强管、管套、吊架
    B. 影像增强管、吊架、电源
    C. 影像增强管、管套、电源
    D. 电子透镜、管套、吊架
    E. 影像增强管、管套、信号输入口

92. X线影像增强器的影像增强管中，输出屏的结构主要是输出光电面和玻璃层。光电面由荧光层和其内面的一层铝箔组成。铝箔位于荧光体后方，其厚度在
    A. 0.5μm以下   B. 0.6μm以下
    C. 0.8μm以下   D. 1.0μm以下
    E. 1.5μm以下

93. 一台9英寸影像增强器输入屏的有效直径是
    A. 20cm   B. 23cm
    C. 27cm   D. 28cm
    E. 30cm

94. 一台9英寸影像增强器输出屏有效直径为
    A. 0.54cm   B. 1.54cm
    C. 9.54cm   D. 8.54cm
    E. 2.54cm

(95~96题共用题干)

路标技术的使用为介入放射学的插管安全迅速创造了有利条件。具体操作：先注入少许对比剂后摄影，再与透视下的插管作减影，形成一幅减影血管图像，作为一条轨迹并重叠在透视影像上。这样就可以清楚地显示导管的走向和尖端的具体位置，使操作者顺利地将导管插入目的区域。

95. 路标技术共分几个阶段
    A. 1   B. 2
    C. 3   D. 4
    E. 5

96. 能用路标方式的是
    A. 心脏冠脉   B. 脑血管
    C. 主动脉   D. 肺动脉
    E. 心脏

(97~98题共用题干)

在造影期间进行两次曝光，一次是在对比剂到达兴趣区之前，一次是在对比剂到达兴趣区并出现最大浓度时。如果患者在曝光过程中保持体位不移动，则两图像之间的唯一差别是含有对比剂的血管，它们两者的差值信号就是DSA的信号。随着血管内碘浓度（PI）与血管直径（d）乘积的增加，DSA差值信号也增加，故DSA的信号由对比剂的投射浓度（PI）和血管直径（d）所决定。在DSA检查过程中，患者本身自主和不自主的移动、心脏搏动、吞咽、呼吸或胃肠蠕动等，可形成运动性伪影。

97. 关于防止运动伪影的做法，不正确的是
    A. 对受检部位施行附加固定
    B. 增加造影剂量
    C. 术前对患者要进行训练，争取配合
    D. 正确把握曝光时机
    E. 对意识差或无意识的患者，应给予镇静剂或适当麻醉

98. 关于DSA的成像原理，叙述错误的是
    A. 没有注入对比剂的数字图像矩阵存于

存储器 1 内作为 mask 像
B. 可能同时减去骨骼和软组织影
C. DSA 是建立在图像相减的基础上的
D. 减影结果反映对比剂的作用
E. 生理运动伪影可以完全消除

(99~100 题共用题干)

自动洗片机是采用快速、高温显影的方式冲洗 X 线胶片，其工作流程是显影 - 定影 - 水洗 - 干燥 - X 线照片。

99. 关于自动洗片机胶片特点，叙述错误的是
    A. 明胶熔点高
    B. 含银量高
    C. 机械强度高
    D. 涤纶片基
    E. 乳剂层薄

100. 关于自动冲洗照片干燥不良的原因，叙述错误的是
    A. 干燥设定温度低
    B. 干燥组件湿度高
    C. 定影液疲劳
    D. 水洗不足
    E. 水洗温度低于常温

专业实践能力

一、单选题：以下每道考题有五个备选答案，请从中选择一个最佳答案。

1. 肋骨斜位摄影的目的是观察
   A. 腋中线，肋骨上斜部骨质情况
   B. 腋中线，肋骨直线部骨质情况
   C. 腋后线，肋骨弯曲部骨质情况
   D. 腋前线，肋骨弯曲部骨质情况
   E. 腋中线，肋骨弯曲部骨质情况

2. 在腰椎侧位片上不能显示的是
   A. 椎体   B. 椎间隙
   C. 椎间孔   D. 椎弓峡部
   E. 棘突

3. 关于颏顶位显示颅中窝的叙述，错误的是
   A. 棘孔居卵圆孔前内方多为椭圆形
   B. 破裂孔在岩尖前内侧
   C. 颅中窝前界呈弧形前突的致密线
   D. 蝶骨体两侧为蝶骨大翼构成颅中窝底
   E. 卵圆孔位于蝶骨大翼后内侧呈卵圆形

4. 关于心脏检查的摄影体位，叙述错误的是
   A. 胸部后前位   B. 胸部前后位
   C. 胸部侧位   D. 胸部后仰前后位
   E. 胸部上下轴位

5. 在临床摄影中，大体规定胸部的摄影距离为
   A. 100cm   B. 100～120cm
   C. 180～200cm   D. 90cm
   E. 200cm 以上

6. 关于静脉肾盂造影前患者的准备，叙述错误的是
   A. 造影前2天禁服碘剂及含钙的药物
   B. 检查前12小时内禁食
   C. 检查前一天下午服缓泻剂
   D. 造影前留尿以促使膀胱充盈良好
   E. 造影前常规摄全腹部平片

7. 扫描床的定位精度是
   A. 0.2mm   B. 0.25mm
   C. 0.5mm   D. 1mm
   E. 1.5mm

8. 手内斜位摄影，中心线应垂直对准
   A. 第二掌骨头   B. 第二掌骨基底部
   C. 第三掌骨头   D. 第三掌骨基底部
   E. 第四掌骨头

9. 骨与关节X线摄片检查常规要求
   A. 正侧位摄片
   B. 双侧对照摄片
   C. 左右斜位摄片
   D. 正侧位摄片，必要时双侧对照
   E. 正侧位片，包括周围软组织及邻近一个关节

10. 从颈椎开口位照片中，判断摄影体位正确的依据是
    A. 上门齿与枕骨边缘投影重叠
    B. 上门齿与枕骨边缘稍分离
    C. 上门齿投影在枕骨边缘的下方
    D. 上门齿投影在枕骨边缘的上方
    E. 上门齿与枕骨边缘分离约0.5cm

11. 肩关节的常规摄影体位是
    A. 前后位   B. 后前位
    C. 侧位   D. 斜位
    E. 轴位

12. 高分辨率CT扫描，层厚必须采用
    A. 1～2mm 扫描层厚
    B. 3～4mm 扫描层厚
    C. 5～6mm 扫描层厚
    D. 8～10mm 扫描层厚
    E. 10～20mm 扫描层厚

13. 最适合肺组织显示的窗宽、窗位分别是
    A. W2000、C500   B. W1500、C500

C. W1500、C300　　D. W300、C40

E. W80、C40

14. 耳部（颞骨）CT扫描合适的扫描参数是
    A. FOV 40cm，高分辨率模式
    B. 256×256 矩阵，层厚 1~2mm
    C. 冠状面扫描，FOV 25cm
    D. 冠状、矢状面扫描，层厚3mm
    E. 高分辨率模式，层厚 1~2mm

15. 鼻咽部冠状面 CT 扫描的体位是
    A. 坐位，头后仰
    B. 仰卧，下颌内收
    C. 半蹲位，下颌前伸
    D. 仰卧，成标准的顶颏位
    E. 俯卧，听眶线与台面平行

16. 颅脑轴扫描时，前、中、后三颅窝显示均理想的扫描基线应采用
    A. 听眉线　　B. 听眦线
    C. 听眶线　　D. 听鼻线
    E. 听口线

17. 肾动脉造影时会出现肾实质局限性密度减低现象的是
    A. 肾动脉瘤　　B. 肾动脉狭窄
    C. 肾结石　　　D. 肾动静脉瘘
    E. 肾囊肿

18. CT检查中最常用的体位是
    A. 仰卧位　　B. 俯卧位
    C. 立位　　　D. 坐位
    E. 半蹲位

19. 不属于CT检查适应证的是
    A. 骨质性病变　　B. 外伤
    C. 肿瘤　　　　　D. 炎症性病变
    E. 血管变异

20. 确定病灶对应于体表的位置称
    A. 定点　　B. 定位
    C. 定层　　D. 取层
    E. 层深

21. 循环系统MRI扫描技术不包括
    A. 心电门控是用于减少心血管搏动及呼吸伪影的方法
    B. 心电门控以心电图T波作为触发点触发采集
    C. 在导联心电时应注意勿使导线卷曲
    D. 心脏MRI通常需要安装心电门控触发采集
    E. 心脏常规做横轴位、冠状位和矢状位等

22. 最常用的脑部动脉MRA序列是
    A. 2D-TOF-MRA
    B. 3D-TOF-MRA
    C. 2D-PC-MRA
    D. 3D-PC-MRA
    E. CE-MRA

23. 关于MR血管成像技术，叙述错误的是
    A. 如果同一体素内的自旋具有不同的相位漂移，其信号下降，这种现象称为相位弥散
    B. 流入相关增强（FRE）是指高速流动的自旋流进被饱和的激发容积内而产生比静态组织高的MR信号
    C. 高速流动的流体可产生流出效应，流出效应使流体的信号丢失，称为流空或黑血
    D. 流入相关增强信号的强弱与脉冲序列的TE、成像容积的厚度及流体的速度密切相关
    E. 当相位弥散达到或超过360°时则完全消失

24. 关于咽喉部及颈部MRI技术的应用，叙述错误的是
    A. 在检查过程中平静呼吸，勿张口及做吞咽动作
    B. 扫描技术：颈部常规序列为矢状位T_1WI，冠状位T_1WI（T_2WI），或T_2WI-STIR
    C. 线圈：颈部表面线圈、头颈联合相控

D. 扫描技术：颈部常规序列为矢状位 T_2WI，冠状位 T_2WI（T_1WI），或 $T_1WI - STIR$

E. 增强扫描一般采用 $T_1WI - FS$ 序列

25. 颅脑 MRA 技术不包括
   A. 2D - TOF - MRA 成像序列采用 2D - FLASH 序列
   B. 可采用 TOF - MRA，PC - MRA 及 CE - MRA 技术
   C. 3D - TOF - MRA 主要用于慢速血流的血管成像
   D. 线圈：头部正交线圈、头颈联合阵列线圈
   E. 2D - TOF - MRA 主要用于矢状窦、乙状窦的成像

26. 关于磁共振内耳膜迷路造影技术的叙述，错误的是
   A. 脉冲序列：采用三维稳态构成干扰序列，获取重 T_1WI
   B. 相关准备：注意体位摆放标准，所有重建图像标准化
   C. 分别在冠状和矢状位图上脑桥小脑角处设定横断面内耳成像图
   D. 线圈：用头部正交线圈、环形表面线圈
   E. 图像后处理：原始图像经 MIP 重建，显示内耳的立体形态

27. 关于生殖系统及盆腔 MRI 技术，叙述错误的是
   A. 有金属避孕环者，须先取出后才能做生殖系统 MRI 检查
   B. 线圈：体部相控阵线圈、局部表面线圈、体线圈
   C. 扫描技术：常规扫描序列为横轴位 $TSET_1WI$（T_2WI）或加 $FS - T_2WI$
   D. 采用 TSE 高分辨、多次平均扫描
   E. T_2WI 采用梯度回波（FLASH）或快速梯度回波（Turbo - FLASH）序列

28. 颈部 MRA 成像时应注意
   A. 显示慢流血管，采用 3D - TOF
   B. 显示慢流血管，可采用 3D - PC
   C. 显示快流血管，首选 3D - TOF
   D. 显示快流血管，首选 3D - PC
   E. CE - MRA 显示动脉或静脉血管和狭窄区域

29. 关于 MR 胰胆管造影（MRCP）的叙述，错误的是
   A. 胆道系统病变，如肿瘤、结石可做 MR 胰胆管造影
   B. 空腹 8 小时，检查前 3 天素食
   C. 常规扫描序列为单次屏气单激发 3D 块重 $T_2 - TSE$ 序列，采集时间仅 2 秒/幅
   D. 检查前 20 分钟，口服葡萄糖酸铁 500ml
   E. 图像后处理多层扫描序列的原始图像需经 SSD 重建

30. 不属于 MR 水成像优点的是
   A. 获得多层面、多方位图像
   B. 适应证广，凡不适于做 ERCP、排泄性尿路造影、逆行肾盂造影者均可用此方法
   C. 为无创性技术，无需插管，也无操作技术问题
   D. 技术复杂，临床难以开展
   E. 安全，不用对比剂，无对比剂副反应问题

31. 不能显示跟骨影像的摄影体位是
   A. 足正位   B. 足侧位
   C. 全足正位   D. 跟骨侧位
   E. 跟骨轴位像

32. 为了减少伪影，提高 DSA 影像质量，对患者的准备不包括
   A. 昏迷患者使用兴奋剂
   B. 术前要对患者进行训练
   C. 对受检部位施行附加固定
   D. 对意识差或无意识的患者，应给予镇

静剂

E. 术前可肌肉注射抑制胃肠蠕动的药物

33. 关于MRI检查的操作程序，叙述正确的是
   A. 选择线圈-检查前准备-录入患者信息-摆位-开始扫描-结束扫描
   B. 检查前准备-选择线圈-录入患者信息-摆位-开始扫描-结束扫描
   C. 录入患者信息-检查前准备-选择线圈-摆位-开始扫描-结束扫描
   D. 检查前准备-录入患者信息-选择线圈-摆位-开始扫描-结束扫描
   E. 检查前准备-选择线圈-摆位-录入患者信息-开始扫描-结束扫描

34. 肘关节CT检查的体位是
   A. 仰卧，两手上举，手心向上
   B. 俯卧，两手上举，手心向上
   C. 俯卧，两手上举，手心向下
   D. 仰卧，两手上举，手心向下
   E. 俯卧，两臂下垂，手心向上

35. MRI检查技术的适应证不包括
   A. 寄生虫病   B. 感染
   C. 蛛网膜下腔病变 D. 肿瘤
   E. 装有心脏起搏器者

36. 下列组合中，正确的是
   A. HU——磁盘容量单位
   B. C或L——窗位
   C. FOV——兴趣区
   D. DAS——模数转换
   E. CPU——CT值单位

37. 最早应用的DSA是采用
   A. 外周静脉DSA
   B. 选择性动脉DSA
   C. 中心静脉DSA
   D. 超选择性动脉DSA
   E. 经皮经肝穿门静脉造影

38. 下列介入手术中，感染概率最大的是
   A. 冠脉造影
   B. 人工血管植入
   C. 经皮胆道引流
   D. 中心静脉营养插管
   E. TIPSS

39. 关于鼻窦正位体层摄影的叙述，错误的是
   A. 层间距1.0cm
   B. 标准头颅的后前正位
   C. 了解窦腔和窦壁骨质的情况
   D. 用小圆轨迹8°~10°
   E. 用直线轨迹30°

40. 从四肢静脉注入对比剂后，肝静脉期显示时间约为
   A. 30秒   B. 35秒
   C. 45秒   D. 55秒
   E. 60秒

41. 增强扫描的主要目的是
   A. 空间分辨率更高
   B. 使兴趣区组织器官图像放大
   C. 可看到更多的软组织
   D. 使病变显示更清晰
   E. 提高组织的CT值

42. 关于胸部正位摄影的叙述，正确的是
   A. 主动脉弓投影于右上肺野
   B. 后前位比前后位心脏放大率大
   C. 胸锁关节在后前位时，与第4后肋相重
   D. 吸气时膈肌上升
   E. RAO称第二斜位

43. 掌下斜位片，拇指显示为
   A. 轴位影像   B. 正位影像
   C. 内斜位影像   D. 侧斜位影像
   E. 外斜位影像

44. 行心脏DSA，显示二尖瓣瓣口的最佳投射位置是
   A. 左前斜70°~75°和足头25°~30°

B. 左前斜60°和头足20°

C. 头足35°位摄影

D. 左前斜75°~85°和头足40°

E. 患者半坐位，X线以左前斜30°~45°

45. 临床怀疑颅底骨折的患者，应选择的摄影位置是

A. 头颅后前位+常规侧位

B. 头颅前后位+常规侧位

C. 头颅顶颏位+常规侧位

D. 头颅颏顶位+常规侧位

E. 头颅前后位+仰卧水平侧位

46. 同时显示腋下淋巴结的最佳乳腺摄影体位是

A. 轴位　　　　B. 侧位

C. 侧斜位　　　D. 放大位

E. 局部加压位

47. 体表可触摸到的突出骨性标志不包括

A. 髂前上棘　　B. 第11肋前端

C. 坐骨结节　　D. 耻骨联合

E. 桡骨小头

48. 成人心脏摄影的焦-片距为

A. 120cm　　　B. 50cm

C. 100cm　　　D. 85cm

E. 200cm

49. 数字减影血管造影需要制备的检查方法是

A. 常规摄影　　B. 造影

C. 体层摄影　　D. 放大

E. 蒙片

50. 锁骨摄影不采用

A. 侧位　　　　B. 后前位

C. 前后位　　　D. 下上轴位

E. 上下轴位

51. 关于乳腺摄影时对腺体适当加压的叙述，错误的是

A. 易于病变显示

B. 提高密度分辨率

C. 可降低摄影条件

D. 防止腺体组织移动

E. 使重叠的乳腺结构分离

52. 子宫输卵管造影的禁忌证是

A. 子宫输卵管慢性炎症

B. 子宫输卵管结核

C. 子宫输卵管良性肿瘤

D. 子宫输卵管位置、形态异常

E. 妊娠期内

53. 逆行肾盂造影的禁忌证是

A. 静脉肾盂造影显影不良

B. 肾盂积水严重

C. 先天性多囊肾

D. 尿道狭窄

E. 肾功能差

54. 关于阴性对比剂的叙述，错误的是

A. 空气是阴性对比剂

B. 空气在器官内吸收较快

C. 空气易产生气体栓塞

D. 二氧化碳的溶解度较大

E. 二氧化碳不易产生气体栓塞

55. 颅脑外伤后，首选的仪器检查方法是

A. 头颅X线平片　　B. CT颅脑扫描

C. MRI　　　　　　D. 超声

E. PET

56. 关于乳腺摄影的叙述，错误的是

A. 需要加压

B. 使用单乳剂专用胶片

C. 使用双屏高速增感屏

D. 常规摄取轴位和侧斜位

E. 依发育期确定曝光条件

57. 高渗对比剂的浓度为

A. 300mg/ml　　B. 290mg/ml

C. 20mg/ml　　　D. 30mg/ml

E. 40mg/ml

58. X线自被检者的前方射向后方为

A. 前后方向　　B. 后前方向

C. 冠状方向 D. 轴方向

E. 切线方向

59. 关于胸部高分辨率扫描的叙述,错误的是
   A. 肺的弥漫性、间质性病变可采用高分辨率扫描
   B. 支气管扩张可采用高分辨率扫描
   C. 常规层厚设为2mm
   D. 常规层间隔设为5mm
   E. 采用高分辨算法重建

60. 与图像显示上下位置偏移有关的操作是
   A. 患者摆位左右偏离
   B. 扫描机架倾角过大
   C. 床面升降调节有误
   D. 床面进出调节有误
   E. 扫描野选择有误

61. 患者,女性,58岁。影像学检查诊断为缩窄性心包炎。诊断缩窄性心包炎的可靠X线征象是
   A. 胸部透视心脏外形无改变
   B. 心脏搏动减弱
   C. 心缘僵直,正常弧形消失
   D. 心影缩小
   E. 心影内钙化

62. 患者,女性,54岁。行钡餐观察食管蠕动情况。关于食管蠕动的叙述,错误的是
   A. 第一蠕动波又称为原发蠕动
   B. 第二蠕动波又称为继发蠕动
   C. 第三收缩波是非推进性蠕动
   D. 第一蠕动波由吞咽动作诱发
   E. 第二蠕动波起始于剑突水平

63. 患者,女性,25岁。右侧耳鸣,听力下降。CT平扫无异常,临床拟诊内听道内小听神经瘤,应选择哪一种方法进一步检查
   A. CT增强扫描 B. 动态CT扫描
   C. MRI   D. 颈内动脉造影

E. 椎动脉造影

64. 患者,女性,15岁。行X线检查诊断为肺结核。关于肺结核"原发综合征"的特点,叙述错误的是
   A. 由原发病灶、淋巴管炎和肺门淋巴结炎组成
   B. 可呈哑铃状病灶征象
   C. 原发病灶多位于上叶下部和下叶上部
   D. 原发病灶与病灶周围炎呈片絮状阴影
   E. 原发病灶不能完全吸收

65. 患者,男性,35岁。急诊行CT检查诊断为肾结石。典型肾结石的形状为
   A. 梭形   B. 长圆形
   C. 鹿角形   D. 圆形
   E. 三角形

二、共用题干单选题:以下每道试题有2~6个提问,每个提问有五个备选答案,请选择一个最佳答案。

(66~67题共用题干)

垂体微腺瘤放大动态扫描能清楚地观察微腺瘤及其与周围组织结构的关系。在增强扫描的早期阶段,在增强的垂体组织内微腺瘤呈局限性低密度影,边界多数清楚;在晚期阶段,微腺瘤可呈等密度或高密度病灶。总之,动态扫描可观察微腺瘤血供的全过程,有利于对微腺瘤的诊断。

66. 关于垂体微腺瘤的CT放大动态扫描的特点,叙述错误的是
   A. 垂体微腺瘤放大动态扫描能清楚地观察微腺瘤及其与周围组织结构的关系
   B. 在增强扫描的早期阶段,在增强的垂体组织内微腺瘤呈局限性低密度影,边界多数清楚
   C. 在晚期阶段,微腺瘤皆为高密度病灶
   D. 在晚期阶段,微腺瘤可呈等密度或高密度病灶
   E. 动态扫描可观察微腺瘤血供的全过程

67. 关于颅脑增强扫描的叙述,错误的是

A. 颅脑增强扫描分为平扫后增强扫描和直接增强扫描两种方法
B. 平扫后增强扫描是在平扫基础上加做的增强扫描
C. 直接增强扫描是注入对比剂后的逐层连续扫描
D. 增强后的扫描时间依据病变的部位而定
E. 脑血管畸形、动脉瘤等,可在注射对比剂100ml时开始扫描

(68~71题共用题干)

患者,男性,65岁。肝区疼痛数月,近来疼痛加重,到医院就诊后,医生建议行腹部CT平扫+增强检查,报告显示肝右叶巨块型肝癌,综合评价后考虑行介入治疗。

68. 关于肝癌介入治疗,叙述错误的是
    A. 灌注化疗+栓塞术
    B. 选择性腹腔动脉造影
    C. 超选择性肝动脉造影
    D. 选用50%~60%非离子型对比剂
    E. 用Seldinger技术,行股动脉或肱动脉穿刺插管

69. 肝癌灌注化疗+栓塞术通常将导管置于
    A. 腹腔干   B. 门静脉
    C. 肝中静脉   D. 腹主动脉
    E. 肝固有动脉或肝总动脉

70. 胆囊动脉来源于
    A. 腹腔干   B. 肝总动脉
    C. 肝左动脉   D. 肝右动脉
    E. 肝固有动脉

71. 腹腔动脉造影常用参数是
    A. 流速:1~2ml/s,量/次:30~40ml/次
    B. 流速:3~4ml/s,量/次:6~8ml/次
    C. 流速:5~6ml/s,量/次:15~18ml/次
    D. 流速:6~7ml/s,量/次:8~10ml/次
    E. 流速:6~8ml/s,量/次:18~24ml/次

(72~73题共用题干)

胸部X线摄影是胸部疾病的常用检查方法。

72. 关于胸骨后前斜位摄影的叙述,错误的是
    A. 取立位后前位体位
    B. 俯身使胸骨置于探测器中心并贴近探测器
    C. 两臂内旋置于身旁
    D. 身体矢状面与探测器长轴平行
    E. 中心线从右侧肩胛骨下角向左侧倾斜,对准右侧肩胛骨内缘与第四胸椎水平射入探测器中心

73. 胸部后前位标准影像上,肺尖
    A. 不能显示   B. 部分显示
    C. 充分显示   D. 对称显示
    E. 放大变形

(74~75题共用题干)

患者,女性,46岁。心前区钝痛,怀疑冠心病,需行造影检查。

74. 关于造影检查,叙述错误的是
    A. 先行测压或试注造影证实导管在冠状动脉口内
    B. 导管分别选择性插入左、右冠状动脉口部
    C. 对比剂浓度为10%~20%
    D. 选择性左心室造影经股动脉穿刺
    E. 冠状动脉造影一般手推造影剂

75. 不是左冠状动脉造影体位的是
    A. 肝位   B. 长轴斜位
    C. 蜘蛛位   D. 右肩位
    E. 侧位

(76~80题共用题干)

由于MRI是利用磁场与特定原子核的核磁共振作用所产生信号来成像的,MRI系统的强磁场和射频场有可能使心脏起搏器失灵,也容易使各种体内金属性植入物移位,在激励电磁波作用下,体内的金属还会因为发热而造成伤害。

76. 不是MRI禁忌证的是

A. 装有心脏起搏器者
B. 体内有金属止血夹者
C. 装有铁磁性或电子耳蜗者
D. 体内有金属植入物
E. 妊娠7个月

77. 可以带入MRI检查室的是
   A. 铁磁性氧气活塞
   B. 铁磁性推车
   C. 非铁磁性呼吸器
   D. 铁磁性剪刀、镊子
   E. 铁磁性担架

78. 不是MRI适应证的是
   A. 中枢神经系统   B. 耳鼻咽喉
   C. 心脏大血管   D. 金属异物
   E. 纵隔

79. MRI检查前准备不包括
   A. 认真核对MRI检查申请单,明确检查目的和要求
   B. 确认患者没有禁忌证
   C. 患者和陪同者进入扫描室前除去随身携带的任何金属物品
   D. 不必训练患者呼吸、闭气和平静呼吸
   E. 婴幼儿、烦躁不安及幽闭恐惧症患者,应给适量的镇静剂

80. MRI检查的优点不包括
   A. 多参数成像
   B. 多方位成像
   C. 无骨伪影
   D. 流动效应
   E. 检查费用高

(81~82题共用题干)

关于喉部肿瘤CT检查,回答下列问题。

81. 喉室轴位扫描法确定声带走行时,扫描基线应与
   A. 中部颈椎间隙保持一致
   B. 舌骨长轴平行
   C. 颈部前缘皮肤而垂直
   D. 第1~7颈椎两中点连线垂直

E. 下颌骨下缘平行

82. 喉部CT扫描体位,仰头目的在于
   A. 使患者舒适   B. 头不易动
   C. 便于定位   D. 喉室打开
   E. 防止下颌骨伪影

(83~85题共用题干)

患者,男性,35岁。咳嗽、咳脓痰病史10年,间歇咯血。体检左下肺背部闻及湿啰音,建议进行胸部摄片。

83. CT扫描应进行的方式为
   A. 薄层扫描   B. 高分辨率扫描
   C. 平扫   D. 增强扫描
   E. 靶扫描

84. 胸片示右下肺呈囊状影,提示支气管扩张,检查应选
   A. MRI   B. CT
   C. 胃镜   D. DSA
   E. B超

85. 胸部正位片中心线应对准
   A. 胸骨角水平
   B. 腋中线前5cm水平
   C. 第5~6胸椎
   D. 第8胸椎
   E. 第3胸椎

(86~88题共用题干)

脊柱区是指脊柱及其后外侧软组织所配布的区域,其上界为枕外隆凸和上项线,下端至尾骨尖,两侧自上而下分别为斜方肌前上缘、三角肌后缘上份、腋后线、髂峙后份以及髂后上棘与尾骨尖的连线。

86. 腹腔干平对
   A. 第1腰椎上部
   B. 第5~6胸椎间盘
   C. 第8胸椎体下缘
   D. 第2腰椎上部
   E. 第3腰椎上部

87. 通过体表标志确定的脊柱平面,环状软

骨下缘平对
- A. 第4颈椎体下缘
- B. 第5颈椎体下缘
- C. 第6颈椎体下缘
- D. 第7颈椎体下缘
- E. 第8颈椎体下缘

88. 颈静脉切迹约平对
- A. 第1~2胸椎间
- B. 第3~4胸椎间
- C. 第2~3胸椎间
- D. 第4~5胸椎间
- E. 第5~6胸椎间

(89~91题共用题干)

患者俯卧摄影台上，下颌内收，使额部及鼻尖接触台面中线，头颅正中面与听眦线均垂直于台面，两肘弯曲，两手置于两侧肩旁，胶片上缘超出头顶3cm，中心线通过枕外隆突垂直投射。

89. 关于头颅平片的诊断价值，叙述不正确的是
- A. 显示颅内血肿
- B. 显示颅内金属异物
- C. 显示骨折
- D. 显示颅骨发育情况
- E. 显示颅内病理性钙化

90. 通常照片铅字标记应置于暗盒边缘内
- A. 0.5cm处   B. 1.0cm处
- C. 1.5cm处   D. 3cm处
- E. 5cm处

91. 此摄影体位是
- A. 头颅前后位   B. Water's 位
- C. 颅底顶颌位   D. 头颅后前位
- E. Mayer's 位

(92~94题共用题干)

患者，女性，33岁。孕3产0，最后一次妊娠至今已5年，未采取任何避孕措施。妇科检查：宫体正常大小，双附件正常。初步诊断为继发性不孕。

92. 既可明确诊断，又可获得治疗的检查方式是
- A. 子宫输卵管碘油造影
- B. MRA
- C. CT
- D. B超
- E. 骨盆平片

93. 子宫输卵管碘油造影，造影剂应选用
- A. 碘化油   B. GD-DTPA
- C. 优维显   D. 泛影葡胺
- E. 硫酸钡

94. 子宫输卵管碘油造影的禁忌证是
- A. 子宫输卵管慢性炎症
- B. 子宫输卵管结核
- C. 子宫输卵管位置形态异常
- D. 子宫输卵管良性肿瘤
- E. 子宫输卵管出血

(95~97题共用题干)

MRI扫描没有辐射，临床应用具有优势，尤其是在生殖系统。

95. 关于乳腺MRI扫描，叙述错误的是
- A. 采用乳腺专用环形线圈或多通道阵列线圈
- B. 俯卧于线圈支架上，头或足先进均可
- C. 可行高级别特征序列鉴别肿瘤良恶性、肿瘤分级、治疗计划制定及疗效观察
- D. 增强扫描常采用横断位动态增强扫描
- E. 动态增强扫描图像一般不需后处理

96. 不是生殖系统MR扫描适应证的是
- A. 宫颈良、恶性疾病
- B. 子宫体良、恶性肿瘤
- C. 卵巢占位
- D. 男性生殖系统良、恶性肿瘤
- E. 节育器的观察

97. 关于生殖系统MR扫描，叙述错误的是
- A. 膀胱中度充盈
- B. 以耻骨联合上方3~5cm为中心

C. 常规扫描序列为快速自选回波 – T_1WI、T_2WI、T_2WI 脂肪抑制
D. 盆腔扫描受呼吸运动影响较小
E. 增强扫描注入造影剂后延 30～35 秒

(98～100题共用题干)

腰椎斜位片，正常椎弓及附件的影像呈"猎狗形"。

98. 椎弓崩裂易累及
 A. 椎板后部　　　B. 下关节突
 C. 椎弓根　　　　D. 椎弓峡部
 E. 上关节突

99. 椎弓崩裂最好发于
 A. 第2腰椎　　　B. 第1腰椎
 C. 第5腰椎　　　D. 第3腰椎
 E. 第4腰椎

100. 腰椎各解剖结构与"猎狗"的对应关系，错误的表述为
 A. "狗嘴"为同侧横突
 B. "前腿"为同侧下关节突
 C. "耳"为同侧上关节突
 D. "颈部"为同侧椎弓峡部
 E. "眼"为对侧椎弓根的断面

全国卫生专业技术资格考试通关宝典

放射医学技术（师）资格考试全真模拟试卷与解析

模拟试卷（二）

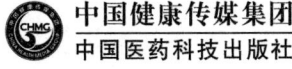

中国健康传媒集团
中国医药科技出版社

基础知识

一、单选题：以下每道考题有五个备选答案，请从中选择一个最佳答案。

1. 下列消化管壁的肌层为骨骼肌的是
   A. 食管　　　　　B. 回肠
   C. 降结肠　　　　D. 升结肠
   E. 直肠

2. 关于蝶鞍的叙述，错误的是
   A. 蝶鞍位于颅底的中央
   B. 蝶鞍前面以鞍结节为界
   C. 蝶鞍后面以鞍背为界
   D. 垂体窝多为圆弧形陷窝
   E. 正常蝶鞍的形状均为桥形

3. 体循环起始于
   A. 左心房　　　　B. 右心房
   C. 右心室　　　　D. 左心室
   E. 冠状窦

4. 通过胸骨两侧最宽处的两条垂线是
   A. 腋前线　　　　B. 肩胛线
   C. 胸骨旁线　　　D. 锁骨中线
   E. 肋骨线

5. 脑的被膜自外向内依次为
   A. 硬脑膜、蛛网膜和软脑膜
   B. 蛛网膜、硬脑膜和软脑膜
   C. 软脑膜、硬脑膜和蛛网膜
   D. 硬脑膜、软脑膜和蛛网膜
   E. 蛛网膜、软脑膜和硬脑膜

6. 关于膀胱的叙述，错误的是
   A. 膀胱为盆腔储存尿液的器官
   B. 膀胱的形状、大小随尿液充盈程度变化
   C. 膀胱的平均容量为 350~500ml
   D. 膀胱体部包括前壁、后壁及两侧壁
   E. 输尿管出口及膀胱颈构成膀胱三角区

7. 关于脾脏的叙述，错误的是
   A. 位于左季肋部
   B. 上缘前部有 2~3 脾切迹
   C. 是腹膜间位器官
   D. 贴于膈肌穹隆下面
   E. 脏面近中央处有脾门

8. 关于输尿管的叙述，正确的是
   A. 起于肾门
   B. 属腹膜外位器官
   C. 分为盆、腹两段
   D. 开口于膀胱体的两侧
   E. 全程行于腰大肌前面

9. 不参与构成肝蒂的结构是
   A. 肝固有动脉　　B. 肝静脉
   C. 肝管　　　　　D. 肝的神经
   E. 肝的淋巴组织

10. 由上下相邻椎骨上、下切迹围成的结构是
    A. 椎孔　　　　　B. 椎间孔
    C. 椎间盘　　　　D. 棘突
    E. 横突

11. 一切生物体生命现象的基本单位是
    A. 组织　　　　　B. 细胞
    C. 肌肉　　　　　D. 骨骼
    E. 神经

12. 肾单位包括
    A. 肾小体和肾小管
    B. 肾小囊和肾小管
    C. 肾小体和近球小管
    D. 毛细血管（肾小球）和肾小管
    E. 肾皮质和肾髓质

13. 关于胸骨的叙述，错误的是
    A. 位于前胸壁皮下
    B. 长方形扁骨
    C. 前面微凸，后面微凹

D. 与锁骨组成胸锁关节
E. 由胸骨柄及剑突组成

14. 人体器官功能系统不包括
    A. 骨骼系统　　　B. 生殖系统
    C. 泌尿系统　　　D. 消化系统
    E. 呼吸系统

15. 关于纵隔境界的叙述，错误的是
    A. 前界为肋骨
    B. 后界为脊柱胸段
    C. 上达胸廓上口
    D. 向下至膈
    E. 两侧界为纵隔胸膜

16. 椎体粗大，棘突呈垂直板状的椎骨是
    A. 颈椎　　　　　B. 胸椎
    C. 腰椎　　　　　D. 骶骨
    E. 尾骨

17. 进出肺门的结构不包括
    A. 肺动脉　　　　B. 肺静脉
    C. 淋巴管　　　　D. 叶支气管
    E. 主支气管

18. 眼的折光系统不包括
    A. 角膜　　　　　B. 房水
    C. 晶状体　　　　D. 玻璃体
    E. 视网膜

19. 有排泄管道的腺体是
    A. 垂体　　　　　B. 胸腺
    C. 甲状腺　　　　D. 唾液腺
    E. 生殖腺

20. 对保持呼吸道畅通起最重要作用的是
    A. 甲状软骨　　　B. 环状软骨
    C. 会厌软骨　　　D. 杓状软骨
    E. 气管软骨

21. 寰枢关节连接的是
    A. 第1、2颈椎　　B. 第1、2腰椎
    C. 第1、2胸椎　　D. 第1、2骶椎
    E. 第1、2尾椎

22. 脑屏障是指
    A. 血脑屏障
    B. 血-脑脊液屏障
    C. 脑脊液-脑屏障
    D. 脑-颅骨屏障
    E. 血脑屏障、脑脊液-脑屏障、血-脑脊液屏障

23. 关于右心室的叙述，错误的是
    A. 右心室居心脏最前部
    B. 有3个口
    C. 入口为右房室口
    D. 右房室口周缘附有三尖瓣
    E. 出口部为肺动脉口

24. 口咽与喉咽分界的标志为
    A. 软腭平面　　　B. 环状软骨
    C. 会厌上缘　　　D. 第6颈椎
    E. 咽峡

25. 呼吸道中唯一完整的软骨环是
    A. 甲状软骨　　　B. 环状软骨
    C. 会厌软骨　　　D. 杓状软骨
    E. 气管软骨

26. 关于膈肌的叙述，错误的是
    A. 位于胸、腹腔之间
    B. 起于胸廓下口和腰椎前面的膈脚
    C. 膈肌的主动脉裂孔在第12胸椎水平
    D. 膈肌食管裂孔在第10胸椎平面
    E. 膈肌腔静脉孔在第11胸椎水平

27. 不属于中耳结构的是
    A. 乳突窦　　　　B. 鼓室
    C. 前庭　　　　　D. 乳突小房
    E. 咽鼓管

28. 对强光敏感的视锥细胞位于
    A. 视神经乳头　　B. 黄斑
    C. 视网膜周边部　D. 视网膜中央部
    E. 虹膜

29. 松果体钙化最常见于
    A. 20岁以后　　　B. 15岁以后

C. 10 岁以后　　　D. 新生儿
E. 早产儿

30. 除视神经外，经过视神经管的还有
    A. 眼动脉　　　B. 眼静脉
    C. 眼神经　　　D. 动眼神经
    E. 展神经

31. 属于中空性器官的是
    A. 肾、输尿管、膀胱
    B. 气管、肺
    C. 胃、肝
    D. 盲肠、阑尾、胰
    E. 输卵管、子宫

32. 关于脑的动脉供应，叙述正确的是
    A. 1/2 颈外动脉和 1/2 椎动脉供应
    B. 2/3 颈内动脉和 1/3 椎动脉供应
    C. 1/4 颈外、3/4 颈内动脉供应
    D. 全由两侧锁骨下动脉供应
    E. 全由两侧颈总动脉供应

33. 左心室流入道和流出道的分界线是
    A. 室上嵴　　　B. 界嵴
    C. 界沟　　　　D. 二尖瓣
    E. 主动脉瓣

34. 与胃的排空时间长短无关的是
    A. 贲门功能　　B. 胃张力
    C. 体位　　　　D. 幽门功能
    E. 精神状态

35. 属于肺实质的是
    A. 血管　　　　B. 肺泡
    C. 淋巴　　　　D. 神经
    E. 结缔组织

36. 鼻窦中不包括
    A. 额窦　　　　B. 蝶窦
    C. 筛窦　　　　D. 上颌窦
    E. 矢状窦

37. 下列组合中，错误的是
    A. 幼儿的蝶枕结合——透明软骨结合
    B. 颅骨矢状缝——骨性结合

C. 骨棘突间的棘间韧带——纤维连接
D. 指关节——多轴关节
E. 相邻椎骨间的椎间盘——纤维软骨结合

38. 输尿管生理狭窄的个数是
    A. 2 个　　　　B. 3 个
    C. 4 个　　　　D. 5 个
    E. 6 个

39. 血液与组织液之间进行物质交换的场所为
    A. 大动脉　　　B. 中动脉
    C. 小动脉　　　D. 静脉
    E. 毛细血管

40. 肝总管和胆囊管共同汇合成
    A. 肝总管　　　B. 胆总管
    C. 十二指肠乳头　D. 肝内胆管
    E. 壶腹括约肌

41. 关于鼻窦的叙述，错误的是
    A. 鼻窦是颅骨不规则骨内的气腔
    B. 上颌窦为一对最大的鼻窦
    C. 上颌窦底朝鼻腔
    D. 上颌窦的顶壁即眶底
    E. 筛窦在额骨内

42. 关于软骨的叙述，正确的是
    A. 营养依赖于淋巴管
    B. 对机体具有支持和保护作用
    C. 有神经支配
    D. 成人仅见于关节软骨
    E. 来源于胚胎期的间充质

43. 关于受激吸收的特点，叙述错误的是
    A. 不是自发产生的
    B. 需要有外来光子的激发才会发生
    C. 外来光子的能量应等于原子激发前后两个能级间的能量差才会发生
    D. 受激吸收对激发光子的振动方向没有限制
    E. 受激吸收对激发光子的传播方向有

限制

44. 关于呼吸调节的叙述,错误的是
   A. 呼吸肌节律运动受控于中枢神经系统的呼吸中枢
   B. 呼吸中枢的神经细胞群产生和调节呼吸运动
   C. 血液中二氧化碳含量增加,将刺激呼吸加速
   D. 呼吸运动不受神经性反射调节
   E. 血液中pH降低,将刺激呼吸加速

45. 关于视觉器的叙述,错误的是
   A. 眼球外膜有角膜、巩膜
   B. 眼由眼球及其附属的眼睑、眼肌等组成
   C. 眼球内容物有房水、晶状体、玻璃体
   D. 眼球中膜为视网膜
   E. 眼球由眼球壁及其内容物构成

46. 关于左心房的叙述,错误的是
   A. 最靠后的一个心腔
   B. 左心房前部突向右前方的部分称左心耳
   C. 有两个入口和一个出口
   D. 肺静脉进入左房开口处无瓣膜
   E. 出口为通向左心室的左房室口

47. 胃型的四型不包括
   A. 钩型   B. 横型
   C. 长型   D. 牛角型
   E. 瀑布型

48. 关于支气管的叙述,错误的是
   A. 气管在胸骨角平面分为左、右主支气管,主支气管即第一级支气管
   B. 入肺后的主支气管一再分支,直到最细,形似树枝分支,称支气管树
   C. 左肺有上、中、下三个叶支气管
   D. 叶支气管再分为第三级支气管,称为段支气管
   E. 每一个段支气管和与它相连的肺组织合称为一个支气管肺段,简称肺段

49. 中、后纵隔的分界线是
   A. 心包   B. 食管前缘
   C. 气管前方   D. 胸主动脉前方
   E. 第4胸椎前缘

50. 关于骨盆的叙述,错误的是
   A. 由骶骨、尾骨与左右髋骨连结而成
   B. 上部为大骨盆,下部为小骨盆
   C. 界线以上的大骨盆内腔称为骨盆腔
   D. 两侧坐骨支与耻骨下支连成耻骨弓
   E. 骨盆具有承受、传递重力和保护盆内器官的作用

51. 属于骨骼肌的是
   A. 食管平滑肌   B. 气管平滑肌
   C. 幽门括约肌   D. 心肌
   E. 咀嚼肌

52. 胸锁关节的构成包括
   A. 肩峰   B. 喙突
   C. 肩关节   D. 肩锁关节
   E. 锁骨内侧端

53. 分布于食管内面的上皮是
   A. 单层立方上皮   B. 单层柱状上皮
   C. 复层扁平上皮   D. 变移上皮
   E. 假复层纤毛柱状上皮

54. 代表"观测者操作曲线"的英文缩写是
   A. WS   B. MTF
   C. ROC   D. DQE
   E. RMS

55. 关于图像后处理的叙述,正确的是
   A. 多平面重建是三维图像
   B. 多平面重建是二维图像
   C. 表面阴影显示可以看到内部结构
   D. 最大密度投影只显示最高密度结构
   E. 仿真内镜成像已经代替纤维内镜检查

56. 不属于图像后处理的方法是
   A. 灰阶处理   B. 曲面重组
   C. 数模转换   D. 平滑处理
   E. 边缘切割

57. 股骨干与股骨颈构成的颈干角约为
    A. 155°   B. 145°
    C. 135°   D. 125°
    E. 115°

58. 关于容积再现的叙述，错误的是
    A. 结果仍以二维形显示
    B. 最常使用光线追踪法
    C. 能同时显示被照体组织的空间结构和密度信息
    D. 能进行体积和面积测量
    E. 运算数据量大，显示速度较慢

59. 关于"窗口技术"的叙述，错误的是
    A. 调窗目的是为了适应胶片的感光度
    B. 利用窗口技术可将任一范围的CT值调到人眼可识别的16个灰阶显示
    C. 窗位与窗中心指的是同一个概念
    D. 窗位是指窗宽上限与下限CT值的平均值（中点）
    E. 视不同组织影像，应适当地调整窗宽/窗位

60. 关于窗宽的叙述，错误的是
    A. 窗宽加大，显示图像原灰阶层次增多
    B. 窗宽决定显示CT值范围的大小
    C. 组织的CT值大于窗宽规定范围时呈白色
    D. 窗宽加大，提高图像中低密度组织对比
    E. 调节窗宽可改变图像的密度差

61. 不属于内分泌腺的是
    A. 甲状腺   B. 肾上腺
    C. 垂体   D. 松果体
    E. 唾液腺

62. 组成图像矩阵中的基本单元的是
    A. 体素   B. 像素
    C. 元素   D. 灰阶
    E. 视野

63. "512×512"表示
    A. 矩阵   B. 像素值
    C. 图像的灰阶数   D. 图像的位数
    E. 视野

64. 关于模拟信号与数字信号的互换，叙述错误的是
    A. 模拟信号可以转换成数字信号
    B. 数字信号可以转换成模拟信号
    C. 模数转换需要ADC
    D. 数模转换和模数转换是不可逆的
    E. 同一幅图像既可用模拟信号也可用数字信号表示

65. 关于剂量的测量方法，叙述错误的是
    A. 吸收剂量最直接、最基本的方法是量热法
    B. 常用的热释光剂量片为LiF
    C. 半导体探测器又称为固体电离室
    D. 自由空气电离室可以作为现场使用的剂量仪
    E. 自由空气电离室属于直接绝对测量的标准仪器

66. 影响电离辐射生物效应的因素主要来自
    A. 电离辐射和受照机体
    B. 电离辐射
    C. 受照机体
    D. 不同个体
    E. 不同种系

67. 当量剂量 H = DQN，在X线诊断能量范围内，Q、N的取值分别是
    A. Q = 2、N = 2   B. Q = 1、N = 2
    C. Q = 1、N = 1   D. Q = 3、N = 2
    E. Q = 2、N = 3

68. 关于物理量及其单位表述，叙述正确的是
    A. 照射量——拉德
    B. 当量剂量——希沃特（Sv）
    C. 吸收剂量——库仑每千克（C·kg^{-1}）
    D. 比释动能——戈瑞每秒（Gy·S^{-1}）
    E. 吸收剂量率——伦琴每秒（Gy·S^{-1}）

69. 与X线吸收衰减系数无关的是
   A. 物质的厚度
   B. 物质的密度
   C. 物质的原子序数
   D. 扫描时间
   E. 扫描所采用的能量大小

70. 关于人体组织CT值比较，叙述错误的是
   A. 骨＞钙质   B. 凝血＞血液
   C. 脑灰质＞脑白质 D. 脂肪＞水
   E. 血液＞水

71. 与X线谱的最大光子能量有关的是
   A. 管电压   B. 管电流
   C. 滤过板   D. 靶物质
   E. 高压波形

72. 关于X线产生效率的叙述，错误的是
   A. 与管电压有关
   B. 是指X线管中产生的X线能与加速电子所消耗电能的比值
   C. 与靶物质的原子序数成正比
   D. 诊断用X线的产生效率为30%
   E. 与特征X线的波长无关

73. 关于中心线的叙述，正确的是
   A. 中心线是摄影方向的表示
   B. 中心线一般通过被摄部位边缘
   C. 斜射线能正确反映被照体状况
   D. 可分为阳极中心线和阴极中心线
   E. 从球管发出的射线都是中心线

74. 关于冠状面的叙述，错误的是
   A. 与地面垂直
   B. 与矢状面垂直
   C. 将人体左右等分
   D. 与人体水平面垂直
   E. 将人体分为前后两部分

75. 下列组合中，错误的是
   A. 第9胸椎——胸骨体剑突关节同一平面
   B. 第11胸椎——胸骨剑突末端同一平面
   C. 第1腰椎——剑突末端与肚脐连线中点平面
   D. 第4腰椎——脐上3cm同一平面
   E. 第2骶椎——髂前上棘连线中点同一平面

76. 摄影体位的命名原则不包括
   A. 根据中心线与被照体入射关系命名
   B. 根据中心线与病灶的入射关系命名
   C. 根据被照体与胶片的位置关系命名
   D. 根据被照体与摄影床位置关系命名
   E. 根据发明人名字命名

77. 关于红宝石激光器的叙述，错误的是
   A. 是最早于1960年研制成功的激光器
   B. 1961年应用于视网膜凝固
   C. 1963年开始用于肿瘤的治疗
   D. 发出波长为694.3nm的脉冲激光
   E. 发出波长为633nm的脉冲激光

78. 移走原子中某壳层轨道电子所需要的最小能量是
   A. 激发能   B. 电离能
   C. 高能级   D. 结合能
   E. 跃迁

79. 同一原子中，电子结合能最大的壳层是
   A. O壳层   B. M壳层
   C. L壳层   D. K壳层
   E. N壳层

80. 原子核外电子，每层电子最多是
   A. n个   B. 2n个
   C. n^2个   D. $2n^2$个
   E. n^2+2个

81. "不索取和非法收受患者财物；不收受医疗器械、药品、试剂等生产、经营企业或人员以各种名义、形式给予的回扣、提成；不违规参与医疗广告宣传和药品医疗器械促销"体现了哪项基本行为规范

A. 优质服务，医患和谐
B. 严谨求实，精益求精
C. 遵纪守法
D. 廉洁自律，恪守医德
E. 依法执业

82. 关于医疗机构从业人员行为规范的实施与监督，说法不准确的是
A. 医疗机构行政领导班子负责本规范的贯彻实施，相关职能部门应积极协助
B. 各级卫生行政部门对于辖区内各级各类医疗机构及其从业人员贯彻执行本规范的情况负有监督检查的责任
C. 实施和执行本规范的情况，是医疗机构年度考核和医师定期考核的重要内容，但不影响医疗机构等级评审、医务人员职称晋升
D. 对于违反规范的从业人员，视情节严重程度，应给予批评教育、通报批评等处理
E. 对于违反规范的从业人员，严重时可以解聘

83. 患者，男性，72岁。行CT检查可提示诊断为慢性胰腺炎的征象不包括
A. 局限或弥漫性胰腺肿大
B. 胰腺腺体萎缩
C. 胰管扩张
D. 胰实质散在钙化
E. 胰管结石

84. 患者，男性，69岁。患有肺源性心脏病，其X线的主要表现是
A. 左心房、右心室增大
B. 左心室增大
C. 右心室肥大
D. 右心房、右心室增大
E. 右心房增大

85. 患者，男性，79岁。因胃肠不适行X线检查。关于胃肠道病变基本的X线表现，叙述错误的是

A. 先天性管腔狭窄，边缘光滑、局限
B. 肌紧张力低下或梗阻性病变可引起管腔扩张
C. 黏膜皱襞集中常因恶性肿瘤侵蚀所致
D. 逆蠕动常见于胃肠道梗阻的近端
E. 龛影是溃疡的直接征象

二、共用备选答案单选题：以下试题中，每连续的2~3个试题使用相同五个备选答案，请从中选择为每道试题选择一个最佳答案。每个备选答案可能被选择一次、多次或不被选择。

(86~87题共用备选答案)
A. 模拟信号   B. 数字信号
C. 连续信号   D. 指数信号
E. 对数信号

86. 在信息科学中，能够计数的离散量称为
87. 在信息科学中，不能计数的连续信号称为

(88~89题共用备选答案)
A. 磁量子数   B. 角量子数
C. 主量子数   D. 电子壳层
E. 自旋量子数

88. 决定轨道量子数的是
89. 决定原子能级的主要因素是

(90~91题共用备选答案)
A. 器官   B. 系统
C. 细胞   D. 组织
E. 细胞间质

90. 构成人体基本结构和功能单位的是
91. 由细胞通过细胞间质构成的是

(92~93题共用备选答案)
A. 壁细胞
B. 主细胞
C. 胃幽门部的G细胞
D. 黏液细胞
E. 干细胞

92. 分泌促胃液素的是
93. 分泌内因子的是

(94~95题共用备选答案)
A. 盐皮质激素　B. 糖皮质激素
C. 性激素　　　D. 肾上腺素
E. 促激素

94. 肾上腺皮质束状带分泌
95. 肾上腺髓质分泌

(96~98题共用备选答案)
A. 睾丸　　B. 附睾
C. 精索　　D. 精囊
E. 输尿管

96. 为男性生殖腺的是
97. 属于男性附属腺的是
98. 暂时储存精子的器官是

(99~100题共用备选答案)
A. 位于左心房左下方，由3个三角形的瓣叶组成
B. 位于左房室口的纤维环，2个近似三角形的瓣叶，分为前瓣、后瓣
C. 位于右心室漏斗部的顶端，由3个半月形瓣叶组成
D. 位于主动脉前庭区，由3个半月形瓣叶构成
E. 位于左房室口的纤维环，由3个三角形的瓣叶组成

99. 二尖瓣
100. 肺动脉瓣

相关专业知识

一、单选题：以下每道考题有五个备选答案，请从中选择一个最佳答案。

1. 肺部 X 线表现为锁骨下区纤维条索状阴影，应属于
   A. 原发性肺结核
   B. 慢性纤维空洞型肺结核
   C. 结核性胸膜炎
   D. 浸润型肺结核
   E. 血行播散型肺结核

2. 关于气胸的叙述，正确的是
   A. 单纯性气胸，立位胸片示外高内低致密影
   B. MRI 对本病的诊断价值最高
   C. 气胸区域可见到肺纹理
   D. 不同病因气胸的影像表现不同
   E. 张力性气胸，纵隔可向健侧移位

3. CT 平扫极高密度，T_1、T_2 加权极低信号见于
   A. 钙化　　　　B. 脑白质
   C. 肌腱　　　　D. 脂肪
   E. 脑脊液

4. 儿童长骨分为四部分，不包括
   A. 骨干　　　　B. 骨端
   C. 骨骺　　　　D. 骨骺板
   E. 干骺端

5. 心左缘下段的构成结构为
   A. 左心室和左心耳　　B. 左心室和主动脉
   C. 左心房和肺动脉　　D. 左心耳和右心房
   E. 左心室和右心房

6. 伴随阴影是由哪项组织组成的
   A. 支气管　　　B. 胸膜反褶
   C. 肺动脉　　　D. 肺静脉
   E. 肋软骨

7. 关于心脏 X 线解剖组合，叙述错误的是
   A. 左第一弓主动脉弓
   B. 左第二弓左心室
   C. 左第三弓左心耳
   D. 右第一弓升主动脉
   E. 右第二弓右心房

8. 产生液气胸的常见病因是胸腔积液并发
   A. 肺气肿　　　B. 感染
   C. 外伤　　　　D. 肿瘤转移
   E. 渗出

9. 大叶性肺炎的好发年龄及部位是
   A. 青壮年，右上肺　　B. 老年人，右下肺
   C. 少年，左上肺　　　D. 婴幼儿，左下肺
   E. 少年，右下肺

10. 关于脊椎压缩性骨折，叙述错误的是
    A. X 线上椎体压缩变扁、呈楔形改变
    B. 多发生在活动度较大的胸椎下段和腰椎上段
    C. 椎间隙明显变窄
    D. 严重时常并发脊椎后突成角，侧移
    E. 以单个椎体多见

11. 婴幼儿最常见的肾肿瘤是
    A. 肾腺癌　　　B. 肾盂乳头状瘤
    C. 肾胚胎瘤　　D. 神经母细胞瘤
    E. 肾盂乳头状癌

12. X 线平片只能识别哪种正常关节结构
    A. 解剖关节间隙　　B. 关节软骨
    C. 骨性关节面　　　D. 关节囊
    E. 滑膜

13. 正常心脏后前位不易观察到的是
    A. 右心房　　　B. 主动脉结
    C. 肺动脉段　　D. 右心室
    E. 左心室

14. 关于脑挫裂伤的叙述，错误的是
    A. CT 和 MRI 对脑挫裂伤的诊断均十

有效

B. 脑挫伤病理上指脑内散在出血灶、静脉淤血、脑水肿和脑肿胀

C. 脑裂伤病理上指脑膜、脑或血管撕裂

D. CT 一般不出现占位效应

E. CT 图像上，损伤区局部低密度改变

15. 哪项不是肺内良性肿块的特点
    A. 肿块边缘锐利无毛刺
    B. CT 增强扫描，CT 值升高在 20HU 以下
    C. 肿块多为圆形，其内密度均匀
    D. 肿块周围有卫星灶
    E. 肿块直径多在 4cm 以下

16. 分析与观察异常 X 线表现时，可以不考虑
    A. 部位与分布　　B. 数量与大小
    C. 形状与边缘　　D. 密度及其均匀性
    E. 胶片与荧屏的敏感度

17. 正常肺纹理的构成主要是
    A. 支气管动脉、静脉
    B. 淋巴管
    C. 肺动脉、静脉
    D. 肺叶支气管
    E. 肺小叶间隔

18. 第 1 骶椎的横断层面上不出现
    A. 直肠　　　　　B. 回肠
    C. 盲肠　　　　　D. 乙状结肠
    E. 小肠系膜

19. 关于胃黏膜脱垂，叙述错误的是
    A. 胃窦部黏膜厚而长，比较松弛，排列紊乱
    B. 以突入食管多见
    C. 可出现消化道出血
    D. 同时伴有胃炎或溃疡
    E. X 线表现为幽门管增宽，十二指肠球底呈伞缘状

20. 关于右侧肾上腺的解剖区域，叙述正确的是
    A. 位于肝的内后方，右膈肌脚内侧，下腔静脉前方，右肾内上方
    B. 位于肝的内后方，右膈肌脚外侧，下腔静脉前方，右肾内上方
    C. 位于肝的内后方，右膈肌脚外侧，下腔静脉后方，右肾外上方
    D. 位于肝的内后方，右膈肌脚外侧，下腔静脉后方，右肾内上方
    E. 位于肝外后方，右膈肌脚内侧，下腔静脉后方，右肾内上方

21. 关于左侧位心前缘影像解剖的叙述，错误的是
    A. 中段由右心室的漏斗部与肺动脉主干构成
    B. 与胸骨间的透明区称心后间隙
    C. 左侧位心影呈椭圆形
    D. 上段为升主动脉
    E. 下段为右心室

22. 颈动脉鞘内包绕的解剖结构为
    A. 颈内动脉、颈内静脉、舌下神经
    B. 颈总动脉、颈内静脉、迷走神经
    C. 颈总动脉、颈内动脉、舌咽神经
    D. 颈总动脉、颈内静脉、迷走神经
    E. 颈内动脉或颈总动脉、舌咽神经

23. 关于 CT 每日开机的叙述，错误的是
    A. 每日开机后首先对 CT 机球管训练（预热）
    B. 球管训练时管电压由低逐渐升高
    C. 球管训练使球管内真空度提高
    D. 开机后 3 小时没做患者亦应重新训练
    E. 球管训练增加了曝光次数，不利于保护球管

24. 颅脑正中矢状面上不出现的脑血管是
    A. 大脑前动脉　　B. 大脑中动脉
    C. 大脑后动脉　　D. 基底动脉
    E. 大脑大静脉

25. 在脊柱横断层面上，黄韧带最厚的部

位在
- A. 颈段
- B. 胸段
- C. 腰段
- D. 骶段
- E. 尾段

26. 胰头的横断层面上不出现
- A. 肝右叶
- B. 脾
- C. 十二指肠降部
- D. 回肠
- E. 肾

27. 关于经第二肝门的横断层，叙述错误的是
- A. 食管左移至胸主动脉前方
- B. 在腹腔内，肝占据右侧
- C. 膈穹窿上方和外侧为腹腔
- D. 第二肝门出现是本断面的重要特征
- E. 第二肝门多出现于第10胸椎体上份水平

28. 关于肺段影像解剖的叙述，错误的是
- A. 尖端指向肺门
- B. 右肺有10个肺段
- C. 肺段呈圆锥状
- D. 左肺有8个肺段
- E. X线片显示肺段的边界

29. 关于经环状软骨和声门下腔的横断层，叙述错误的是
- A. 此断层经第7颈椎体
- B. 声门下腔呈圆形
- C. 声门被环状软骨环绕
- D. 甲状腺侧叶体积较大，对称分布
- E. 可见喉咽和甲状软骨

30. 豆状核是指
- A. 苍白球、杏仁核
- B. 尾状核、壳核
- C. 壳核、苍白球
- D. 壳核、屏状核
- E. 苍白球、尾状核

31. 在肩关节横断层面上，腋窝内的结构不出现

- A. 腋动脉
- B. 腋静脉
- C. 腋神经
- D. 腋淋巴结
- E. 臂丛

32. 关于脊柱正位影像解剖，叙述错误的是
- A. 椎体呈长方形，骨皮质密度均匀
- B. 棘突呈水平线状致密影
- C. 椎体上下缘的致密线影为终板
- D. 椎体间的透亮间隙为椎间隙
- E. 椎弓根的上下方为上下关节突的影像

33. 下列叙述中，错误的是
- A. 钩突位于肠系膜上静脉和下腔静脉之间
- B. 十二指肠降部内侧可见胰头
- C. 胆总管下行于胰头后缘
- D. 胰头位于下腔静脉后方
- E. 下腔静脉在断层影像上是寻认胆总管的标志

34. 关于纵隔X线解剖分区的组合，错误的是
- A. 前纵隔——升主动脉
- B. 上水平线——胸骨角至第4胸椎下缘连线
- C. 食管前缘——中、后纵隔的分界线
- D. 中纵隔——主动脉弓
- E. 纵隔前界——胸骨

35. 椎前间隙是指
- A. 枢椎体和椎前筋膜之间
- B. 上至寰椎
- C. 下通食管后间隙
- D. 外侧为"腮腺床"
- E. 外侧是咽旁间隙及其内颈动脉鞘

36. 走行于圆孔、卵圆孔、棘孔的解剖结构分别为
- A. 上颌神经、下颌神经、脑膜中动脉
- B. 上颌神经、脑膜中动脉、下颌神经
- C. 下颌神经、上颌神经、脑膜中动脉
- D. 脑膜中动脉、上颌神经、下颌神经
- E. 下颌神经、脑膜中动脉、上颌神经

37. 对增感率大小无直接影响的是
    A. 荧光转换效率 B. 管电流量大小
    C. 增感屏反射层 D. 荧光体的颗粒
    E. 荧光体的厚度

38. 天轨悬吊式 X 线管组件支架的组成不包括
    A. 天轨 B. 伸缩吊架
    C. 移动横轨 D. 遮线器
    E. 横臂

39. 不属于高压注射器基本结构的是
    A. 注射头 B. 操作面板
    C. 专用电源 D. 多向移动臂
    E. 移动支架

40. 500mA FSK302－1A 型程控 X 线机，当发现副床小焦点摄影管电流的实际值与设定不一致时，需调节灯丝板上相应的电位器，即通过改变灯丝加热电压波形的什么来进行微调
    A. 频率
    B. 脉宽
    C. 频率和脉宽同时改变
    D. 幅值
    E. TR

41. 在 DSA 的 TV 摄像机中，使用最多的摄像管是
    A. 光电式摄像管
    B. 光导式摄像管
    C. 固体摄像管
    D. 氧化铅摄像管
    E. 硫化锌－硫化镉光导摄像管

42. 乳腺数字摄影 X 线机摄影系统用平板探测器代替
    A. 滤线器 B. 暗盒仓
    C. 摄影平台 D. 压迫器
    E. 胶片盒

43. 关于 CR 的叙述，错误的是
    A. 存储荧光体成像
    B. 光可激励存储荧光体成像
    C. 数字存储荧光体成像
    D. 直接数字成像
    E. 以成像板（IP）代替 X 线胶片作为记录信息载体

44. 旋转阳极管套上的膨胀鼓一般设在
    A. 管套内阳极端 B. 管套内阴极端
    C. 管套外阳极端 D. 管套外阴极端
    E. 管套窗口处

45. 电容电流的大小与哪个参数的变化有关
    A. 管电压 B. 管电流
    C. 曝光时间 D. 旋转阳极的转速
    E. 灯丝温度

46. 高压注射器参数设置不正确的是
    A. 选择注射时机
    B. 调节对比剂温度
    C. 调节对比剂用量
    D. 调节对比剂的注射压力
    E. 调节对比剂的注射流率

47. 下列组合中，错误的是
    A. 超高磁场 MR——神经系统 MRI 功能成像
    B. 中场超导开放型 MR——介入治疗
    C. 组合型 CT——图像融合
    D. 容积 CT——直接采集容积性信息
    E. SENSE 技术——MR 频谱分析

48. 在 MR 仪的主要硬件中，对成像速度影响最大的是
    A. 主磁体 B. 激发线圈
    C. 接收线圈 D. 梯度线圈
    E. 计算机系统

49. 关于自动曝光控制的叙述，错误的是
    A. 可提高 DSA 图像质量
    B. 可降低患者的辐射剂量
    C. 可控制曝光时间
    D. 可实时追踪 X 线吸收变化
    E. DSA 检查一般不选择手动曝光条件

50. 螺旋CT技术的实现主要是因为采用了
    A. 信号放大技术
    B. 滑环与电刷技术
    C. 球管与准直器技术
    D. 电缆与高压发生器技术
    E. 图像处理技术

51. 关于乳腺摄影配套设备的叙述，错误的是
    A. 使用单页增感屏
    B. 只用后屏
    C. 高分辨率胶片
    D. 使用压迫装置
    E. 铝质暗盒

52. 与常规CT扫描相比，螺旋CT扫描的最大优点是
    A. 扫描速度快   B. 连续旋转
    C. X线管容量大   D. 容积扫描
    E. 存储容量大

53. 关于X线管的叙述，错误的是
    A. X线管的灯丝加热电压是高电压
    B. 工作时灯丝电压先于管电压加至X线管
    C. X线管产生X线的效率很低
    D. X线管消耗的电能大部分变为热
    E. X线管透视时阳极可以不旋转

54. 医用影像显示器按照荧光屏可显示像素的数量分类，不包括
    A. 1MP   B. 2MP
    C. 3MP   D. 4MP
    E. 5MP

55. 相位编码将导致相位编码方向上的像素
    A. 相位相同，频率相同
    B. 相位不同，频率不同
    C. 相位相同，频率不同
    D. 相位不同，频率相同
    E. 与频率无关

56. 关于DSA装置的机架应具备的特点，叙述错误的是
    A. 摄影过程中，术者能按无菌要求操作机架
    B. 机架具有按预设角度自动复位功能
    C. 除双向摄影DSA装置外，其他装置的机架之间应有防撞传感器，避免发生碰撞
    D. 术者从各个方向操作导管时均不受机架干扰
    E. 机架电缆表面应有覆盖物，方便清洁

57. 关于乳腺摄影总滤过的种类，叙述错误的是
    A. 管壳铍窗滤过   B. 油层滤过
    C. 附加滤过   D. 倾斜滤过
    E. 窗口材料

58. 关于旋转阳极的叙述，错误的是
    A. 有效焦点面积小
    B. 结构复杂，造价较高
    C. 曝光时间短
    D. 功率大
    E. 适于连续功率使用

59. 关于乳腺机专门软件的叙述，错误的是
    A. 平板探测器校验软件包
    B. 组织均衡
    C. 曝光量最优化评价
    D. 影像自动对位功能
    E. 直方图显示功能

60. 对于医用平板液晶显示器，决定了有多少光可以通过液晶层的是
    A. 彩色/单色滤光片、荧光粉
    B. 像素数、液晶分子
    C. JND、偏光板
    D. 偏光板、彩色/单色滤光片
    E. 冷阴极荧光管、液晶分子

61. 不属于流空现象范畴的是
    A. 在某些状态下，流动液体还可表现为高信号
    B. 施加90°脉冲

C. 流空的血管呈黑色

D. 使用对比剂

E. 流动血液的信号还与流动方向有关

62. 我国电视标准规定的扫描方式是
    A. 逐行扫描   B. 隔行扫描
    C. 同时传送   D. 分段传送
    E. 全波传送

63. 属于CT数字采集系统的部件是
    A. 计算机   B. 显示器
    C. 探测器   D. 磁盘机
    E. 阵列处理机

64. 关于乳腺机直臂式活动支架的叙述，错误的是
    A. 安装有X线管组件
    B. 下端安装摄影平台
    C. 通常人们称作C臂
    D. 镜像记忆功能用于CC位
    E. 是多数厂家采用的形式

65. CT机房和计算机房的适宜温度为
    A. 15℃~25℃   B. 16℃~22℃
    C. 18℃~22℃   D. 18℃~26℃
    E. 18℃~28℃

66. 下列叙述中，错误的是
    A. 1972年，CT问世
    B. 1982年，螺旋CT问世
    C. 1985年，滑环CT问世
    D. 1991年，双排螺旋CT问世
    E. 1998年，多层螺旋CT问世

67. 关于平板探测器的叙述，错误的是
    A. 其DQE比屏/片系统高
    B. 有直接转换型和间接转换型
    C. 其MTF比屏/片系统低
    D. 其极限分辨率比屏/片系统低
    E. DQE比CR系统高

68. 关于DICOM标准的定义，叙述正确的是
    A. 医学影像设备和软件间通用的通讯标准

B. 医院范围内的电子数据的交换

C. 用于数据交换的媒质存贮和文件格式

D. 媒质存贮应用规范

E. 数据库操作、管理采用标准的结构查询语言

69. 关于影像存储管理系统的叙述，错误的是
    A. 是PACS的核心
    B. 不能向临床医生提供各种类型的图像查询/提取服务
    C. 将图像自动发送至临床医生图像诊断工作站
    D. 负责图像的存储、归档、管理与通信
    E. 主要功能是控制PACS图像数据流程

70. 不是影像设备必须配置的DICOM服务功能的是
    A. 存储   B. 发送/接收
    C. 查询/检索   D. 工作列表
    E. 无线网络接口

71. 由某种传输介质所连接的一组计算机和其他设备称为
    A. 网络   B. 网关
    C. 服务   D. 连接
    E. 通信

72. 标准化制定方法"5W1H"中，1H指的是
    A. 谁负责   B. 何时
    C. 在何处   D. 怎样做，方法
    E. 为什么，目的

73. 关于B/S架构模式，叙述错误的是
    A. 即浏览器/服务器架构
    B. 主要运算在服务器端完成
    C. 常用于局域网中
    D. 信息安全性较弱
    E. 软件升级容易

74. 关于计算机辅助检测作用的叙述，错误的是

A. 提高工作效率
B. 医生在院外也能随时观察图像
C. 降低乳癌的漏诊率
D. 提醒并帮助医生进行诊断
E. 提高了微小钙化乳癌的检出率

75. 关于废片分析的组合，错误的是
    A. 废片率——总废片张数/总使用胶片张数
    B. 项目废片率——各项目废片数/总废片张数
    C. 项目重拍片率——各项目重拍片张数/总重拍片张数
    D. 重拍片率——总重拍片张数/总使用胶片张数
    E. 重拍片率——废片率

76. 全面质量管理简称
    A. QA   B. QC
    C. QM   D. TQM
    E. CQI

77. 影响图像质量的重要因素是空间分辨力，而空间分辨力主要由
    A. 脉冲序列决定
    B. 像素的大小决定
    C. 磁场大小决定
    D. 梯度场决定
    E. 成像体素的大小决定

78. 改善DSA图像质量的措施不包括
    A. 正确使用遮线器、密度补偿器
    B. 正确匹配相机，并定期检测
    C. 争取患者家属的配合
    D. 充分利用DSA设备的图像后处理功能，使影像符合诊断要求
    E. 定期做好设备质控检测

79. 与质量管理的目标无关的是
    A. 实现代价、危害、利益三方面的最优化
    B. 达到全面的组织管理
    C. 改善专业人员管理水平

D. 建立标准化及评价方法标准
E. 改善人员间的横向联系，达到全面质量管理共识，达到全面的组织管理

80. 以最低辐射剂量，获最高像质，为诊断提供可靠依据，是质量管理的最终
    A. 目的   B. 方式
    C. 方法   D. 程序
    E. 标准

81. TQM的意义不是
    A. 明了影像质量患者的期望
    B. 明了影像质量是影像学科全员的存在价值
    C. 结果是质量提高
    D. 树立全员的质量意识
    E. 达到患者的意愿

82. 患者，女性，36岁。突发神志不清伴右侧肢体活动不灵2小时。如图所示，该病例的诊断是

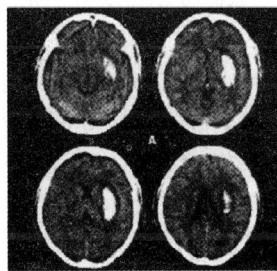

    A. 钙化灶   B. 出血性脑梗死
    C. 星形细胞瘤   D. 脑出血
    E. 肿瘤卒中

83. 箭头所指位置准确的解剖描述是

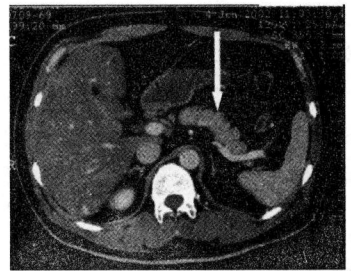

    A. 左肾   B. 肝左叶
    C. 胃   D. 胰腺
    E. 脾

84. 患者,女性,65岁。胸透发现左肺病灶,CT检查如图,最可能的CT诊断为

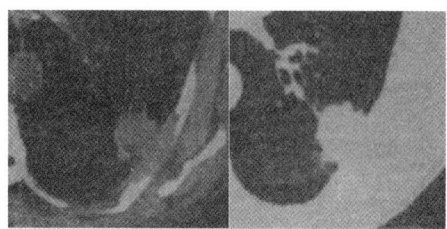

A. 慢性炎症　　　B. 淋巴瘤
C. 炎性假瘤　　　D. 中心型肺癌
E. 周围型肺癌

85. 患者,男性,69岁。行造影发现胃壁增厚。用造影剂扩张开的胃壁厚度超过多少为胃壁增厚

A. 5mm　　　B. 10mm
C. 20mm　　　D. 15mm
E. 30mm

二、共用备选答案单选题:以下试题中,每连续的2~3个试题使用相同五个备选答案,请从中选择为每道试题选择一个最佳答案。每个备选答案可能被选择一次、多次或不被选择。

(86~87题共用备选答案)
A. US　　　B. MRI
C. CT　　　D. X线
E. 肝动脉造影

86. 肝血管瘤的首选诊断方法是
87. 肝脓肿的首选诊断方法是

(88~89题共用备选答案)
A. US　　　B. CT
C. MRI　　　D. X线
E. 心电图

88. 胃肠穿孔的首选诊断方法是
89. 脾破裂的首选诊断方法是

(90~91题共用备选答案)
A. 侧脑室　　　B. 大脑半球
C. 小脑　　　D. 第四脑室
E. 灰白质交界

90. 室管膜瘤好发于
91. 儿童胶质瘤好发于

(92~93题共用备选答案)
A. 胼胝体上方　　　B. 胼胝体压部
C. 中脑　　　D. 脑桥
E. 鼻咽

92. 经胼胝体压部层面上第三脑室后方为
93. 经视交叉层面的断层中部结构,其后方是

(94~95题共用备选答案)
A. 高信号
B. 低信号
C. 混杂信号
D. 长T_1、长T_2信号
E. 等信号

94. 肿瘤坏死区在SE序列T_1WI是
95. 肿瘤骨在SE序列T_1WI、T_2WI均为

(96~97题共用备选答案)
A. 直接与颞下窝相连
B. 经翼腭管孔与口腔相通
C. 经蝶腭管孔与鼻腔相通
D. 从外向内分别为圆孔、翼管和咽管部,分别与中颅窝、破裂孔和咽腭部相连
E. 经眶下裂通向眶尖

96. 翼腭窝下方
97. 翼腭窝内侧

(98~100题共用备选答案)
A. 以增殖性表现为主
B. 以渗出性表现为主
C. 以肺的纤维性表现为主
D. 以肺的粟粒状表现为主
E. 空洞或空腔形成

98. 肺炎的X线表现是
99. 肺脓肿的典型X线表现是
100. 陈旧性肺结核的主要X线表现是

专业知识

一、单选题：以下每道考题有五个备选答案，请从中选择一个最佳答案。

1. 滤线栅的特性不包括
   - A. 栅比
   - B. 栅密度
   - C. 栅焦距
   - D. 栅面积
   - E. 铅容积

2. 关于中心线的叙述，正确的是
   - A. 中心线是摄影方向的标志射线
   - B. 中心线的能量在X线束中最大
   - C. 中心线均通过被摄部位的边缘
   - D. 中心线分阳极端及阴极端中心线
   - E. X线管窗口射出的均是中心线

3. 在体层摄影过程中，保持位置不动的是
   - A. 连杆
   - B. 滤线栅
   - C. 胶片
   - D. 支点
   - E. X线球管

4. 关于散射线的叙述，正确的是
   - A. 是摄影有用的射线
   - B. 带有被检体信息
   - C. 由光电效应产生
   - D. 由康普顿效应产生
   - E. 具有直进性的射线

5. 滤线栅铅条会聚线到栅板的垂直距离称为
   - A. 栅焦距
   - B. 栅比
   - C. 栅密度
   - D. 栅距
   - E. 周长

6. 关于滤线栅使用注意事项的叙述，错误的是
   - A. 将滤线栅置于焦点和被照体之间
   - B. 焦点到滤线栅的距离与栅焦距相等
   - C. X线中心线对准滤线栅的中心
   - D. 原射线投射方向与滤线栅铅条排列间隙平行
   - E. 原发X线与滤线栅铅条平行

7. 散射线的产生，主要来自于
   - A. 光脱变
   - B. 不变散射
   - C. 光电效应
   - D. 康普顿散射
   - E. 电子对产生

8. 胸部高千伏摄影，常用滤线栅的栅比为
   - A. 6∶1
   - B. 8∶1
   - C. 10∶1
   - D. 12∶1
   - E. 16∶1

9. 摄影距离与感光效应的关系遵循
   - A. 正比定律
   - B. 反比定律
   - C. 平方正比定律
   - D. 平方反比定律
   - E. 立方反比定律

10. 滤线栅切割效应最严重的是
    - A. 上下偏离栅焦距
    - B. 侧向倾斜栅焦距
    - C. 向上及侧向偏离栅焦距
    - D. 聚焦滤线栅反置使用
    - E. 向下及侧向偏离栅焦距

11. 调速运动滤线栅时，叙述正确的是
    - A. 运动时间短于曝光时间
    - B. 运动时间越长越好
    - C. 运动时间与曝光时间相等
    - D. 运动时间与曝光时间无关
    - E. 运动时间应长于曝光时间的1/5

12. 产生X线对比度最好的系统是
    - A. 消化系统
    - B. 泌尿系统
    - C. 生殖系统
    - D. 呼吸系统
    - E. 循环系统

13. 显示软组织合适的窗宽、窗位是
    - A. WW 100、WL 40
    - B. WW 400、WL 50
    - C. WW 1500、WL 300
    - D. WW 1500、WL -400
    - E. WW 3000、WL -800

14. 激光胶片的使用注意事项不包括
    A. 防额外的热源
    B. 温度以25℃为宜
    C. 注意有效期
    D. 防潮
    E. 片盒应立式储存

15. 被称为CT图像硬拷贝的是
    A. 激光成像照片   B. 视频监视器
    C. 磁光盘   D. 光盘
    E. 磁带

16. CT金属异物伪影的表现是
    A. 放射状   B. 影像模糊
    C. 散点状   D. 同心圆
    E. 扁平带状

17. "视野"的英文简写是
    A. pitch   B. FOV
    C. FT   D. TOF
    E. MSCT

18. CT成像的物理基础是
    A. 原始扫描数据的比值
    B. X射线的吸收衰减
    C. 像素的分布与大小
    D. 计算机图像重建
    E. 图像的灰度和矩阵大小

19. CT值的单位是
    A. L   B. KW
    C. W   D. HU
    E. CM

20. CT与常规X线检查相比，突出的特点是
    A. 病变定位、定性明确
    B. 曝光时间短
    C. 密度分辨率高
    D. 空间分辨率高
    E. 适于全身各部位检查

21. 下列叙述中，错误的是
    A. X线管窗口射出的是平形线束
    B. X线束入射于曝光面的大小称照射野
    C. 摄影时照射野应适当
    D. X线束有一定的穿透能力
    E. 锥形X线束的中心部位为中心

22. X线放大摄影的焦点，应小于或等于
    A. 0.5   B. 0.3
    C. 1.5   D. 2.0
    E. 1.0

23. 直接放大摄影原理的主要依据是
    A. 光学原理   B. 化学原理
    C. 物理学原理   D. 几何学原理
    E. 感光学原理

24. 下列摄影条件换算关系中，错误的是
    A. 其他条件不变时，管电压的N次方与管电流成正比
    B. 管电压是影响影像密度、对比度及信息量的重要因素
    C. 由于X线管容量的限制，管电流的选择不是任意的，应从X线管规格表中找出对应于管电压和摄影时间的最大管电流
    D. 其他条件不变时，管电流与摄影距离的平方成正比
    E. 其他条件不变时，管电流与增感屏的增感率成反比

25. 当管电压在35kV左右时，钼所产生K系特征辐射的平均能量为
    A. 5keV   B. 10keV
    C. 15keV   D. 20keV
    E. 25keV

26. 关于放大摄影的注意事项，叙述错误的是
    A. 应尽量减少运动模糊
    B. 熟练掌握解剖知识
    C. 依焦点尺寸计算允许放大倍数
    D. 计算放大率以病灶至胶片的距离为准
    E. 被照体不同层面的放大率相同

27. 关于放大摄影的叙述，错误的是

A. 影像放大降低了空间分辨率
B. 摄影时增加肢体与胶片之间的距离
C. 影像放大率必须在允许的范围内
D. 几何学模糊控制在0.2mm以内
E. 细微结构显示清晰

28. 关于连续X线波谱特点，叙述错误的是
   A. 管电压升高时，X线能量以管电压的二次方比例增大
   B. 阳极靶原子序数大时，X线能量增大
   C. 管电压升高时，最短波长向短波移动
   D. 管电压升高时，强度曲线向长波一侧移动
   E. 管电压升高时，最强波长向短波移动

29. 滤线栅的栅密度是指单位距离范围内铅条的数量，其中，单位距离是指
   A. 每米   B. 每分米
   C. 每厘米   D. 每毫米
   E. 每微米

30. 下列影响X线对比度的因素中，最重要的是
   A. 焦-片距   B. 焦-物距
   C. 管电压值   D. 焦点位置
   E. 显影时间长短

31. 减少散射线最有效的方法是
   A. 缩小照射野   B. 被照体加压
   C. 增加物-片距   D. 使用滤线栅
   E. 增厚滤过板

32. 滤线栅因子是指
   A. 聚焦栅   B. 栅密度
   C. 栅焦距   D. 铅容积
   E. 曝光倍数

33. 应增加摄影管电压值的病变是
   A. 骨质硬化   B. 骨质疏松
   C. 大量气胸   D. 肺气肿
   E. 骨囊肿

34. 显影液的抑制剂是
   A. KBr   B. Na_2SO_3
   C. Na_2CO_3 D. $Na_2S_2O_3$
   E. CH_3COOH

35. 医用X线胶片的种类不包括
   A. 感蓝胶片
   B. 感绿胶片
   C. 乳腺摄影用正色胶片
   D. 清洁用胶片
   E. 高清晰度摄影用胶片

36. 关于胶片特性曲线的叙述，错误的是
   A. 足部曝光不足
   B. 描绘曝光量与密度之间关系
   C. 由足部、直线部、肩部、反转部构成
   D. 横坐标为密度
   E. 产生反转是由于潜影溴化的结果

37. 由米吐儿和对苯二酚组合的显影液称为
   A. NQ型显影液   B. MQ型显影液
   C. PQ型显影液   D. PA型显影液
   E. PM型显影液

38. 显影时间延长时，照片所受影响不包括
   A. 影像密度有所增大
   B. 影像的颗粒性恶化
   C. 对比先增加后降低
   D. 感度在初期时增加
   E. 灰雾先增加后减少

39. 在自动洗片机中，决定显影、定影时间的是
   A. 延时系统   B. 温度控制系统
   C. 水洗系统   D. 循环系统
   E. 启动系统

40. 定影液的主要成分不包括
   A. 定影剂   B. 保护剂
   C. 中和剂   D. 促进剂
   E. 坚膜剂

41. 关于胶片乳剂层的叙述，错误的是
   A. 明胶能提高乳剂的感光度
   B. 主要由卤化银和明胶组成
   C. 卤化银颗粒的平均直径约$1\mu m$

D. 卤化银是产生影像的核心

E. 明胶是一种吸卤剂

42. 显影液保护剂的作用不包括
    A. 防止污染　　B. 防止氧化
    C. 稳定显影　　D. 微粒显影
    E. 坚膜作用

43. 关于回顾性心电门控，叙述错误的是
    A. 心电图采集与CT扫描先后进行
    B. 心脏解剖数据与搏动资料同步
    C. 可任意选取重建时相
    D. 可获取不同时相的图像
    E. 当心率较快、心律不齐时，冠脉CTA可采用该技术

44. Gd-DTPA的毒副反应不包括
    A. 呼吸急促　　B. 喉头水肿
    C. 血压骤升　　D. 肺水肿
    E. 支气管痉挛

45. 关于阳性对比剂的特点，叙述错误的是
    A. 比重大　　　B. 原子量低
    C. X线不易透过　D. X线衰减系数大
    E. 碘制剂都是阳性对比剂

46. 用于数字乳腺成像的FPD，其像素尺寸不能超过
    A. 50μm　　　B. 100μm
    C. 150μm　　　D. 120μm
    E. 127μm

47. 人体MRI最常用的成像原子核是
    A. 磷原子核　　B. 氢原子核
    C. 钙原子核　　D. 钠原子核
    E. 铁原子核

48. MRI信号通常是指
    A. 共振吸收信号
    B. 90°脉冲序列信号
    C. 自由感应衰减信号
    D. 纵向恢复接收信号
    E. 射频信号

49. 不属于CT重建方法的有
    A. 傅立叶重建法　B. 反投影法
    C. 滤波反投影法　D. 迭代法
    E. 扫场法

50. CT图像的放射状伪影通常产生于
    A. 电路不稳定
    B. 患者的自主或不自主运动
    C. 计算机处理故障
    D. X射线剂量不足
    E. 被检者身体上的高密度结构或异物

51. CT图像形成采用的方式是
    A. 光学成像　　B. 荧光成像
    C. 银盐成像　　D. 扫描数据重建
    E. 光电转换成像

52. X线检查程序可以简化为
    A. X线-被照物-信号-检测-图像形成
    B. 被照物-X线-信号-检测-图像形成
    C. X线-被照物-检测-图像形成-信号
    D. 被照物-X线-检测-信号-图像形成
    E. X线-被照物-检测-信号-图像形成

53. 菲尼酮和对苯二酚组合的显影液的显影特点不包括
    A. 具有明显超加合性
    B. 具有良好的保存性
    C. 显影中着色污染少
    D. 照片处理的容量大
    E. 显影作用比较迟缓

54. 与X线对比度有关的因素是
    A. 胶片感光度
    B. 胶片种类
    C. 被照体组织密度
    D. 增感屏增感因子
    E. 显影液的显影活性

55. 影像与实物不相似，称为

A. 影像放大 B. 影像失真
C. 影像重叠 D. 放大变形
E. 影像失真度

56. 与原发 X 线比较，对散射线的叙述，错误的是
    A. 与原发 X 线方向不同
    B. 与原发 X 线反向
    C. 与原发 X 线成角
    D. 比原发 X 线波长短
    E. 比原发 X 线能量低

57. 关于 X 线照片影像对比度的叙述，错误的是
    A. 低电压技术提高乳腺等各种软组织的对比
    B. 骨骼与肌肉间的对比度高
    C. 消化道必须通过对比剂，才能形成组织对比
    D. 离体的肺组织照片，具有很高的对比
    E. 高电压摄影的照片，对比度较低

58. 关于感光效应与管电压的关系，叙述正确的是
    A. 感光效应与 kV 成正比
    B. 感光效应与 kV 成反比
    C. 感光效应与 kV^2 成正比
    D. 感光效应与 kV^2 成反比
    E. 感光效应与 kV^n 成正比

59. 关于滤线栅的叙述，错误的是
    A. 栅密度的单位是线/厘米
    B. 栅比值小的滤线栅，吸收散射线能力越强
    C. 散射线透过率越小，吸收散射线能力越强
    D. 选择能越大，滤线栅质量越好
    E. 对比度改善系数值越大越好

60. 下列叙述中，错误的是
    A. 普通 X 线照片是由模拟量构成的
    B. 模拟图像的像点在二维坐标系中是连续变化的
    C. 模拟图像的密度值是无限稠密的
    D. 透过被照体的 X 线信息属于模拟量
    E. X 线照片上具有 16 个以下的灰度级

61. 与透过被照体形成的 X 线信息无关的是
    A. 被照体的密度 B. 被照体的厚度
    C. 胶片的感光度 D. X 线的线质
    E. X 线的线量

62. 国际放射学界公认的半影模糊阈值是
    A. 0.5mm B. 0.2mm
    C. 0.3mm D. 0.25mm
    E. 0.05mm

63. 关于对比剂，叙述错误的是
    A. 对比剂都不能入血
    B. 阴性对比剂原子序数低，密度小
    C. 阳性对比剂原子序数高，密度大
    D. 阴性对比剂和阳性对比剂均不可混合使用
    E. 对比剂均无毒

64. 关于对比剂硫酸钡，叙述错误的是
    A. 是难溶性固体对比剂
    B. 不被胃肠道吸收
    C. 以原形从粪便中排出
    D. 可进行静脉注射
    E. 其混悬剂可涂布于胃肠道黏膜上

65. 经肾脏排泄的离子型对比剂是
    A. 胆影葡胺 B. 碘帕醇
    C. 优维显 D. 碘苯酯
    E. 泛影葡胺

66. 患者，男性，62 岁。左髋部肿胀、疼痛，伴活动受限 6 个月。MRI 矢状面可见 T_{12}、L_1 椎体破坏及楔形变，局部成角畸形后突。该病变最常累及的脊椎为
    A. 颈椎 B. 胸椎
    C. 腰椎 D. 尾椎
    E. 骶椎

67. 患者，男性，43 岁。有慢性"胃痛"史。因头晕半天，黑便 3 次，急诊就诊。血压 80/50mmHg，心率 124 次/分，面色

苍白，冷汗。急救措施首选
A. 溶栓治疗
B. 输血、补液，纠正休克
C. 抗炎补液治疗
D. 开腹探查
E. 含服硝酸甘油

68. 患儿，男孩，10岁。左大腿远端疼痛、肿胀，伴活动障碍1个多月。查体：左大腿远端前份局部肿块样突起，质硬，表面皮温升高，伴浅静脉怒张。X线检查发现：骨质破坏伴骨膜增生，增生骨膜破坏，仅上下缘残存三角形骨膜影像，并见云絮状及日光放射状、针状肿瘤骨形成。此时最可能的诊断是
A. 转移性骨肿瘤
B. 尤文氏肉瘤
C. 骨巨细胞瘤恶性变
D. 骨肉瘤
E. 软骨肉瘤

69. 患者，男性，25岁，车床工。钢件加工中碎屑飞溅突感左眼剧痛、视物模糊。患者最可能的原因是
A. 视网膜母细胞瘤
B. 黑色素瘤
C. 眶内异物
D. 视神经炎
E. 角膜炎

70. 患者，男性，63岁。突发头痛，左半身不遂。CT平扫：右侧基底节区肾形高密度影，边缘清晰，周围可见带状低密度影，CT值50～80Hu，右侧侧脑室受压。该患者最可能的诊断为
A. 脑出血　　B. 脑膜瘤
C. 脑梗死　　D. 转移瘤
E. 脑膜瘤

二、共用题干单选题：以下每道试题有2～6个提问，每个提问有五个备选答案，请选择一个最佳答案。

(71～72题共用题干)
人体内广泛存在的氢原子核，其质子有自旋运动，带正电，产生磁矩，有如一个小磁体，小磁体的自旋轴的排列无一定规律。但如在均匀的强磁场中，则小磁体的自旋轴将按磁场磁感线的方向重新排列。在这种状态下，用特定频率的射频脉冲（RF）进行激发，作为小磁体的氢原子核吸收一定的能量而共振，即发生了磁共振现象。

71. 不属于磁共振产生条件的是
A. 磁性核　　B. 射频
C. 恒定的磁场　　D. 电离
E. ^1H

72. 选用氢原子核进行磁共振成像的原因是
A. 在人体中含量多　　B. 原子序数低
C. 质量小　　D. 磁化低
E. 没有自旋激光器

(73～74题共用题干)
湿式激光相机胶片：分为氦氖激光片（HN型）和红外激光片（IR型），前者吸收光谱峰值为633nm，后者吸收光谱峰值为820nm。此类胶片的特点是具有极微细的乳剂颗粒，单层涂布，背底涂有防光晕层。其成像质量远远高于多幅相机胶片的模拟成像。干式相机胶片：不同类型的干式相机配用机器专用的胶片，尚无通用型。其中，有含银盐的胶片，有不含银盐的胶片。无论哪种胶片，使用的片基一样，都是单面感光层或单面影像记录层的胶片，都是对热敏感的。热敏打印胶片：使用热敏打印机，直接热敏显像。

73. 关于湿式激光胶片，叙述正确的是
A. 是模拟成像　　B. 是双面乳剂
C. 背面有吸收层　　D. 乳剂颗粒小
E. 不需冲洗

74. 关于干式激光胶片，叙述错误的是
A. 尚无通用类型
B. 需暗室技术冲印
C. 片基都一样
D. 都是单面乳剂

E. 都是热敏片

(75~78题共用题干)

X线对三维空间的被照体进行照射,形成载有被照体信息成分的强度不均匀分布。此阶段信息形成的质与量,取决于被照体因素(原子序数、密度、厚度)和射线因素(线质、线量、散射线)等。将不均匀的X线强度分布,通过增感屏转换为二维的荧光强度分布,再传递给胶片形成银颗粒的分布(潜影形成);经显影加工处理成为二维光学密度的分布。此阶段的信息传递转换功能取决于荧光体特性、胶片特性及显影加工条件。

75. X线使胶片感光形成潜影是利用了X线的
 A. 穿透性　　B. 感光特性
 C. 着色特性　D. 生物效应
 E. 荧光效应

76. 关于射线因素(线质、线量、散射线)对影像信息的影响,叙述正确的是
 A. 线质越硬,穿透能力越小
 B. 线量对影像密度无影响
 C. 散射线导致照片对比度降低
 D. 射线量越多,照片密度越小
 E. 散射线是成像的有用信息

77. 被照体信息成分的强度不均匀分布称为
 A. 物体对比度　B. X线对比度
 C. 胶片对比度　D. 光学对比度
 E. 人工对比度

78. 被照体因素(原子序数、密度、厚度)所形成的对比度称为
 A. 胶片对比度　B. X线对比度
 C. 物体对比度　D. 光学对比度
 E. 人工对比度

(79~80题共用题干)

CR系统用成像板(IP)来接收X线的模拟信息,然后经过模/数转换来实现影像的数字化。对IP的曝光过程就是信息采集。

79. 关于IP的叙述,错误的是
 A. IP作为辐射接收部件替代了常规X线摄影用的胶片
 B. IP在X线下受到第一次激发时储存连续的模拟信息
 C. IP被扫描后所获得的信息可以同时进行存储和打印
 D. 曝光后的成像板,由于吸收X线而发生电化学反应
 E. IP的影像数据可通过施加强光照射来消除

80. 关于CR的信息采集,叙述错误的是
 A. IP具有与胶片相同的结构
 B. IP成为影像记录的载体
 C. 光激励荧光体的晶体结构"陷阱"中存储吸收的X线能量
 D. IP以俘获电子的形式存储的能量形成潜影
 E. 随着时间的推移,俘获的信号会呈指数规律逐渐消退

(81~83题共用题干)

卤族元素氟、氯、溴、碘与银的化合物,统称为卤化银。其中,氯化银、溴化银、碘化银都应用于感光材料,只有氟化银不能应用。传统X线胶片的感光物质是溴化银加上微量的碘化银,扁平颗粒胶片的感光物质仅为溴化银。卤化银是胶片产生影像的核心。卤化银是以微晶体状态存在,卤化银的感光作用是以每个晶体为单位进行的。在其他条件相同时,晶体颗粒的大小、分布会给影像效果带来影响:①晶体颗粒大,感光度高;②晶体颗粒分布均匀,对比度高,颗粒性好;③晶体颗粒大小不一,宽容度大;④晶体颗粒小,分辨率高。

81. 下列叙述中,正确的是
 A. 氟化银易溶于水
 B. 卤化银以胶体形式存在
 C. 卤化银可直接涂布在片基上
 D. 扁平颗粒用氯化银制成
 E. 颗粒大小对影像没有影响

82. 下列叙述中,错误的是
 A. 传统颗粒是混合乳剂

B. 扁平颗粒是单一乳剂
C. 传统颗粒是三维形状
D. 扁平颗粒切割成二维形状
E. 扁平颗粒的感光材料是碘化银

83. 下列叙述中，正确的是
   A. 晶体颗粒大的感光度低
   B. 晶体颗粒分布不均匀的对比度高
   C. 颗粒大小不一，宽容度大
   D. 颗粒大，分辨率高
   E. 颗粒分布均匀，颗粒性差

(84~85题共用题干)

目前临床使用最多的MRI对比剂是Gd-DTPA。

84. 关于Gd-DTPA的生物学特性，叙述错误的是
   A. 正常情况下，Gd-DTPA不易通过血-脑脊液屏障
   B. Gd-DTPA主要经肾排泄
   C. 孕妇慎用Gd-DTPA
   D. 肾功能不良者可正常使用Gd-DTPA
   E. Gd-DTPA稳定性好

85. 关于Gd-DTPA的作用机制，叙述正确的是
   A. 浓度低时，主要缩短T_2弛豫时间
   B. 浓度低时，主要缩短T_2^*弛豫时间
   C. 浓度低时，主要缩短T_1弛豫时间
   D. 浓度高时，主要缩短T_1弛豫时间
   E. 浓度高时，主要延长T_2弛豫时间

(86~91题共用题干)

X线摄影中，X线束是以焦点作为顶点的锥形放射线束，将被照体G置于焦点与胶片之间时，因为几何投影关系，一般被照体离开焦点一定的距离a，胶片离开肢体一定的距离b。所以，肢体在X线胶片上的影像S要比肢体G大，是被放大了的影像，S与G之比即影像的放大率M，而且胶片离肢体越远，影像放得越大。国际放射学界公认：当照片上的半影模糊值<0.2mm时，人眼观察影像毫无模糊之感；当半影模糊值为0.2mm时，人眼观察影像开始有模糊之感。

86. 关于 M = 1 + b/a，叙述正确的是
   A. 表示放大率
   B. a表示肢-片距
   C. b表示焦-片距
   D. 影像放大对像质的影响大于变形
   E. 放大对成像是有害的

87. 放大摄影能将细小结构显示清楚，其原因是
   A. 空气滤过散射少
   B. 照射野小，清楚度高
   C. 将高频信号转换成低频信号
   D. 焦点面积变小
   E. 模糊阈值变大

88. 关于公式 H = F×b/a，叙述错误的是
   A. H表示几何模糊
   B. F表示焦点尺寸
   C. b表示焦-片距
   D. a表示焦-肢距
   E. H=0.2mm为模糊阈值

89. 放大摄影X线管焦点为0.05，允许的最大放大率为
   A. 2倍   B. 3倍
   C. 4倍   D. 5倍
   E. 6倍

90. 关于几何学模糊，叙述错误的是
   A. 焦点尺寸越大，影像越模糊
   B. 应使被照体靠近胶片
   C. 0.2mm是半影模糊阈值
   D. 应减小焦-肢距
   E. 使用小焦点

91. 关于 H = F×b/a = F×(M-1)，叙述错误的是
   A. H表示半影模糊
   B. F表示焦点大小
   C. b表示焦-肢距
   D. M表示放大率
   E. M = 1 + 0.2/F

(92~94题共用题干)

X线管焦点辐射出的X线穿过被检体

时，受到被检体各组织的吸收和散射而衰减，使透过的X线强度的分布呈现差异，到达屏片系统，转换成可见光强度的分布差异，并传递给胶片，形成银颗粒的空间分布，再经显影处理成为二维光学分布，形成X线照片影像。

92. 决定X线"质"的因素主要是
   A. 管电压   B. mAs
   C. 焦点大小   D. X线管方向
   E. 被检体部位

93. 人体对X线的吸收最多的是
   A. 肌肉   B. 脂肪
   C. 骨骼   D. 肺组织
   E. 皮肤

94. 胶片上形成银颗粒的空间分布称为
   A. 光学密度   B. 潜影
   C. X线影像   D. 阴影
   E. 锐利度

(95～96题共用题干)

X线胶片相对感度的计算，最简便的方法是产生密度1.0（D_{min}+1.0）的胶片A的曝光量对数（lgEA）与胶片B曝光量对数（lgEB）之差的反对数值乘以100。现有四种胶片A、B、C、D产生密度1.0所需曝光量的对数值分别为0.7、0.55、0.4、0.10（已知$100^{0.15}=1.4$，$100^{0.3}=2$）。设胶片A的相对感度为100。

95. 胶片B对胶片A的相对感度为
   A. 120   B. 200
   C. 140   D. 55
   E. 70

96. 胶片D对胶片A的相对感度为
   A. 300   B. 200
   C. 120   D. 400
   E. 150

(97～98题共用题干)

每一种脉冲序列的扫描时间都受多种参数的影响，熟练地掌握它们之间的关系对提高图像质量和效率有重要的帮助。

97. 自旋回波序列，其TR=3000，相位编码=128，激励次数=1，采集时间约为
   A. 4分50秒   B. 5分24秒
   C. 5分48秒   D. 6分06秒
   E. 6分24秒

98. 快速自旋回波序列，其他参数不变，激励次数=2，回波链=8，采集时间约为
   A. 2分36秒   B. 2分10秒
   C. 1分52秒   D. 1分36秒
   E. 1分18秒

(99～100题共用题干)

CT扫描成像的基本过程是自X射线管发出的X射线经准直器准直后，以窄束的形式透过人体被探测器接收，并由探测器进行光电转换后送给数据采集系统进行逻辑放大，而后通过模数转换器作模拟信号和数字信号的转换，由信号传送器送给计算机作图像重建，重建后的图像再由数模转换器转换成模拟信号，最后以不同的灰阶形式在监视器上显示，或以数字形式存入计算机硬盘，或送到激光相机拍摄成照片供诊断使用。

99. 上述过程中的扫描数据以可见光形式存在的阶段是
   A. X射线从球管发出后的源射线信号
   B. 计算机图像重建时使用的扫描数据
   C. 经数据采集系统逻辑放大后的数据
   D. 数据采集系统信号传送器中的数据
   E. 探测器接收衰减射线后产生的信号

100. 上述过程中的扫描数据以数字形式存在的阶段是
   A. X射线从球管发出后的源射线信号
   B. 计算机图像重建时使用的扫描数据
   C. 经数据采集系统逻辑放大后的数据
   D. 数据采集系统信号传送器中的数据
   E. 探测器接收衰减射线后产生的信号

专业实践能力

一、单选题：以下每道考题有五个备选答案，请从中选择一个最佳答案。

1. 关于踝关节的摄影，叙述错误的是
   A. 常规体位是正侧位片
   B. 正位片关节面是切线位，其间隙清晰可见
   C. 胫腓联合间隙不超过0.5cm
   D. 侧位腓骨下端重叠于胫骨正中偏后踝
   E. 踝关节周围软组织可以显示不出

2. 外耳道闭锁的最佳摄影体位为
   A. 汤氏位   B. 颅底顶颌位
   C. 经眶位   D. 柯氏位
   E. 梅氏位

3. 泌尿系阳性结石，首选的检查方法应为
   A. 腹部平片   B. CT
   C. 腹膜后充气造影   D. 逆行肾盂造影
   E. 静脉尿路造影

4. 关于颅骨侧位，诊断学要求清晰可见的结构不包括
   A. 颅骨穹窿内外板
   B. 蝶骨壁
   C. 颞骨岩部
   D. 颅骨小梁结构及血管沟
   E. 枕骨厚度

5. 头颅平片不能显示的是
   A. 蝶鞍   B. 脑垂体
   C. 前床突   D. 后床突
   E. 鞍结节

6. 经肾脏排泄的对比剂是
   A. 泛影葡胺   B. 碘番酸
   C. 碘阿芬酸   D. 胆影钠
   E. 胆影葡胺

7. 正常成人胸部摄影曝光时间选择的主要依据是
   A. 呼吸   B. 心跳
   C. 胸厚   D. 体形
   E. 意外移动

8. 关于疾病的摄影位置选择，不恰当的是
   A. 颈肋——以第7颈椎为中心的前后正位
   B. 颈椎病——过伸过屈位
   C. 1～2颈椎半脱位——1～2颈椎开口位及侧位
   D. 胸腔开口综合征——包括下部颈椎及双侧锁骨的前后正位
   E. 颈椎结核——常规正侧位

9. 腹部倒立前后位摄影常用来检查的疾病是
   A. 新生儿骨骼异常
   B. 新生儿胃肠穿孔
   C. 新生儿肛门闭锁
   D. 新生儿胆区结石
   E. 新生儿泌尿系畸形

10. 膝关节前后正位，体位显示标准要求，腓骨小头与胫骨
    A. 完全分开   B. 相邻贴
    C. 小部分重叠 D. 大部分重叠
    E. 完全重叠

11. 耳部CT常规采用的扫描模式是
    A. 软组织扫描模式
    B. 标准扫描模式
    C. 细节扫描模式
    D. 高分辨率扫描模式
    E. 平滑扫描模式

12. 盆腔CT检查需分次口服稀释的对比剂1500ml，每次的用量为
    A. 50ml   B. 100ml
    C. 300ml   D. 500ml
    E. 750ml

13. 肝脏 CT 检查，需要采用窄窗的疾病是
    A. 肝腹水 B. 肝巨大恶性肿瘤
    C. 肝脓肿 D. 脂肪肝
    E. 肝硬化

14. 静脉团注法做肾脏 CT 增强，常用的剂量（成人）是
    A. 10～20ml B. 20～40ml
    C. 40～60ml D. 60～100ml
    E. 100～150ml

15. 螺旋 CT 螺距为 1，床速为 10mm/s，层厚为
    A. 2.5mm B. 5mm
    C. 10mm D. 15mm
    E. 20mm

16. 下列哪项不是 CT 血管成像常用后处理技术
    A. MPR B. CPR
    C. MIP D. SSD
    E. VR

17. 颅脑白质和灰质常用的窗宽是
    A. -30～-40 B. 30～40
    C. 80～150 D. 100～250
    E. 350～600

18. 显示颅脑 CT 图像，合适的窗宽、窗位是
    A. WW 100～150HU，WL 100HU 左右
    B. WW 100～150HU，WL 35HU 左右
    C. WW 80～100HU，WL 35HU 左右
    D. WW 90～120HU，WL 40HU 左右
    E. WW 100～120HU，WL 45HU 左右

19. 颞骨岩部病变，常采用的 CT 扫描方式是
    A. 增强扫描 B. 动态扫描
    C. 多期扫描 D. 高分辨率扫描
    E. 目标扫描

20. 关于腹部摄影特点的叙述，正确的是
    A. 应注意性器官的防护
    B. 急性肠梗阻摄影前，应先行腹腔清洁准备
    C. 腹腔脏器破裂摄影前，应先行腹腔清洁准备
    D. 检查当日晚，睡前服缓泻剂
    E. 新生儿腹部摄影要使用滤线栅

21. CT 增强扫描可诊断的大血管病变不包括
    A. 肺动脉栓塞
    B. 主动脉瘤
    C. 夹层动脉瘤
    D. 主动脉瓣关闭不全
    E. 大血管畸形

22. 在循环系统 MRI 扫描技术中，与心电有关的参数选择正确的是
    A. 心律不应期拒绝窗：设定为 60%～80%
    B. 门控不应期：其值选择决定于 TR，门控不应期为（0.7～0.9）×N，N 为 TR 内包含的 R-R 间期个数
    C. TR：在多时相中一个时间间隔单时相扫描序列为一个或数个 P-P 间期
    D. 延迟时间（TD）：选择 longest 或设定于一个 R-T 间期的特定时间
    E. 时相数：GRE 序列中设 10～64，SE 序列中设 2～10

23. 常用于慢流静脉及静脉窦成像的技术是
    A. 3D-TOF-MRA B. 2D-CK-MRA
    C. 2D-PC-MRA D. 3D-PC-MRA
    E. 3D-CE-MRA

24. 关于颅脑 MRI 技术，叙述错误的是
    A. 层厚 4～8mm，层间距取层厚的 10%～50%
    B. 增强检查，注射对比剂后行 T_2WI 成像
    C. 常规颅脑扫描横断位成像应在正中矢状位像上定位
    D. 增强扫描常用对比剂为顺磁性对比剂 Gd-DTPA
    E. 血管性病变常做平扫加血管成像

25. MRA 与其他一些临床血管造影检查方法相比，所具有的优点不包括

A. 可全部替代有创伤性的血管造影检查
B. 是一种无损伤的检查技术
C. 可做三维空间成像，也能以不同角度成像，360°旋转观察
D. 患者无需注射对比剂
E. MRA费用低且检查时间短

26. 颈部MRA成像技术应用错误的是
   A. 线圈用颈部表面线圈、头颈联合相控阵线圈
   B. TOF-MRA用横断位
   C. PC-MRA用冠状位扫描
   D. TOF-MRA动脉成像，预饱和带设置于扫描范围外的动脉近端
   E. 静脉成像预饱和带设置于扫描范围外的静脉近端

27. MR脑波谱成像技术的适应证不包括
   A. 意识障碍各期
   B. 颅内肿瘤
   C. 颈髓、脑的损伤
   D. 良恶性肿瘤的分级
   E. 癫痫

28. 膀胱扫描和卵巢所采用扫描序列不合理的是
   A. 膀胱扫描采用梯度回波加脂肪饱和T_2WI序列
   B. 采用高分辨、多次平均扫描
   C. 观察卵巢病变采用T_2WI横断面或冠状面扫描最佳
   D. 观察卵巢病变采用T_1WI横断面或冠状面扫描最佳
   E. 膀胱扫描采用梯度回波加脂肪饱和T_1WI序列

29. 关于MRI灌注加权成像技术的临床应用，叙述错误的是
   A. 用于脑梗死及肝脏病变的早期诊断、肾功能灌注
   B. 对比剂引起的T_1增强效应适应于心脏的灌注分析

C. 对比剂引起的T_2增强效应适应于肝脏的灌注分析
D. 定量研究还需获得供血动脉内的对比剂浓度变化、Gd-DTPA的组织与血液的分配系数等
E. 目前，磁共振Gd-DTPA灌注成像是半定量分析

30. 关于MR尿路造影（MRU），叙述错误的是
   A. 训练闭气
   B. 空腹8小时，留尿中度
   C. 扫描前肌注654-2，剂量10mg
   D. 检查前60分钟口服呋塞米4片
   E. 线圈：用体部相控阵线圈、局部表面线圈和体线圈

31. 早期强直性脊柱炎首选的摄影体位是
   A. 颈椎正位   B. 胸椎正位
   C. 腰椎正位   D. 骶尾椎正位
   E. 骶髂关节正位

32. MRI检查前应做的准备不包括
   A. 给患者讲述检查过程，消除恐惧心理
   B. 认真核对MRI检查申请单
   C. 进入扫描室前嘱患者除去随身携带的任何物品
   D. 确认患者没有禁忌证
   E. 婴幼儿、烦躁不安及幽闭恐惧症患者，应给适量的镇静剂

33. 比较适合于头颅CT扫描的对比剂注射方法是
   A. 静脉团注法   B. 静脉滴注法
   C. 静脉团注滴注法   D. 静脉多次团注法
   E. 静脉滴注团注法

34. 不是CT检查前患者准备工作的是
   A. 检查前2周内，做过食管、胃肠钡餐和钡剂灌肠的患者不能做腹部CT扫描
   B. 做盆腔扫描检查的患者，需提前一天做好口服对比剂的准备

C. 做增强的患者，应详细询问有无药物过敏史

D. 做腹部检查的患者，事先做好口服对比剂或水等的准备

E. 对于胸腹部检查的患者，做必要的呼吸训练

35. 关于 CT 值的叙述，正确的是
   A. 脂肪的 CT 值一般比水高
   B. CT 值标尺中，骨的上限是 +2000
   C. 根据图像显示和诊断的需要设置的一组数值
   D. 目前，CT 值的百分比标尺是 2%
   E. 是根据 X 线对人体软组织的衰减而设置的

36. 哪根血管是肝固有动脉的分支
   A. 胃十二指肠动脉   B. 肝总动脉
   C. 腹主动脉   D. 腹腔动脉
   E. 肝左动脉

37. 影像增强器输入屏大小有别，头部和心脏冠状动脉 DSA 摄影需要的影像增强器为
   A. 9 英寸   B. 12 英寸
   C. 14 英寸   D. 16 英寸
   E. 18 英寸

38. 关于眼球异物定位眼眶正位平片检查的叙述，错误的是
   A. 采用柯氏位
   B. 听眶线与台面成 67°
   C. 鼻根下 5cm 处对应胶片中心
   D. 观察眼眶内有无不透过性异物
   E. 中心线经检查侧眼眶中心垂直射入胶片

39. 关于目标扫描的叙述，错误的是
   A. 对兴趣区层面采用薄的层厚/层距
   B. 有时可对兴趣区作放大扫描
   C. 薄层扫描部分需增加扫描剂量
   D. 需采用超高分辨率算法成像
   E. 兴趣区以外部分采用较大的层厚/层距

40. 注入对比剂后的 CT 扫描是
   A. 造影   B. 增强
   C. 造影扫描   D. 增强扫描
   E. 靶扫描

41. CT 增强技术，观察影像密度变化的参照物是
   A. 骨组织   B. 肺组织
   C. 肝组织   D. 软组织
   E. 所在器官组织

42. 若一幅 CT 颅脑图像的窗宽为 80，窗位为 40，那么它显示的 CT 值范围为
   A. 40～80   B. 0～160
   C. 0～40   D. 0～80
   E. 80～160

43. 肺部的常规摄影体位是
   A. 前后位和侧位   B. 后前位和侧位
   C. 前后位和斜位   D. 后前位和斜位
   E. 双前斜位

44. 不属于 DSA 注射方式的是
   A. 外周静脉法   B. 中心静脉法
   C. 选择性动脉法   D. 超选择性动脉法
   E. 能量减影法

45. 摄影条件设置参数不包括
   A. 摄影距离   B. 患者体厚
   C. 摄影时间   D. 管电压
   E. 管电流

46. 属于乳腺导管造影适应证的是
   A. 分泌性溢乳   B. 病理性乳头溢液
   C. 乳腺炎   D. 哺乳期
   E. 造影剂过敏者

47. 与静脉注射对比剂发生副作用无关的因素是
   A. 对比剂的剂量大小
   B. 对比剂注射速度
   C. 患者的个体差异
   D. 对比剂药品的质量

E. 患者的检查部位

48. 关于腕关节正位摄影的叙述，错误的是
    A. 中心线对准第3掌骨远端
    B. 手成半握拳状
    C. 可用于观察小儿发育情况
    D. 多用于外伤检查
    E. 桡腕关节面清晰

49. 眼球异物定位的检查方法不包括
    A. 角膜缘定位环法
    B. 巴尔金定位法
    C. 薄骨位定位
    D. 无骨摄片定位
    E. 非金属性定位法

50. 腹部前后位摄影，影像中不可清晰显示的是
    A. 骨盆　　　　B. 肾脏边缘
    C. 腹膜外脂肪线　D. 腰大肌
    E. 子宫

51. 在DSA检查室内，关于预防患者感染的说法，错误的是
    A. 最常用的方法是无菌操作
    B. 充分消毒伤口
    C. 检查室内不直接参与操作的工作人员可以不戴帽子和口罩
    D. 充分消毒穿刺部位
    E. 本着先无菌手术，后有菌手术的原则

52. 不适宜颅脑平扫的是
    A. 脑梗死　　　B. 脑萎缩
    C. 颅内出血　　D. 脑血管畸形
    E. 先天性无脑

53. 关于乳腺摄影局部压迫的叙述，错误的是
    A. 压迫器面积较小
    B. 也称作点压迫器
    C. 可以施以较大压力
    D. 常结合放大摄影使用
    E. 局部压强增大疼痛明显

54. 关于头颅侧位摄影的叙述，错误的是
    A. 瞳间线与床面垂直
    B. 常用于检查颅骨骨质改变
    C. 矢状面与台面平行
    D. 头颅常规摄影体位之一
    E. 应深吸气后屏气曝光

55. 关于胸部摄影条件的组合，错误的是
    A. 曝光方式——选用AEC
    B. 屏/片组合——选用大宽容度胶片
    C. 焦点——小焦点
    D. 中心线——经第7胸椎射入
    E. 呼吸方式——胸式深吸气后屏气

56. 关于乳腺摄影，叙述错误的是
    A. 采用低电压摄影
    B. 乳腺癌检查方法之一
    C. 采用钼靶
    D. 摄影时施加压迫
    E. 常规体位取双侧位

57. 肥胖者可用胆囊造影口服碘番酸，一次用量为
    A. 0.6g　　　　B. 6mL
    C. 6mg　　　　D. 6g
    E. 12g

58. 髋关节前后位摄影，被检测下肢的体位是
    A. 足尖向上　　B. 足尖稍内旋
    C. 足尖稍外旋　D. 下肢应内收
    E. 下肢应外展

59. 在进行X线摄影时需要进行张口、闭口的体位是
    A. 下颌骨侧位　　B. 下颌骨正位
    C. 颞下颌关节正位　D. 颞下颌关节侧位
    E. 汤氏位

60. 关于中心线概念的叙述，正确的是
    A. 照射野的中心称中心线
    B. 与胶片垂直的那条线称中心线
    C. 由X线管窗口发出的X线束称中心线

D. X线束中心部分的那一条X线被称为中心线

E. 通过被照体中心部分的那一条X线称为中心线

61. 患者，女性，69岁。行CT检查诊断为急性化脓性骨髓炎。CT扫描急性化脓性骨髓炎的最优越处在于
   A. 显示软组织肿胀
   B. 显示小的骨破坏和小死骨
   C. 显示骨皮质破坏
   D. 确定死骨的存在
   E. 显示骨膜增生

62. 患者，女性，89岁。行CT检查发现膀胱壁增厚。关于膀胱壁的厚度，叙述正确的是
   A. 膀胱壁厚度一般不超过7~9mm
   B. 膀胱壁厚度一般不超过0.5~1mm
   C. 膀胱壁厚度一般不超过5~7mm
   D. 膀胱壁厚度一般不超过3~5mm
   E. 膀胱壁厚度一般不超过2~3mm

63. 患者，女性，58岁。行X线检查考虑骨性赘生物可能性大。骨性赘生物属于哪种骨性病变
   A. 骨质破坏   B. 骨质增生
   C. 骨质坏死   D. 骨质疏松
   E. 骨质软化

64. 患者，女性，79岁。胸部不适数月，行X线检查考虑支气管肺癌。关于支气管肺癌，叙述错误的是
   A. 肺癌起源于支气管黏膜上皮
   B. 中央型肺癌以鳞癌多见
   C. 周围型肺癌起源于段及段以下支气管
   D. 周围型肺癌可有钙化
   E. 周围型和中央型肺癌都易出现肺气肿、肺不张

65. 患者，男性，87岁。行MRI检查诊断为原发性肝癌。关于原发性肝癌的MRI表现，叙述错误的是

A. T_1WI呈稍低信号，T_2WI呈稍高信号
B. 可有门脉流空信号消失
C. 出现混杂信号提示肿块内有出血、坏死
D. 可伴腹水
E. 增强扫描病灶边界更模糊

二、共用题干单选题：以下每道试题有2~6个提问，每个提问有五个备选答案，请选择一个最佳答案。

(66~67题共用题干)

患者，老年男性。近年来干活时感觉胸闷、心慌、气短，近半年来逐渐加重，上楼时常觉胸部不适，遂来医院急诊。医师接诊后胸部听诊，建议行心脏X线摄影。

66. 关于心脏摄影的叙述，错误的是
   A. 常规取站立后前位
   B. 右前斜位应服钡
   C. 摄影距离200cm
   D. 侧位常规取左侧位
   E. 深吸气末屏气曝光

67. 心脏右前斜位摄影，身体冠状面与胶片的夹角为
   A. 15°~20°   B. 25°~35°
   C. 35°~40°   D. 45°~55°
   E. 55°~65°

(68~70题共用题干)

患者，男性，45岁。平素有去公园晨练的习惯，今晨在跑步时，与他人碰撞后争吵，因为情绪激动，片刻后不明原因倒地不起，伴随有呕吐等症状，拨打120后急诊医生到达现场，查体示意识障碍、出现脑膜刺激征，以颈强直最明显。

68. 该患者昏迷的原因最可能是
   A. 颅脑源性   B. 肺源性
   C. 心脏源性   D. 肝脏源性
   E. 冠状动脉源性

69. 患者首选的影像学检查为
   A. 心动图   B. 颅脑CT

C. 颅脑 MRI   D. 心电图
E. 冠状动脉 CTA

70. 影像学检查范围是
    A. 从肺尖到肺底
    B. 从膈顶到肝右下角
    C. 从气管分叉到心脏膈面
    D. 从听眦线平面到头顶
    E. 以胸骨柄到剑突

(71~72 题共用题干)

头颅摄影位置中，经常需要避开颞骨岩部。

71. 瓦氏位是
    A. 颞骨岩部投影于额骨内
    B. 颞骨岩部投影于上颌窦下方
    C. 颞骨岩部投影于眼眶内正中
    D. 颞骨岩部投影于下颌骨内
    E. 颞骨岩部投影于上颌窦内

72. 瓦氏位是检查哪个器官的首选位置
    A. 下颌骨   B. 颞骨岩部
    C. 上颌窦   D. 额窦
    E. 筛窦

(73~75 题共用题干)

在 X 线摄影中，使用对比剂可以增加组织间的对比，有助于形成影像。

73. 逆行肾盂造影对比剂用量是一侧注射
    A. 20ml   B. 5~7ml
    C. 80~100ml   D. 8~15ml
    E. 2ml

74. 静脉尿路造影时，检查前 12 小时禁食、禁水的原因是
    A. 不需要
    B. 减轻体重
    C. 防止过敏反应时呕吐造成窒息
    D. 防止干扰对比剂显示影像
    E. 防止对比剂与食物发生化学反应

75. 关于肝肾功能严重受损不能进行静脉尿路造影检查的原因，叙述错误的是

A. 不能正常显影
B. 机体抵抗力低下
C. 不能正常排泄对比剂
D. 必然发生过敏反应
E. 损伤肝肾功能

(76~78 题共用题干)

关于胸部标准影像显示，请回答以下相关问题。

76. 胸部后前位显示
    A. 锁骨、乳房、左心影内不能分辨出肺纹理
    B. 肩胛骨投影于肺野之外
    C. 两侧胸锁关节不对称
    D. 肺尖可以不显示
    E. 心脏、纵隔边缘模糊

77. 胸部侧位显示
    A. 图像中无组织遮盖部分呈透明
    B. 第 4 胸椎以下椎体清晰可见，并呈侧位投影
    C. 从颈部到气管分叉部，不能追踪到气管影像
    D. 心脏、主动脉弓移行部、降主动脉影像模糊
    E. 胸骨呈双缘

78. 膈上肋骨显示
    A. 肋骨边缘模糊
    B. 肋骨骨纹理不能显示
    C. 包括两侧肋膈角
    D. 第 5~12 肋骨在膈下显示，并投影于腹腔内
    E. 纵隔后肋骨边缘显示模糊

(79~80 题共用题干)

随着 CT 成像设备和技术的发展，冠状动脉 CT 的应用越来越广泛。

79. 关于冠状动脉 CT 检查，叙述错误的是
    A. 冠状动脉钙化积分扫描采用螺旋扫描模式

B. 冠状动脉平扫采用前瞻性心电门控轴位扫描
C. 冠状动脉 CTA 可采用前瞻性门控触发
D. 冠状动脉 CTA 可采用回顾性门控触发
E. 冠状动脉 CTA 可采用螺旋扫描模式

80. 下列因素中，与冠状动脉 CTA 图像质量无关的是
   A. 重建时间
   B. 球管旋转速度
   C. 对比剂浓度
   D. 对比剂流率
   E. 扫描延时时间

(81~82题共用题干)

患者，女性，24岁。车祸后眼眶周及球结膜广泛瘀血，出现复视。颅脑X线提示颅前窝骨折。

81. 为进一步了解眼外伤情况行眼及眼眶 CT 检查，此项检查的适应证不包括
   A. 眼球损伤
   B. 眶壁骨折
   C. 视神经损伤
   D. 晶状体损伤
   E. 眼肌损伤

82. 若患者左耳听力下降且外耳道有淡血性液体流出，为进一步明确是否颅中窝骨折，行耳区 CT 平扫，此项检查的适应证不包括
   A. 颞骨的纵行骨折
   B. 颞骨的横行骨折
   C. 鼓室盖骨折
   D. 鼓膜损伤穿孔
   E. 神经性耳聋

(83~84题共用题干)

MRI 在中枢神经系统颅脑、脊髓的应用最具优势。对于肿瘤、感染、血管病变、白质病变、发育畸形、退行性病变、脑室系统及蛛网膜下腔病变、出血性病变的检查均优于 CT。对颅后凹及颅颈交界区病变的诊断具有独特的优势。

83. 不是颅脑 MRI 适应证的是
   A. 颅脑肿瘤
   B. 脑血管病
   C. 颅骨骨折
   D. 颅内感染与炎症
   E. 脑部退行性病变

84. 关于颅脑扫描要点，叙述错误的是
   A. 颅脑 MRI 视需要行平扫或平扫加增强扫描
   B. 血管性病变常做平扫加血管成像
   C. 脑梗死、颅内出血、脑的先天畸形等一般只需做平扫
   D. 参数要点：层厚 4~8mm，层间距取层厚的 50%~70%（同方位的 T_1WI、T_2WI 要保持一致）；相位编码方向：横断位取左右向，矢状位取前后向，冠状位取左右向
   E. 颅内肿瘤、临床疑转移瘤需做平扫加增强扫描；脑炎平扫阴性者，需加做增强扫描

(85~86题共用题干)

患者，女性，65岁。乳腺X线体检报告示左侧乳腺后内侧结节影，建议进一步检查。

85. 该检查的摄影体位是
   A. 头足位+侧位
   B. 头足位+内外斜位
   C. 头足位+乳沟位
   D. 夸大头足位+内外斜位
   E. 内外斜位+侧位

86. 为使乳腺后内侧显示更加清晰，可加摄
   A. 头足位
   B. 内外斜位
   C. 乳沟位
   D. 夸大头足位
   E. 侧位

(87~90题共用题干)

腹部 CT 扫描方法主要包括平扫、平扫+增强、直接增强、平扫+增强+多期扫描、腹部 CTA。

87. 关于腹部 CTA，叙述正确的是
   A. 为形成良好对比，检查前口服 60% 泛影葡胺加温水配置的对比剂 500ml

B. 对比剂用量50~60ml
C. 对比剂速率4~5ml/s
D. 延迟时间25~30s
E. 层厚2~5mm

88. 采用双期（动脉期、静脉期）扫描增强检查的是
    A. 肝   B. 脾
    C. 肾   D. 胰腺
    E. 胆囊

89. 不属于腹部CT扫描适应证的是
    A. 肝脏海绵状血管瘤
    B. 胆囊炎
    C. 肾脓肿
    D. 浅表性胃炎
    E. 胰腺炎

90. 肝血管瘤肝实质期延迟扫描的时间是
    A. 60~70s   B. 90s
    C. 2min   D. 2~3min
    E. 3~5min或更长

(91~93题共用题干)

患者，女性，67岁。突发头痛，视物模糊，临床考虑脑出血。

91. 临床进行初步诊断宜采用
    A. 头颅平片   B. B超检查
    C. CT   D. MRU
    E. MRA

92. 关于螺旋CT的优势，叙述错误的是
    A. 扫描速度快
    B. 提高了X线的利用率
    C. 连续扫描减少漏扫
    D. 图像后处理质量提高
    E. CT造影对比剂用量增加

93. 颅脑CT扫描的基线是
    A. 听眦线   B. 听眶线
    C. 眉间线   D. 听鼻线
    E. 瞳间线

(94~97题共用题干)

脊髓病变的显示MRI扫描具有明显优势。

94. 关于颈椎和颈段脊髓MR扫描，叙述错误的是
    A. 患者仰卧位，固定头部，双手置于身体两侧
    B. 采用脊柱相控阵线圈
    C. 定位中心为下颌联合下缘
    D. 横断位T_1WI、T_2WI和矢状位T_2WI，必要时加扫冠状位
    E. 横断位扫描频率编码方向为左右向并放置前饱和带

95. 不需加扫MR冠状位的是
    A. 寰枢椎畸形   B. 脊髓室管膜瘤
    C. 椎管神经纤维瘤 D. 椎间盘突出
    E. 神经根观察

96. 关于胸椎和胸段脊髓MR扫描，叙述错误的是
    A. 患者仰卧位，身体正中矢状面与床面中线一致，双手置于身旁
    B. 必要时加扫冠状位
    C. 定位中心为胸骨上窝与剑突连线中点
    D. 矢状位扫描频率编码方向R/L向
    E. 矢状位扫描流动补偿选择频率方向

97. 关于腰椎和腰段脊髓MR扫描，叙述错误的是
    A. 患者仰卧位，身体正中矢状面与床面中线一致，双手置于身旁
    B. 以脐为定位中心
    C. 矢状位扫描流动补偿目的：减少脑脊液流动和血管搏动伪影
    D. 横断位扫描层面上下可放置饱和带
    E. 椎管内占位病变应增强扫描和加扫冠状位

(98~100题共用题干)

CT图像后处理技术包括MPR、CPR、

SSD、MIP、VRT、VE 等，每种方式都有自身的特点与优势。

98. CT 图像后处理技术中，将三维容积数据中蕴含物体表面上的明暗阴影进行显示的方法为
   A. MPR   B. SSD
   C. MIP   D. VRT
   E. VE

99. 可以把轴位二维图像重组为以体素为单位的三维数据，再用断面截取三维数据重组为二维图像的 CT 后处理技术是
   A. MPR   B. SSD
   C. MIP   D. VR
   E. VE

100. 可以采用仿真技术，利用容积数据，模拟三维立体环境重建出管道器官的内表面的三维立体图像的 CT 后处理技术是
   A. MPR   B. SSD
   C. MIP   D. VR
   E. VE

全国卫生专业技术资格考试通关宝典

放射医学技术（师）资格考试
全真模拟试卷与解析

模拟试卷（三）

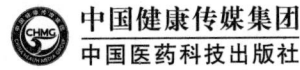

中国健康传媒集团
中国医药科技出版社

基础知识

一、单选题：以下每道考题有五个备选答案，请从中选择一个最佳答案。

1. 在胃中可被吸收的物质是
   A. 多肽物质   B. 维生素
   C. 无机盐   D. 葡萄糖
   E. 水和乙醇

2. 输精管道不包括
   A. 精囊腺排泄管   B. 尿道
   C. 射精管   D. 输精管
   E. 附睾

3. 关于上腔静脉的解剖，叙述正确的是
   A. 由左、右锁骨下静脉合成
   B. 由左、右颈内静脉汇合而成
   C. 有颈外静脉注入
   D. 由左、右头臂静脉汇合而成
   E. 注入左心房

4. 最易导致外伤性关节脱位的是
   A. 肩关节   B. 腕关节
   C. 髋关节   D. 膝关节
   E. 踝关节

5. 下列组合中，错误的是
   A. 淋巴系统——能协助静脉运送体液回归血循环
   B. 淋巴系统——能运转脂肪
   C. 淋巴系统——参与免疫过程
   D. 淋巴系统——腺体之一
   E. 淋巴系统——可繁殖增生淋巴细胞

6. 十二指肠的哪一段位于腹主动脉与肠系膜上动脉所形成的夹角内
   A. 上部   B. 降部
   C. 水平部 D. 升部
   E. 横部

7. 深呼吸时两肺下缘可向上下各移动多大范围
   A. 不移动   B. 0～1cm
   C. 2～3cm   D. 3～4cm
   E. 4～5cm

8. 调节内脏活动的较高级中枢位于
   A. 脊髓   B. 延髓
   C. 脑桥   D. 中脑
   E. 下丘脑

9. 肝外形呈
   A. 长梨形   B. 蚕豆形
   C. 狭长形   D. 圆锥形
   E. 不规则的楔形

10. 关于毛细血管的叙述，正确的是
    A. 是连接动脉、静脉及淋巴管之间的管道
    B. 是血液与血管外组织液进行物质交换的场所
    C. 遍布全身所有的器官和组织
    D. 分布密度与代谢无关
    E. 管壁薄、通透性大、管内血流较快

11. 关于输胆管道的叙述，错误的是
    A. 胆汁由肝细胞产生
    B. 胆囊形状呈长梨形
    C. 胆囊管与肝总管汇合成胆总管
    D. 胆囊为储存和浓缩胆汁的器官
    E. 由左肝管、右肝管合成胆囊管

12. 平静呼吸时，关于肺的下界，叙述错误的是
    A. 两肺下缘各沿第6肋向外后走行
    B. 在锁骨中线处与第7肋相交
    C. 在腋中线处与第8肋相交
    D. 在肩胛线处与第10肋相交
    E. 最后终于第10胸椎棘突的外侧

13. 不属于平滑肌的是
    A. 消化道管壁肌肉

B. 心肌
C. 皮肤竖毛肌
D. 血管管壁肌肉
E. 眼瞳孔括约肌

14. 听觉性语言中枢位于
    A. 颞上回后部　　B. 额上回
    C. 颞横回　　　　D. 角回
    E. 海马旁回

15. 关于肾形态的叙述，错误的是
    A. 形似蚕豆的实质性器官
    B. 内侧缘凹陷为肾门
    C. 肾门是肾血管、淋巴管、神经和肾盂出入的部位
    D. 右侧肾蒂较左侧长
    E. 出入肾门的结构由结缔组织包被称为肾蒂

16. 肺动脉起源于
    A. 左心室　　　　B. 降主动脉
    C. 升主动脉　　　D. 右心室
    E. 锁骨下动脉

17. 属于下呼吸道的是
    A. 口腔　　　　　B. 鼻
    C. 咽　　　　　　D. 气管
    E. 喉

18. 关于骨的叙述，错误的是
    A. 通常成年人共有206块骨
    B. 骨由骨质、骨膜和骨髓构成
    C. 骨质分骨松质和骨密质两种
    D. 骨膜含有丰富的血管和神经
    E. 成人骨髓均具有造血能力

19. 视网膜上的感光细胞为
    A. 支持细胞
    B. 神经节细胞
    C. 双极细胞
    D. 视锥细胞和视杆细胞
    E. 终足细胞

20. 一般松果体开始萎缩的年龄为
    A. 7岁后　　　　B. 14岁后
    C. 10岁后　　　 D. 5岁后
    E. 18岁后

21. 脊髓血供主要来源于
    A. 椎动脉　　　　B. 颈内动脉
    C. 颈外动脉　　　D. 胸主动脉
    E. 大脑后动脉

22. 肾蒂中没有的结构是
    A. 神经　　　　　B. 淋巴管
    C. 肾动脉　　　　D. 肾静脉
    E. 肾大盏

23. 关于右心房的叙述，错误的是
    A. 是最靠右侧的心腔
    B. 右心房突向左前方的部分称右心耳
    C. 右心房有出、入2个口
    D. 右心房有上腔静脉口
    E. 右心房的出口为右房室口

24. 关于消化液分泌的叙述，正确的是
    A. 食物对口腔的刺激引起条件反射性唾液分泌
    B. 刺激副交感神经可抑制大肠液分泌
    C. 交感神经的反射可促进胃液分泌
    D. 胆汁的生成量与蛋白质的摄入量有关
    E. 胰液仅参与脂肪和蛋白质的消化

25. 关于气管的叙述，错误的是
    A. 气管上接甲状软骨
    B. 气管位于食管前面
    C. 气管在胸骨角平面分为左、右主支气管
    D. 气管软骨呈"C"形
    E. 气管隆嵴位于气管杈内面

26. 成人正常呼吸频率为
    A. 小于10次/分　　B. 10~15次/分
    C. 12~18次/分　　 D. 23~30次/分
    E. 大于30次/分

27. 上段（舌段）分布于肺的
    A. 右肺上叶　　　 B. 右肺中叶

C. 右肺下叶　　　D. 左肺上叶
E. 左肺下叶

28. 由掌骨头和近节指骨底构成的关节称
    A. 腕掌关节　　　B. 掌指关节
    C. 胸锁关节　　　D. 肩锁关节
    E. 手指间关节

29. 下列哪项不是眼副器
    A. 眼睑　　　　　B. 结膜
    C. 视神经　　　　D. 眼球外肌
    E. 眶筋膜

30. 甲状旁腺素的生理作用是
    A. 维持血钙平衡
    B. 使血磷浓度升高
    C. 激活细胞内腺苷酸环化酶
    D. 抑制未分化间充质细胞的分化
    E. 具有维持血管内皮完整性

31. 关于脑回压迹的叙述，错误的是
    A. 脑回间嵴与脑沟相对应
    B. 密度较高的骨嵴即脑回间嵴
    C. 是脑回压迫颅骨内板形成的弧形凹陷区域
    D. X 线片切线位观为局限性边缘光滑的弧形凹陷
    E. X 线片正面观为局限性圆形骨密度增高透亮区

32. 椎弓间的连接不包括
    A. 棘突　　　　　B. 椎弓板
    C. 椎间孔　　　　D. 上下关节突
    E. 滑膜关节

33. 属于实质性器官的是
    A. 胃　　　　　　B. 小肠
    C. 胆囊　　　　　D. 生殖腺
    E. 膀胱

34. 右心房的入口和出口分别有
    A. 3个、1个　　　B. 3个、2个
    C. 4个、1个　　　D. 4个、2个

E. 1个、1个

35. 关于咽鼓管的叙述，正确的是
    A. 外侧份为软骨部，内侧份为骨部
    B. 连通鼓室与咽部
    C. 主要功能是传递声波
    D. 内有三块听小骨
    E. 听觉感受器位于此

36. 下列组合中，错误的是
    A. 人字缝——两侧顶骨与额骨的连接
    B. 矢状缝——两侧顶骨的连接
    C. 颅底部——构成三个颅窝
    D. 颅中窝——蝶鞍
    E. 颅后窝——舌下神经孔

37. 关于脑室的叙述，错误的是
    A. 脑室是脑内的腔隙
    B. 脑室共有4个
    C. 有侧脑室、第三脑室和1对第四脑室
    D. 侧脑室借室间孔与第三脑室相通
    E. 第四脑室位于脑桥，延髓和小脑之间

38. 关于泌尿系统的叙述，错误的是
    A. 肾皮质富有血管，由肾小体和肾小管构成
    B. 肾髓质由肾椎体组成
    C. 输尿管与髂总动脉交叉处有一狭窄
    D. 男性后尿道指海绵体部
    E. 膀胱三角区由两侧输尿管入口及尿道内口构成

39. 关于心脏解剖关系的叙述，错误的是
    A. 三尖瓣位于左心房与左心室之间
    B. 主动脉瓣位于左心室与主动脉之间
    C. 左心室位于与主动脉相连
    D. 三尖瓣位于右心房与右心室之间
    E. 肺动脉瓣位于右心室与肺动脉之间

40. 上消化道是指从口腔至
    A. 咽　　　　　　B. 食管
    C. 胃　　　　　　D. 空肠
    E. 十二指肠

41. 出入肺门的气管段是
   A. 主气管   B. 左右主支气管
   C. 肺叶支气管   D. 肺段支气管
   E. 亚段支气管

42. 不属于血液功能的是
   A. 运输组织分解产物
   B. 保持酸碱度相对恒定
   C. 参与机体免疫作用
   D. 调节人体体温
   E. 维持血钙平衡

43. 下列组合中，正确的是
   A. 中耳——声波和位置觉感受器
   B. 听小骨——位于内耳
   C. 咽鼓管——位于中耳
   D. 前庭——膜迷路
   E. 蜗管——骨迷路

44. 临床上测定基础代谢率主要可反映
   A. 甲状腺的功能   B. 甲状旁腺的功能
   C. 胰岛的功能   D. 肾上腺的功能
   E. 蛋白质代谢情况

45. 关于脊髓神经的叙述，错误的是
   A. 脊神经共31对   B. 颈神经有8对
   C. 胸神经有10对   D. 腰神经有5对
   E. 骶神经有5对

46. 关于大脑的叙述，错误的是
   A. 左右大脑半球间有大脑纵裂
   B. 大脑半球表面的灰质为大脑皮质
   C. 大脑皮质深面的白质是髓质
   D. 大脑髓质中包藏的灰质核团为基底核
   E. 胼胝体是大脑基底部的灰质

47. 关于胃液的叙述，错误的是
   A. 胃底腺的壁细胞分泌出盐酸可以杀菌
   B. 胃底腺的主细胞分泌胃蛋白酶原
   C. 胃黏液起到润滑和保护胃黏膜的作用
   D. 胃液 pH 7.5
   E. 胃液有盐酸、胃蛋白酶和黏液等成分

48. 右肺由几段组成
   A. 3   B. 5
   C. 8   D. 10
   E. 12

49. 肺尖经胸廓上口突至颈部，其位置
   A. 超出锁骨
   B. 与锁骨平齐
   C. 超出锁骨内侧1/3段上方2.5cm
   D. 超出锁骨内侧1/3段上方3cm
   E. 超出锁骨内侧1/3段上方5cm

50. 关于肋骨的叙述，错误的是
   A. 呈细长的弓形
   B. 第1~7肋称真肋
   C. 第11~12肋称浮肋
   D. 第8~10肋与胸骨相连
   E. 与胸骨、胸椎构成胸廓

51. 关于神经胶质细胞的叙述，错误的是
   A. 遍布于神经元胞体之间和突起之间
   B. 构成神经元生长分化和功能活动的微环境
   C. 不参与神经元的生理活动
   D. 对神经元有支持、营养、保护、绝缘和引导作用
   E. 神经元受损时，参与神经组织的再生

52. 关于"旋内"的叙述，正确的是
   A. 关节沿腹背轴运动，角度变小时
   B. 关节沿腹背轴运动，角度变大时
   C. 关节绕矢状轴旋转，骨前面内旋时
   D. 关节沿冠状面运动，骨靠近正中矢状面时
   E. 关节沿冠状面运动，骨远离正中矢状面时

53. 关于疏松结缔组织的叙述，错误的是
   A. 称蜂窝组织
   B. 在体内分布广泛
   C. 有储存能量的作用
   D. 有传送营养物质的作用

E. 有连接与支持各种组织或器官的功能

54. 属于物理学评价的指标是
    A. 肺尖充分显示
    B. 两侧胸锁关节对称
    C. 肩胛骨投影肺野之外
    D. 左心影内可分辨出肺纹理
    E. 肺野第 2 前肋间最高密度 1.7±0.05

55. 属于双轴滑膜关节的是
    A. 髋关节   B. 膝关节
    C. 掌指关节   D. 腕关节
    E. 肩关节

56. 客观评价法不包括
    A. MTF   B. RMS
    C. DQE   D. NEQ
    E. ROC

57. 量子检出率（DQE）表示有效 X 线的效率，常为多少时较为适宜
    A. 40%   B. 50%
    C. 60%   D. 70%
    E. 80%

58. 关于焦点的 MTF，叙述正确的是
    A. 最大值为 0
    B. 大小与焦点大小无关
    C. 越大越好
    D. 是表示对比度的参数
    E. 为 1 时表示影像消失

59. 关于窗口技术，叙述错误的是
    A. 调节图像的显示效果
    B. 是以观察正常组织或病变组织为目的的图像密度、对比度调节技术
    C. 所选用的灰度级范围称为窗宽
    D. 窗宽窄，图像对比度强
    E. 窗位对应于灰度级的最大值

60. 关于数字图像处理技术，叙述错误的是
    A. 能够弥补医学影像设备在成像上的某些不足
    B. 每种技术都适用于所有的医学影像设备
    C. 窗口技术调节图像的显示效果
    D. 窗位对应于灰度级的中心位置
    E. 窗口技术对观片者视觉感受有影响

61. DICOM 图像一般能达到 4096 级灰度，则每像素的位数为
    A. 4095   B. 1024
    C. 12   D. 13
    E. 16

62. 某图像的每个像素由 8 位组成，则该图像的灰度级数为
    A. 8   B. 64
    C. 16   D. 256
    E. 4

63. 当视野大小固定时，叙述正确的是
    A. 矩阵越大，像素越小
    B. 矩阵越大，像素越大
    C. 矩阵越小，像素不变
    D. 矩阵越小，像素越小
    E. 矩阵越大，像素越少

64. 将图像中每个小区域中影像密度的平均值用一个整数表示的过程称为
    A. 分割   B. 采样
    C. 量化   D. 取样
    E. 重建

65. 采样定理中，采样频率至少应当是原始图像信息中所包含的最高频率的
    A. 1 倍   B. 2 倍
    C. 2.5 倍   D. 3 倍
    E. 0.5 倍

66. 空间分辨率又称为
    A. 空间响应函数   B. 对比分辨率
    C. 调制传递函数   D. 点分布函数
    E. 高对比度分辨率

67. 吸收剂量的基本测量法是

A. 电离室法

B. 量热法

C. 热释光剂量计测量法

D. 胶片剂量测量法

E. 半导体剂量仪测量法

68. 关于X线物理效应的叙述，错误的是
   A. 穿透作用　　B. 电离作用
   C. 荧光作用　　D. 热作用
   E. 非带电作用

69. X线强度的国际单位是
   A. J/m²/S　　B. J/m²
   C. J/s　　　　D. J/m/s
   E. J/m

70. 一均匀剂量给予某一组织体积，如果给予1g组织的剂量为2Gy，那么给予5g组织的剂量是
   A. 0.4Gy　　B. 1Gy
   C. 2Gy　　　D. 10Gy
   E. 15Gy

71. 在 Lambert – Beer 吸收定律中 $I = I_0 e^{-\mu d}$，其中 μ 为
   A. X线吸收系数
   B. 出射X线强度
   C. 线性衰减系数
   D. X线穿过物体的厚度
   E. X线穿过物体时间

72. 关于连续放射的叙述，错误的是
   A. 连续放射又称轫致放射
   B. 连续放射是高速电子与核外电子作用的结果
   C. 连续放射是一束波长不等的混合线
   D. 连续放射与X线光子能量与电子能量有关
   E. 连续放射与X线光子能量与核电荷多少有关

73. 在实际应用中，表示X线强度的是
   A. kV　　B. mA
   C. mAs　　D. HVL
   E. mAs×kV

74. 关于X射线"质"的叙述，错误的是
   A. 由X射线的频率决定
   B. 由X射线的波长决定
   C. 即X射线的强度
   D. X射线波长越短，穿透力越强
   E. X射线波长越长，X射线质越硬

75. 摄影条件的基本因素不包括
   A. 摄影距离　　B. 增感屏
   C. 管电压　　　D. 管电流
   E. 冲洗时间

76. 胶片的γ值是指
   A. 胶片特性曲线趾部的斜率
   B. 胶片特性曲线直线部的斜率
   C. 胶片特性曲线肩部的斜率
   D. 胶片特性曲线最高点的斜率
   E. 胶片特性曲线反转部的斜率

77. 关于胸部体表解剖的叙述，错误的是
   A. 剑突平第10胸椎
   B. 成人胸廓呈圆桶形
   C. 胸骨位于胸前壁的正中
   D. 胸骨角平第4胸椎下缘
   E. 剑胸关节相当于第9胸椎水平

78. 依被检体与摄影床位置关系命名的摄影体位是
   A. 左侧卧位　　B. 后前位
   C. 左侧位　　　D. 前弓位
   E. 颏顶位

79. 关于摄影体位的叙述，错误的是
   A. 俯卧位是腹部向下的卧位
   B. 半坐位是坐位姿势背部向后倾斜
   C. 前斜位是一侧向前倾斜与床面成角
   D. 立位是被检者站立矢状面与地面垂直
   E. 侧卧位中右侧向下的卧位姿势称左侧卧位

80. 激光手术不是以激光束代替金属的常规手术器械对组织进行
   A. 分离 B. 切割
   C. 焊接 D. 截骨
   E. 热敷

81. 关于光电效应在X线摄影中的应用，叙述错误的是
   A. 使X线不产生散射线
   B. 可扩大图像对比度
   C. 患者接受的照射量小
   D. 不同组织密度能产生明显的影像对比
   E. 低kVp摄影可以增加脂肪与肌肉的影像对比

82. 关于原子的激发和跃迁，叙述正确的是
   A. 原子处于最高能量状态叫基态
   B. 当原子吸收一定大小的能量后过渡到基态
   C. n－2的能量状态称为第一激发态
   D. 当原子中壳层电子吸收的能量小于其结合能时，电子将脱离原子核的束缚
   E. 激发就是电离

83. 下列叙述中，正确的是
   A. L层能容纳6个电子
   B. K层只能容纳2个电子
   C. M层最多时能容纳32个电子
   D. 越外面的壳层可容纳的电子数越少
   E. 最外层的电子数大于等于8

84. 负责对《医疗机构从业人员行为规范》实施情况进行监督检查的是
   A. 上级主管单位
   B. 纪检监察纠风部门
   C. 行政职能部门
   D. 领导班子
   E. 医患人员

85. 患者，女性，55岁。既往风湿性心脏病病史20年。右侧肢体活动不利2天。CT平扫：脑桥左侧低密度灶，脑桥无明显变形。下列哪种检查可以进一步明确诊断
   A. MRI检查 B. 脑CT增强扫描
   C. DSA D. 脑电图
   E. 超声检查

二、共用备选答案单选题：以下试题中，每连续的2～3个试题使用相同五个备选答案，请从中选择为每道试题选择一个最佳答案。每个备选答案可能被选择一次、多次或不被选择。

(86～87题共用备选答案)
   A. m^2/kg B. s^{-2}
   C. m^{-1} D. s^{-1}
   E. cm^{-1}

86. 线衰减系数的SI单位是

87. 质量衰减系数的SI单位是

(88～89题共用备选答案)
   A. 器官 B. 系统
   C. 细胞 D. 组织
   E. 细胞间质

88. 由不同组织构成，具有一定形态和功能的结构是

89. 由彼此相互关联的器官共同构成的结构是

(90～91题共用备选答案)
   A. 肩关节 B. 肘关节
   C. 桡腕关节 D. 膝关节
   E. 髋关节

90. 全身最灵活的关节是

91. 是椭圆关节的是

(92～93题共用备选答案)
   A. 甲状腺 B. 垂体
   C. 甲状旁腺 D. 松果体
   E. 肾上腺

92. 一侧呈半月形，一侧呈三角形的是

93. 成年后腺组织易钙化，X线片可作为定位标志的是

(94~95题共用备选答案)
A. 盐皮质激素　　B. 糖皮质激素
C. 性激素　　　　D. 肾上腺素
E. 促激素
94. 肾上腺皮质网状带分泌
95. 肾上腺皮质球状带分泌

(96~98题共用备选答案)
A. 收缩压　　　　B. 舒张压
C. 脉压　　　　　D. 平均动脉压
E. 循环系统平均充盈压
96. 收缩压和舒张压之差称为
97. 舒张压加1/3脉压称为
98. 血液停止循环后血液对血管壁的侧压称为

(99~100题共用备选答案)
A. 120~150kV　　B. 90~100kV
C. 50~70kV　　　D. 20~40kV
E. 10~20kV
99. 产生的连续X线波长最短的是
100. 钼靶乳腺摄影管电压一般选择

相关专业知识

一、单选题：以下每道考题有五个备选答案，请从中选择一个最佳答案。

1. 乳腺X线摄影机中使用的钼靶X线管的特点是
   A. 功率小、焦点小、几何尺寸小、管壳的射线输出部位使用钼窗
   B. 功率大、焦点小、几何尺寸小、管壳的射线输出部位使用铍窗
   C. 功率小、焦点大、几何尺寸小、管壳的射线输出部位使用铍窗
   D. 功率小、焦点小、几何尺寸小、管壳的射线输出部位使用铍窗
   E. 功率小、焦点小、几何尺寸大、管壳的射线输出部位使用钼窗

2. 关于X线机的基本组成，叙述错误的是
   A. X线机主要由主机和外部设备组成
   B. X线管装置属于外部设备
   C. X线机控制台属于主机设备
   D. 影像增强系统属于外部设备
   E. 高压发生器属于主机设备

3. 左心室扩大的胸片表现不包括
   A. 反向搏动点上移
   B. 可呈靴形心
   C. 心尖圆钝，上抬
   D. 左前斜位，心后间隙变小甚至消失
   E. 心尖向左下方延长

4. 正位胸片，心脏最大径是指
   A. 右心缘上下部交界点至心尖部之间距离
   B. 心影左侧最突出点至中线的距离
   C. 心影左右两侧最突出间的距离
   D. 心影右侧最突出点至中线的中心
   E. 左心缘最突出点至中线的距离与右心缘最突出点至中线距离之和

5. 关于肺气肿的叙述，错误的是
   A. 上叶肺血增加
   B. 胸部X线片正常可除外肺气肿
   C. 可有肺大疱
   D. 膈顶变平
   E. 少数正常人也出现肺气肿类似表现

6. 女性盆腔显示阴道、子宫颈和子宫体的最佳断层是
   A. 横断面   B. 冠状面
   C. 矢状面   D. 斜面
   E. 髂前上棘层面

7. 骨骺属于骨的一部分的骨类型是
   A. 儿童长骨   B. 成人扁骨
   C. 成人长骨   D. 成人短骨
   E. 不规则骨

8. 关于X线影像的分析，错误的是
   A. 须了解检查的目的
   B. 不必阅读申请单
   C. 确认照片是否符合诊断要求
   D. 掌握正常与变异的表现是判断病变的基础
   E. 影像分析必须结合临床

9. 干骺端是指
   A. 长骨骨干两端较粗大的部分
   B. 长骨骨干两端较细小的部分
   C. 成人长骨的两个骨端
   D. 小儿扁骨一端
   E. 成人扁骨一端

10. 关于多囊肝的叙述，错误的是
    A. 多囊肝的囊壁很薄
    B. 内衬分泌液体的上皮细胞
    C. 囊内充满澄清液体
    D. 囊壁不均匀增厚，并可见乳头状突起
    E. 常合并肾脏等其他脏器的多囊性病变

11. 关于脊柱结核，叙述错误的是

A. 好发于胸、腰椎　B. 椎体骨质破坏
C. 椎间隙狭窄　　　D. 脊柱弧形后突
E. 常有冷脓肿

12. 下列骨折中，愈合最慢的是
    A. 胫骨中下1/3骨折
    B. 胫骨内髁骨折
    C. 股骨转子骨折
    D. 肱骨髁上骨折
    E. 桡骨远端骨折

13. 关于骨肉瘤的X线表现，叙述错误的是
    A. 好发于长骨的干骺端或骨端
    B. 骨质呈膨胀性破坏
    C. 可见皮质旁骨膜反应
    D. 有瘤骨形成
    E. 局部有软组织肿块

14. X线影像上，关节间隙包含
    A. 滑膜、关节腔、关节囊
    B. 骨端、关节软骨、关节腔
    C. 关节腔
    D. 关节软骨、关节囊、骨端
    E. 滑膜、关节腔、关节囊、关节软骨

15. 在正位X线片上，椎体的影像学表现不包括
    A. 呈长方形　　　B. 骨皮质密度均匀
    C. 轮廓光滑　　　D. 中间为骨松质
    E. 骨小梁呈横行

16. 正常胸片中，左心缘上段向左突出的弓状影为
    A. 上腔静脉　　　B. 下腔静脉
    C. 肝静脉　　　　D. 主动脉结
    E. 降主动脉

17. 不是硬膜外血肿特点的
    A. 呈梭形　　　　B. 内缘光滑锐利
    C. 血肿较局限　　D. 可越过颅缝
    E. 中线结构移位较轻

18. 不是肺内恶性肿块特点的是
    A. 肿块边缘多数有分叶或切迹

B. 肿块周围可有放射状短毛刺
C. 肿块内可有爆米花样钙化
D. 肿块近胸膜处可见脏层胸膜向肿块凹陷
E. 肿块内可见偏心空洞

19. 常规X线检查诊断结果不能做到的是
    A. 定性诊断　　　B. 骨龄分析
    C. 可能性诊断　　D. 病理学诊断
    E. 排除某疾病

20. 眼内木屑属于
    A. 高密度异物　　B. 金属性异物
    C. 不透性异物　　D. 半透性异物
    E. 透过性异物

21. 黄韧带的附着部位在
    A. 上、下关节突
    B. 椎弓板和关节突内侧
    C. 下关节突
    D. 棘突内侧
    E. 横突内侧

22. 既是上消化道又是上呼吸道的器官是
    A. 口腔　　　　　B. 咽
    C. 喉　　　　　　D. 气管
    E. 食管

23. 哪个器官不位于腹膜后间隙内
    A. 胰腺　　　　　B. 肾脏
    C. 肾上腺　　　　D. 输尿管
    E. 胆总管

24. 关于肺小叶影像解剖的叙述，错误的是
    A. 小叶支气管分出3～5支末梢细支气管
    B. 小叶间由疏松结缔组织分隔
    C. 每个肺段有若干小叶组成
    D. 肺小叶直径约为10cm
    E. 小叶静脉和淋巴管分布在小叶间隔内

25. 颈总动脉一般在哪个平面分为颈内动脉、颈外动脉
    A. 甲状软骨上缘　B. 舌骨平面

C. 腮腺　　　　D. 下颌体
E. 下颌下腺

26. 关于腮腺的叙述，错误的是
    A. 内有颈外动脉穿过
    B. 内有动眼神经穿过
    C. 内有下颌后静脉穿过
    D. 位于下颌支后方
    E. 内有面神经穿过

27. 棘突呈叠瓦状的椎骨是
    A. 颈椎　　　　B. 胸椎
    C. 腰椎　　　　D. 骶椎
    E. 尾椎

28. 在横断层面上，确认胰头的重要标志是
    A. 下腔静脉　　　B. 肠系膜上静脉
    C. 肠系膜上动脉　D. 肝门静脉
    E. 腹主动脉

29. 关于胃的影像解剖，叙述错误的是
    A. 胃在平第11胸椎体高度与胃的贲门连接
    B. 贲门附近的部分称贲门部
    C. 贲门平面以上，向左上方膨出的部分为胃底
    D. 胃的出口处称为贲门
    E. 胃小弯的转角处称角切迹

30. 上纵隔内存在的器官为
    A. 胸腺　　　　B. 食管
    C. 气管　　　　D. 心脏
    E. 甲状腺

31. 关于经喉和会咽的横断层，叙述错误的是
    A. 以舌骨体上缘为标志
    B. 颌面结构与下颌骨即将消失
    C. 此断层经第6椎体
    D. 其前方为颌面结构
    E. 后方是上颈部

32. 在肱尺关节横断层面上，尺神经居肱骨内上髁

A. 前方　　　　B. 后方
C. 内侧　　　　D. 外侧
E. 上方

33. 在经枢椎体上份的横断层上，居于断层中央的是
    A. 腭垂　　　　B. 软腭
    C. 鼻咽　　　　D. 硬腭
    E. 蝶骨

34. 关于盆腔区照片避孕环，叙述正确的是
    A. 环呈一字形或三角形
    B. 位于耻骨联合上2～6cm，中线两旁3cm以内
    C. 位于耻骨联合上1～3cm以内
    D. 位于耻骨联合上缘至耻骨联合上方4cm以内
    E. 位于盆腔区耻骨联合上方，中线两旁3cm以内

35. 膀胱肿瘤好发于
    A. 膀胱前壁　　　B. 膀胱三角区
    C. 膀胱后壁　　　D. 膀胱顶部
    E. 膀胱底部

36. 关于经肝门静脉左支角部的横断层，叙述正确的是
    A. 肺下部可见
    B. 肋膈隐窝消失
    C. 脾首次出现于胃底左后方
    D. 肝门静脉右支先出现角部
    E. 囊部可与矢状部同层出现

37. 关于回肠的X线解剖特点，叙述错误的是
    A. 位于中、下腹部　B. 蠕动比较缓慢
    C. 黏膜皱襞较浅　　D. 轮廓呈空管状
    E. 呈典型环状黏膜

38. 不是肺副叶的是
    A. 奇叶　　　　B. 上叶
    C. 下副叶　　　D. 后副叶
    E. 左中副叶

39. 关于脑桥小脑角池，叙述错误的是
   A. 第四脑室外侧隐窝经外侧孔开口于此
   B. 前外界为颞骨岩部内侧壁
   C. 内侧界为脑桥基底部或延髓上外侧部
   D. 后界为小脑中脚和小脑半球
   E. 三叉神经和听神经经此池入内耳道

40. 关于探测器的性能要求，叙述错误的是
   A. 线性好
   B. 动态范围大
   C. 工作性能稳定
   D. 荧光脉冲时间长便于测量
   E. X 线吸收、转换能力强

41. X 线控制装置的一钮控制方式中需要调整的参数是
   A. 管电压   B. 管电流
   C. 时间   D. X 线量
   E. 电源电压

42. 高压注射器的电加热器使注射药液的温度保持在
   A. 35℃   B. 36℃
   C. 28℃   D. 37℃
   E. 39℃

43. CT 图像重建主要由下述哪一部分完成
   A. 机架   B. 计算机
   C. 控制台   D. 操作键盘
   E. 键盘和显示屏

44. 哪项不是乳腺 X 线摄影机的构成
   A. 信息传输及存储系统
   B. 影像检出系统
   C. 专用支架
   D. 辅助系统
   E. X 线发生系统

45. 决定 CT 机连续工作时间长短的关键指标是
   A. 磁盘容量   B. 扫描速度
   C. 重建速度   D. X 线管容量
   E. X 线管阳极热容量

46. 哪项不是微机控制电动高压注射器的特点
   A. 精度更高   B. 性能更稳定
   C. 更加安全   D. 操作更方便
   E. 操作更复杂

47. 在 MR 成像过程中，三个梯度磁场启动的先后顺序是
   A. 层面选择 – 相位编码 – 频率编码
   B. 层面选择 – 频率编码 – 相位编码
   C. 相位编码 – 频率编码 – 层面选择
   D. 频率编码 – 相位编码 – 层面选择
   E. 相位编码 – 层面选择 – 频率编码

48. 下列哪项不是 DSA 设备中 X 线高压发生装置所需具备的性能
   A. 短时间内能多次曝光、能长时间连续摄影
   B. 高频交流电频率高
   C. 高压脉动率大
   D. X 线有效能量高
   E. 具备脉冲透视功能

49. 准直器中内置滤过装置是为了减轻 X 线低吸收部分产生
   A. 晕影   B. 伴影
   C. 星状伪影   D. 点状伪影
   E. 散射线

50. 当乳腺摄影 X 线机采用自动曝光控制中的预曝光方式进行曝光时，在探测到乳腺的组织密度后需要修正的曝光条件是
   A. kV、mAs
   B. mAs、kV
   C. kV、靶 – 滤过类型
   D. 焦距、靶 – 滤过类型
   E. mAs、焦距

51. 影像增强器的光放大倍数是
   A. 4000   B. 5000
   C. 6000   D. 10000
   E. 6000 ~ 10000

52. 关于单相全波整流 X 线机，叙述正确的是
    A. 流过 X 线管的电流是脉动直流，流过高压变压器次级中心点的电流是交流电
    B. 流过 X 线管的电流是交流电，流过高压变压器次级中心点的电流是脉动直流
    C. 流过 X 线管的电流和流过高压变压器次级中心点的电流都是交流电
    D. 流过 X 线管的电流和流过高压变压器次级中心点的电流都是脉动直流
    E. 在单相全波整流电路的次级中心点可以直接串入直流毫安表来测量管电流

53. 电源容量的单位是
    A. kVA
    B. kA
    C. kV
    D. mA
    E. mV

54. 旋转阳极 X 线管优于静止阳极 X 线管的是
    A. 较大的照射野
    B. 功率大
    C. 增加照片对比度
    D. 工作费用少
    E. 耗电量多

55. 决定 TV 显示器上显示图像对比度的因素有
    A. 影像增强器
    B. TV 摄像机、γ 补偿
    C. γ 补偿、影像增强器
    D. TV 显示器
    E. 影像增强器、TV 摄像机、γ 补偿、TV 显示器

56. MR 检查的缺点有
    A. 运动伪像
    B. 高对比度
    C. 骨伪像
    D. 多方位成像
    E. 多参数成像

57. 关于 DSA 导管床应具备的特点，叙述错误的是
    A. X 线管倾斜角度摄影时，图像中不出现导管台边缘的金属边框影
    B. 大倾斜角度摄影时，导管台与机架应无碰撞冲突
    C. 下肢血管摄影时，应使用具备旋转功能的床板
    D. 应配有长时间躺卧也不易疲劳的床垫
    E. 应易于清除血液、消毒液及对比剂等附着的污染

58. 关于靶面材料和滤过材料的组合使用，叙述错误的是
    A. 钼靶钼滤过适用于低密度乳腺
    B. 钼靶铑滤过适用于中等密度乳腺
    C. 钼靶铝滤过适用于高密度乳腺
    D. 铑靶铑滤过适用于较高密度乳腺
    E. 铑靶铝滤过适用于极高密度乳腺

59. 关于固定阳极 X 线管阳极的结构组成，叙述正确的是
    A. 阳极头、阳极柄、阳极帽
    B. 靶面、阳极柄、阳极帽
    C. 阳极头、转子、阳极帽
    D. 靶面、转子、阳极帽
    E. 靶面、钼杆、阳极帽

60. X 线机对接地电阻的要求是
    A. 小于 8Ω
    B. 小于 4Ω
    C. 小于 6Ω
    D. 小于 7Ω
    E. 小于 5Ω

61. 现在衡量阴极射线管及液晶板品质的重要参数为
    A. 密度分辨率
    B. 高亮度
    C. 灰阶标准显示函数
    D. 空间分辨率
    E. 光通量

62. 流动血液的 MRI 信号为
    A. 略低信号
    B. 极低信号或极高信号
    C. 高低混杂信号
    D. 略高信号

E. 与软组织相同信号

63. 关于DSA影像检测器的叙述，错误的是
    A. 应具有10帧/s以上的显像能力
    B. 具有理想的光敏性
    C. 足够的亮度、较高的分辨力
    D. 较高的对比度
    E. 最小的失真度

64. 与摄影用X线管相比，CT用X线管的突出特点是
    A. 双焦点
    B. 外形尺寸大
    C. 额定功率大
    D. 阳极热容量大
    E. 有效焦点面积小

65. 关于乳腺机组合机头的叙述，错误的是
    A. 安装于支架上端
    B. 内含高压变压器
    C. 内含X线管
    D. 内充阳极启动器
    E. 射线输出窗口位置设有滤过板

66. CT值定标为-1000HU的组织是
    A. 脂肪
    B. 脑组织
    C. 空气
    D. 骨
    E. 水

67. 关于X线管焦点的叙述，错误的是
    A. 实际焦点是阴极电子撞击阳极靶面的面积
    B. 标称焦点近似长方形
    C. 实际焦点面积大于有效焦点面积
    D. 旋转阳极管阳极倾角为12°~19°
    E. 实际焦点越大，输出功率越小

68. 以诊断要求为依据，用物理参量作为客观评价手段，以成像的技术条件作保证，三者有机结合的评价方法是
    A. 综合评价法
    B. ROC法
    C. 主观评价法
    D. 模糊数学评价法
    E. 客观评价法

69. DICOM在各种设备间主要传送的是
    A. 医学图像及其信息
    B. 图像

C. 电子数据
D. 视频信号
E. 声音

70. 关于HIS与RIS的系统集成，叙述错误的是
    A. HIS收集、存储、处理、提取和交换患者诊疗信息数据
    B. RIS是医学影像信息化环境和一部分
    C. RIS对影像生产工作执行过程进行管理
    D. RIS到影像采集设备的通讯采用HL7协议
    E. HIS到RIS的通讯采用HL7标准进行编码

71. 为规范医学影像及相关信息的交换，美国放射学会和美国国家电器制造商协会联合推出了
    A. DIM（医学数字影像）标准
    B. AAPM（医学数字图像通讯）标准
    C. GSDF（灰阶标准显示函数）标准
    D. DICOM（医学数字成像与传输）标准
    E. FPDM（医学数字图像通讯）标准

72. 关于PACS的网络及通讯系统，叙述错误的是
    A. 目前较多采用的是星形总线结构
    B. 网络传输协议标准是TCP/IP，DICOM
    C. DICOM通讯是基于TCP/IP基础之上的
    D. TCP/IP是可跨平台通讯协议
    E. 网络及通讯系统主要基于广域网

73. PACS的中文名称是
    A. 图像存储系统
    B. 图像传输系统
    C. 图像网络信息
    D. 图像通信系统
    E. 图像存档与传输系统

74. 不是PACS的影像数据安全管理原则的是
    A. 以患者为中心的医疗记录

B. 确保影像数据安全性
C. 数据内容不可随意更改
D. 当存储空间不足时可以删除部分数据内容
E. 对数据内容的修改应当留下修改痕迹

75. 临床信息系统的英文缩写是
    A. RIS   B. CIS
    C. HIS   D. LIS
    E. PACS

76. 质量保证体系的建立不包含
    A. 制订质量保证计划
    B. 实行管理工作的标准化、程序化
    C. 建立质量信息系统
    D. 成立组织机构
    E. 尽快程序化

77. 问题点"如何减少废片率"属于质量管理活动程序中的
    A. 题目的决定   B. 现状把握
    C. 原因分析   D. 对策的探讨
    E. 对策的实施

78. 一次写入光盘的容量为650兆,可存储图像约1250幅,那么一幅CT图像的大小约为
    A. 0.88兆   B. 0.76兆
    C. 0.64兆   D. 0.52兆
    E. 0.40兆

79. 不是标准影像必须遵守的规则的是
    A. 影像显示能满足诊断学要求
    B. 影像注释完整、无误
    C. 无任何技术操作缺陷
    D. 对检查部位之外的辐射敏感组织和器官加以屏蔽
    E. 影像诊断密度值范围应控制在2.0~2.5

80. 下列叙述中,错误的是
    A. 影像质量是对诊断的价值
    B. 管理是指导和控制各组织的相互协调活动
    C. 质量管理是指制订质量计划并为实现该计划所开展的一切活动的总和
    D. 质量管理包括QA和QC一切活动的全部过程
    E. TQM是指质量管理

81. 诊断X线照片影像的密度范围是
    A. 0.5~1.0   B. 0.5~2.0
    C. 0.2~2.0   D. 0.25~2.5
    E. 0.5~2.5

82. 患者,男性,35岁。肥胖,常酗酒。肝肋下一横指,肝区轻微压痛。影像表现如图,最可能的诊断为

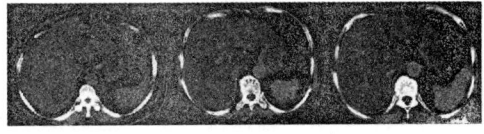

    A. 肝炎   B. 肝硬化
    C. 脂肪肝   D. 肝豆状核变性
    E. 肝含铁血黄素沉着

83. 患者,女性,68岁。B超查体无意发现肝内肿块。AFP阴性,无肝炎病史。CT增强扫描见图,最可能的诊断为

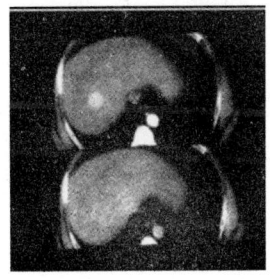

    A. 肝癌   B. 血管瘤
    C. 脓肿   D. FNH
    E. 肝硬化结节

84. 箭头8所指位置准确的解剖描述是

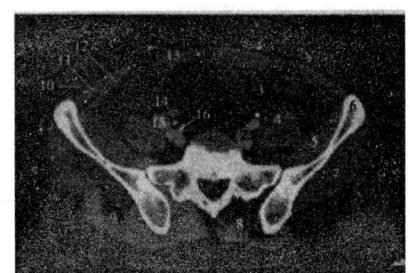

A. 肠系膜上动脉   B. 竖脊肌
C. 胰头   D. 下腔静脉
E. 腹主动脉

85. 患者，男性，81岁。CT检查诊断为脑膜瘤。关于脑膜瘤的影像表现，叙述错误的是
A. CT平扫呈等或略高密度肿块
B. 多以宽基与硬脑膜相连
C. 颅板侵犯引起骨质增生或破坏
D. CT增强扫描一般不强化
E. MRI检查常有脑膜尾征

二、共用备选答案单选题：以下试题中，每连续的2~3个试题使用相同五个备选答案，请从中选择为每道试题选择一个最佳答案。每个备选答案可能被选择一次、多次或不被选择。

(86~88题共用备选答案)
A. 影像增强器   B. 高压发生装置
C. 遮线器   D. 滤线器
E. X线管支架

86. 属于X线发生装置的是
87. 用于屏蔽不必要原发射线的装置是
88. 能够吸收摄影时人体产生的散射线的是

(89~91题共用备选答案)
A. 大脑镰   B. 中脑
C. 鞍上池   D. 垂体
E. 鼻咽

89. 位于断面前份中部，其前方有蝶窦的是
90. 经下颌颈的横断层，居断面中央的是
91. 经前连合的横断层，位居断面中央的是

(92~93题共用备选答案)
A. 3MP显示器   B. 1K显示器
C. 医用影像投影仪   D. 单头单屏显示器

E. 液晶显示器

92. 按照显示荧光屏的可显示像素数量分类的是
93. 采用"背光"原理，使用灯管作为背光光源的是

(94~95题共用备选答案)
A. T_1WI为低信号、T_2WI为低信号
B. T_1WI为高信号、T_2WI为高信号
C. T_1WI为高信号、T_2WI为低信号
D. T_1WI为低信号、T_2WI为高信号
E. T_1WI为等信号、T_2WI为高信号

94. 流动的血液MRI的表现为
95. 骨皮质、脑膜组织的MRI表现为

(96~98题共用备选答案)
A. 未见   B. 可见
C. 病变可见   D. 隐约可见
E. 清晰可见

96. 影像显示标准根据可见程度的表征，可分三级。解剖结构可探知，但细节未显示，只特征可见，符合
97. 影像显示标准根据可见程度的表征，可分三级。解剖结构的细节能清晰辨认，从而有助于作出准确的诊断，符合
98. 影像显示标准根据可见程度的表征，可分三级。解剖结构的细节可见，但不能清晰辨认，符合

(99~100题共用备选答案)
A. 大脑镰   B. 中脑
C. 鞍上池   D. 垂体
E. 鼻咽

99. 经半卵圆中心的横断层上，位居左右半球之间的是
100. 经视交叉的横断层中部可见

专业知识

一、单选题：以下每道考题有五个备选答案，请从中选择一个最佳答案。

1. 关于滤线栅特性的叙述，错误的是
 A. 栅密度 n 的单位是线/厘米
 B. 栅比增加，$f_1 \sim f_2$ 范围缩小
 C. n 小的滤线栅吸收散射线能力强
 D. 栅比（R）= 铅板的高度/铅板的间隔
 E. 栅比值越高，消除散射线作用越好

2. 与照片密度值成正比关系的是
 A. 照射量　　　　B. 摄影距离
 C. 被照体密度　　D. 被照体厚度
 E. 显影液的疲劳度

3. 关于CT成像过程的叙述，错误的是
 A. 计算机接受探测器输出的数字信号
 B. 计算机运算结果以数据量保存
 C. 计算机进行重建图像的运算
 D. 原始数据和图像数据存储到硬盘
 E. 保存图像数据可变换重建参数进行图像重建

4. 关于胶片的叙述，正确的是
 A. 胶片在 10~15℃保存
 B. 储存条件要标准
 C. 避免有害气体接触
 D. 防止压力效应的产生
 E. 有效期限为出厂 24 个月内

5. 照片密度值为 2.0 时对应的透光率是
 A. 10　　　　　　B. 1
 C. 1/10　　　　　D. 1/100
 E. 1/1000

6. 关于X线束、照射野的叙述，错误的是
 A. 摄影时照射野应尽量大
 B. X线管发射锥束X线束
 C. X线束有一定的穿透能力
 D. X线束中心部分的X线为中心X线
 E. X线束入射肢体曝光面大小称照射野

7. 关于X线影像放大的叙述，错误的是
 A. 放大率 M = S/G
 B. b 不变，焦－片距越大，M 越大
 C. X线摄影中焦－片距尽可能远
 D. X线摄影中被检体尽可能接近胶片
 E. 心脏测量 FFD 要在 200cm

8. 关于影响X线照片密度的因素，叙述错误的是
 A. 密度的变化与管电压的 n 次方成正比
 B. 感光效应与摄影距离的平方成反比
 C. 增感屏与胶片组合使用后照片密度大
 D. 密度随被照体的厚度、密度增高而增高
 E. 密度与照片的显影加工条件有密切关系

9. 关于照片锐利度的叙述，错误的是
 A. 照片上两个相邻X线吸收不同的组织影像
 B. 其影像界限的清楚明了程度称照片锐利度
 C. 亦即两部分影像密度的转变是逐渐的还是明确的程度
 D. 锐利度是模糊度的反义词
 E. 被照体越靠近胶片，影像越不锐利

10. X线照片影像的形成要素不包括
 A. 照片密度　　　B. 照片的感度
 C. 照片的对比度　D. 照片的锐利度
 E. 照片的颗粒度

11. 关于X线影像信息的传递，叙述错误的是
 A. 被照体作为信息源
 B. X线作为信息载体
 C. 经显影处理形成可见密度影像
 D. 第一阶段的信息传递取决于胶片特性
 E. X线诊断是X线影像信息传递与转换

的过程

12. 切线投影的目的是
    A. 减小放大   B. 提高对比
    C. 避免失真   D. 避免重叠
    E. 降低灰雾

13. 使用 0.05mm 超微焦点放大摄影,允许的最大放大率为
    A. 2 倍   B. 3 倍
    C. 4 倍   D. 5 倍
    E. 6 倍

14. 关于滤线栅栅比,叙述正确的是
    A. 栅比越大,透过的散射线越少
    B. 栅比为铅条宽度与其高度之比
    C. 栅比为铅条高度与其宽度之比
    D. 栅比为单位距离内铅条的数目
    E. 栅比表示单位体积中铅的重量大小

15. 关于 H = F×b/a = F×(M-1),叙述错误的是
    A. H 表示半影模糊
    B. F 表示焦点大小
    C. b 表示焦-肢距
    D. M 表示放大率
    E. M = 1 + 0.2/F

16. 使影像产生运动模糊的因素是
    A. 管电流大   B. 管电压低
    C. 肢-片距小   D. 显影时间长
    E. 肢体震颤

17. 能减少几何模糊的措施有
    A. 应用滤线栅   B. 曝光时屏气
    C. 缩小肢-片距 D. 短时间曝光
    E. 应用增感屏

18. 放大摄影比常规摄影曝光量增加,原因是
    A. 使用焦点小
    B. 照射野小
    C. 到达胶片散射线减少
    D. 焦-肢距远
    E. 肢-片距扩大,致透过射线衰减及扩散

19. 关于多能谱 X 线衰减变化,叙述错误的是
    A. 符合指数衰减规律
    B. 既有质的变化,也有量的变化
    C. 射线平均能量增加
    D. 总的光子数减少
    E. 射线出现硬化

20. 固定阳极 X 线管的代表容量是指
    A. 三相六管整流电路中,曝光时间为 1s 时能承受的最大负荷
    B. 单相全波整流电路中,曝光时间为 1s 时能承受的最大负荷
    C. 自整流电路中,曝光时间为 1s 时能承受的最大负荷
    D. 单相全波整流电路中,曝光时间为 0.1s 时能承受的最大负荷
    E. 三相九管整流电路中,曝光时间为 0.1s 时能承受的最大负荷

21. 影响 X 线机电源内阻的因素不包括
    A. 电源变压器容量
    B. 电源线材质
    C. 电源线截面积
    D. X 线机的功率
    E. 变压器到 X 线机的距离

22. 旋转阳极 X 线管定子的极数一般是
    A. 五极   B. 四极
    C. 三极   D. 二极
    E. 一极

23. 三相全波整流方式下,管电流平均值与峰值的比例是
    A. 1∶1   B. 1∶1.2
    C. 1∶1.5 D. 1∶2
    E. 1∶4

24. 半波整流方式下,管电流平均值与峰值的关系是

A. 1∶1　　　　　　B. 1∶1.2
C. 1∶1.5　　　　　D. 1∶2.3
E. 1∶3.14

25. 关于感光材料的感光性能，叙述错误的是
   A. 宽容度是产生密度 0.25～2.0 对应曝光量范围
   B. 胶片感光度为产生密度 1.0 所需曝光量倒数
   C. 反差系数为照片对比度与射线对比度之比
   D. 反差系数大，组织间影像锐利度高
   E. 反差系数大，宽容度大

26. CT 成像过程中需要测量体素的
   A. 体积　　　　　B. 质量
   C. 线性衰减系数　D. 密度
   E. 每千克电子数

27. 以 CT 值形式反映组织密度高低程度的是
   A. DR 影像　　　　B. DF 影像
   C. CT 影像　　　　D. CR 影像
   E. 直接照片影像

28. "部分容积效应"中的"部分容积"的含义是
   A. 被成像组织的面积
   B. 图像中所显示的像素数
   C. 相应大小的矩阵尺寸
   D. 该扫描层所包含的体素
   E. 包含所有像素的乘积

29. 下列叙述中，错误的是
   A. RMS 曲线——照片斑点
   B. HD 特性曲线——屏-片体系感度
   C. ROC 曲线——影像感兴趣区
   D. MTF——影像清晰度
   E. WS 曲线——影像颗粒度

30. 关于散射线的叙述，错误的是
   A. 增感屏感度越高，散射线越少
   B. 管电压高，散射线多
   C. 在一定厚度内，被照体越厚，散射线越多
   D. 照射野越大，散射线越多
   E. 滤线栅可很好地吸收散射线

31. 与散射线无关的因素是
   A. 照射野面积　　B. 被照体厚度
   C. 被照体体积　　D. 被照体移动
   E. 被照体组织密度

32. 高千伏摄影用管电压是指
   A. 40kV 以上管电压
   B. 60kV 以上管电压
   C. 80kV 以上管电压
   D. 100kV 以上管电压
   E. 120kV 以上管电压

33. 管电压在 90kV 摄影时，最低滤线栅的栅比应为
   A. 4∶1　　　　　B. 6∶1
   C. 8∶1　　　　　D. 10∶1
   E. 12∶1

34. X 线摄影条件不应考虑的因素是
   A. 管电压　　　　B. 管电流
   C. 焦-片距　　　 D. 曝光时间
   E. 投照角度

35. 滤线设备使用原则中，被检体厚度应超过
   A. 15cm　　　　　B. 16cm
   C. 17cm　　　　　D. 18cm
   E. 20cm

36. 属于激光相机成像胶片的是
   A. 盲色片　　　　B. 蓝敏片
   C. 直接反转胶片　D. 荧光电影胶片
   E. 氦氖激光型胶片

37. 关于自动冲洗机起动液的叙述，错误的是
   A. 中和剂常用冰醋酸
   B. 抑制剂常用溴化钾
   C. 保护剂常用无水硫酸钠

D. 使冲洗影像始终稳定

E. 降低显影液开始时的 pH

38. 水洗程度的检验，主要是检测从照片上流下来的水中有无
    A. 定影剂　　　　B. 保护剂
    C. 中和剂　　　　D. 坚膜剂
    E. 抑制剂

39. 关于自动冲洗机动态管理界限的叙述，错误的是
    A. 本底灰雾上限为 +0.03
    B. 中间密度（MD）界限为 ±0.10
    C. 密度差（DD）界限为 ±0.01
    D. MD 超出管理限制范围 ±0.15，加以纠正
    E. DD 超出管理限制范围 ±0.15，尚可冲洗照片

40. 胶片特性曲线的组成部分不包括
    A. 足部　　　　B. 直线部
    C. 肩部　　　　D. 曲线部
    E. 反转部

41. 关于显影液成分与作用的组合，叙述错误的是
    A. 显影剂——菲尼酮 – 海得
    B. 保护剂——无水亚硫酸钠
    C. 促进剂——醋酸
    D. 缓冲剂——偏硼酸钠
    E. 抑制剂——5 – 甲基苯并三唑

42. 显影的作用是
    A. 形成光密度影像　B. 形成潜影
    C. 形成显影中心　　D. 形成感光中心
    E. 形成灰雾中心

43. 不影响胶片水洗速率的是
    A. 定影液 pH　　B. 摄影条件
    C. 水洗温度　　D. 水洗流率
    E. 定影液的类型

44. 关于干式激光胶片的感光成像层，叙述错误的是

A. 感光物质占总重量的 0.75% ~15%

B. 非感光物质占 40% ~70%

C. 银离子还原剂占 0.2% ~5%

D. 黏合剂可使用天然树脂

E. 可以添加促进剂

45. 湿式激光打印机的构造不包括
    A. 激光扫描系统
    B. 胶片传输系统
    C. 信息传输与存储系统
    D. CRT 曝光控制系统
    E. 洗片机

46. 关于前瞻性心电门控，叙述错误的是
    A. 利用预先采集的心电图波形标定 R 波
    B. 目的是减小搏动伪影
    C. 目的是降低剂量
    D. 受检者心律不齐，在 75 次/分以上、CTA 时采用
    E. 冠脉 CTA 可用该技术

47. 颅脑增强 MRI 扫描一般在注射对比剂几分钟后开始行增强扫描
    A. 2 分钟　　　　B. 3 分钟
    C. 4 分钟　　　　D. 5 分钟
    E. 10 分钟

48. 关于阴性对比剂的特点，叙述错误的是
    A. 密度低　　　　B. 成本低
    C. 重量轻　　　　D. 原子量高
    E. X 线易穿过

49. 下列组合中，错误的是
    A. 硫酸钡——阳性对比剂
    B. 泛影葡胺——经肝脏排泄
    C. 碘化油——有机碘化物
    D. 优维显——可用于心血管造影
    E. 碘化钠——离子型对比剂

50. 软线摄影管电压的选择范围应是
    A. 25 ~40kV　　B. 45 ~60kV
    C. 65 ~80kV　　D. 85 ~100kV
    E. 105 ~150kV

51. 控制截断伪影的措施不包括
    A. 缩小采集矩阵
    B. 减小 FOV
    C. 过滤原始资料
    D. 变换相位和频率编码方向
    E. 改变图像重建的方法

52. MR 图像质量指标不包括
    A. 噪声   B. 分辨率
    C. 信噪比   D. 扫描时间
    E. 对比度

53. 与 MR 图像的信噪比无关的是
    A. 磁场强度   B. 像素大小
    C. 重复时间   D. 回波时间
    E. 患者体格大小

54. 多层螺旋 CT 重建预处理方法不包括
    A. 多层锥形束体层重建
    B. 扫描交叠采样的修正
    C. 扇形束重建
    D. Z 轴滤过长轴内插法
    E. 360 度线性内插

55. 多排螺旋 CT 的特点不包括
    A. 提高了 X 线利用率
    B. 扫描速度快
    C. 可以多参数成像
    D. 图像分辨率高
    E. 可以进行更薄层扫描

56. CT 扫描中常用的 FOV 是指
    A. 矩阵大小   B. 兴趣区
    C. 灰阶标尺   D. 扫描野
    E. 激光胶片的分辨力

57. 乳腺摄影主要利用 X 线的
    A. 生物效应   B. 光电效应
    C. 散射效应   D. 电子对效应
    E. 康普顿效应

58. 关于 X 线摄影条件选择的基本因素,叙述错误的是
    A. 基本因素之一是管电压的选择
    B. 要尽量减少移动造成的影像模糊
    C. 必须考虑管电压与 X 线照片形成的关系
    D. 管电压控制照片影像对比度
    E. 高电压摄影,信息量和细节可见度增大

59. 单位距离(1cm)内,所含铅条数称为
    A. 栅比   B. 栅焦距
    C. 栅密度   D. 铅容积
    E. 焦栅距离界限

60. 构成照片影像的几何因素是
    A. 密度   B. 对比度
    C. 锐利度   D. 颗粒度
    E. 失真度

61. 被照体与照片影像对比度相关因素有
    A. 原子序数、形状、密度
    B. 形状、密度、厚度
    C. 密度、厚度、颜色
    D. 原子序数、密度、厚度
    E. 原子序数、形状、厚度

62. 关于影像的放大率 $M = S/G = 1 + b/a$,叙述错误的是
    A. S 是被照体在胶片上的影像大小
    B. G 是被放大了的影像
    C. M 是放大率
    D. a 是焦 – 肢距
    E. b 是焦 – 片距

63. 可增加对比度的因素是
    A. 过度显影   B. 散射线多
    C. 本底灰雾大   D. 被检体太厚
    E. 使用滤线器

64. 关于滤线栅栅比与栅密度(n)的叙述,错误的是
    A. R 为滤线栅铅条高度与其间隔之比
    B. R 值越大,消除散射线作用越好
    C. R 是一无单位的数
    D. n 的单位是线/厘米

E. n 值越小，吸收散射线能力越强

65. 关于焦点分辨率的叙述，正确的是
    A. X 线管焦点小，分辨率就小
    B. X 线管焦点大，分辨率就大
    C. 焦点上线量分布为单峰时，分辨率大
    D. 焦点上线量分布为双峰时，分辨率大
    E. 焦点上线量分布为多峰时，分辨率最大

66. 患者，男性，58 岁。刺激性干咳伴痰中带血丝 1 个月，体检未发现特殊，考虑中央型肺癌可能。首选的检查方法是
    A. 胸片　　　　　B. 超声
    C. CT　　　　　　D. MRI
    E. DSA

67. 患儿，男孩，12 岁。左大腿远端疼痛、肿胀，伴活动障碍 1 个多月。查体：左大腿远端前份局部肿块样突起，质硬，表面皮温升高，伴浅静脉怒张。左股骨骨质破坏区邻近左膝关节，X 线显示骨质破坏止于骺线，此时放射科医生应
    A. 明确诊断骨质破坏范围在骺线近端
    B. 建议进一步行 CT 检查了解骺线有无破坏
    C. 建议进一步行 X 线体层摄影检查了解骨质破坏范围
    D. 建议对骺线区域进行活检了解有无破坏
    E. 建议进一步行 MR 检查了解骺线有无破坏

68. 患者，女性，45 岁。既往体健。突发昏迷半小时。查体：脉搏 65 次/分，血压 150/95mmHg，颈僵硬。该患者最可能的昏迷原因是
    A. 心脏源性　　　B. 肺源性
    C. 颅脑源性　　　D. 冠状动脉源性
    E. 肝脏源性

69. 患者，女性，26 岁。车床工，钢件加工中碎屑飞溅，突感左眼剧痛、视物模糊。患者首选的影像学检查为
    A. 眼眶 X 线片　　B. 眼球超声
    C. 眼部 CT　　　　D. 眼部 MRI
    E. 眼底血管造影

70. 患者，男性，63 岁。突发头痛，左半身不遂。CT 平扫：右侧基底节区肾形高密度影，边缘清晰，周围可见带状低密度影，CT 值 50～80HU，右侧侧脑室受压。患者治疗 7 天复查 MR，最可能表现为
    A. T_1WI 等信号，T_2WI 高信号
    B. T_1WI 和 T_2WI 呈等信号或低信号
    C. T_1WI 和 T_2WI 中心呈高信号，周围可见低信号环
    D. T_1WI 和 T_2WI 中心呈高信号，周围无低信号环
    E. T_1WI 和 T_2WI 中心信号略低，周围呈高信号

二、共用题干单选题：以下每道试题有 2～6 个提问，每个提问有五个备选答案，请选择一个最佳答案。

(71～73 题共用题干)

90°射频脉冲激发后，组织中将产生宏观横向磁化矢量，射频脉冲关闭后，由于主磁场的不均匀造成了质子群失相位，组织中的宏观横向磁化矢量逐渐衰减。到 TE/2 时刻，施加一个 180°聚相脉冲，质子群逐渐聚相位，组织中宏观横向磁化矢量逐渐增大；到了 TE 时刻，质子群得以最大程度聚相位，组织中宏观横向磁化矢量达到最大值，从此时刻开始，质子群又逐渐失相位，组织中的横向宏观磁化矢量又逐渐衰减。

71. 下列叙述中，正确的是
    A. 这是翻转恢复序列
    B. 所产生的回波称为自旋回波
    C. TE 称为翻转时间
    D. 相位发散时 MR 信号强
    E. MR 信号来自纵向磁化

72. 由 180°射频脉冲产生的信号是

A. 自由感应衰减信号
B. 自旋回波信号
C. 梯度回波信号
D. 质子密度信号
E. 弛豫加权信号

73. 该序列中90°脉冲的作用是
A. 产生失相位　　B. 产生横向磁化
C. 产生回波　　　D. 相位重聚
E. 翻转磁化矢量

(74~77题共用题干)

IP在X线下受到第一次激发时储存连续的模拟信息，在激光阅读仪中进行激光扫描时受到第二次激发而产生荧光，该荧光经高效光导器采集和导向，进入光电倍增管转换为相应强弱的电信号，然后进行增幅放大、模数转换成为数字信号。

74. CR成像过程中，IP将X线转化为
A. 可见光　　　B. 数字信号
C. 银离子　　　D. 电信号
E. 高能射线

75. CR成像时，将光信号转化为电信号的是
A. 非晶硒　　　B. 光电倍增管
C. 摄像机　　　D. IP
E. FPD

76. 不能将光信号转化为电信号的器件是
A. 非晶硒　　　B. 非晶硅
C. 光电二极管　D. 闪烁体
E. CCD相机

77. 关于CR的叙述，错误的是
A. CR将透过人体的X线影像信息记录于影像板（IP）上，而不是记录于胶片上
B. 影像的数字化信号经图像处理系统处理，可在一定范围内调节图像
C. CR的数字化图像信息可用磁带、磁盘和光盘长期保存
D. IP不能重复使用
E. IP上的潜影经激光扫描系统读取，并转换为数字信号

(78~80题共用题干)

关于CT的基本原理，请回答问题。

78. CT成像的物理源是
A. γ射线　　　B. X线
C. β射线　　　D. 中子射线
E. 紫外线

79. CT图像的基本特征是
A. 数字化和空间分辨率高
B. 体积信息和可多次重建
C. 数字化和体积信息
D. 体积信息和空间分辨率高
E. 数字化和可多次重建

80. CT图像的最小单位是
A. HU　　　　B. μm
C. nm　　　　D. 像素
E. 体素

(81~82题共用题干)

在某次实验时，测得骨骼的密度为0.3，测得其相邻肌肉组织的密度为1.5，二点间距1mm。

81. 该影像的锐利度为
A. 1.0　　　　B. 0.3
C. 1.5　　　　D. 1.2
E. -1.2

82. 关于影响锐利度的因素，叙述正确的是
A. 与对比度成反比
B. 与模糊值成正比
C. 二者间距越大，锐利度越大
D. 二者间距越大，影像边缘越模糊
E. 球管焦点越大，影像锐利度越大

(83~84题共用题干)

激光热敏成像是通过激光扫描在胶片上形成潜影，再经加热显影和降温定影形成照片影像。打印机组成和胶片结构都围绕此目的设计。

83. 激光热敏干式打印机结构中不包括

A. 操作系统
B. 热力打印头
C. 激光扫描系统
D. 胶片传送系统
E. 加热鼓显影系统

84. 激光热敏成像胶片结构中，不包括
   A. 片基
   B. 乳剂层
   C. 保护层
   D. 抗静电层
   E. 防反射层

(85~87题共用题干)

患者，女性，60岁。间歇性右上腹疼痛10年，疼痛向右肩放射，近一周再发右上腹疼痛。查体：右上腹可扪及10cm×8cm包块，张力高，局部压痛、反跳痛，腹肌紧张。行上腹部磁共振平扫及MRCP检查提示胆囊颈结石合并胆囊炎。

85. 关于磁共振检查，叙述错误的是
   A. MRI在中枢神经系颅脑、脊髓的应用最有优势
   B. MRI具有高空间分辨率的特点
   C. MRI对纵隔及肺门淋巴结肿大，占位性病变的诊断具有特别的价值
   D. MRI的流空效应可直观地显示主动脉瘤、动脉夹层等大血管疾病
   E. MR胆管水成像不需要造影剂即可达到造影目的

86. 磁共振的绝对禁忌证不包括
   A. 装有心脏起搏器
   B. 装有铁磁性或电子耳蜗
   C. 中枢神经系统的金属止血夹
   D. 妊娠3个月以后的孕妇
   E. 体内有人工关节

87. MRI水成像的优势是
   A. 使用的对比剂，不会引起过敏
   B. 创口小，损伤不大，易于受检者恢复
   C. 穿刺要求不高，对医护人员操作要求不高
   D. 获得多层面、多方位图像

E. 适应证较ERCP窄，但是属于无创检查

(88~90题共用题干)

通过控制层面选择梯度场和射频脉冲来完成MR图像层面和层厚的选择。在完成了层面选择后还必须进行层面内的空间定位编码。层面内的空间定位编码包括频率编码和相位编码。频率编码让来自不同位置的MR信号包含有不同的频率，采集到混杂有不同频率的MR信号后，通过傅里叶变换才能解码出不同频率的MR信号，而不同的频率代表不同的位置。在前后方向上施加了频率编码梯度场后，经傅里叶转换的MR信号仅完成了前后方向的空间信息编码，必须对左右方向的空间信息进行相位编码，才能完成层面内的二维定位。

88. 下列叙述中，正确的是
   A. 磁共振的空间定位由准直器完成
   B. 梯度场的强度与空间位置有关
   C. 梯度场的强度决定能取得的最小层厚
   D. 射频脉冲的频谱越宽，层厚越薄
   E. 实现空间定位，需要2组梯度

89. 磁共振利用下列哪种梯度进行层面选择时，可以减小层厚
   A. 梯度场不变，加宽射频脉冲带宽
   B. 梯度场减小斜率，加宽射频脉冲带宽
   C. 射频脉冲带宽不变，梯度场加大斜率
   D. 射频脉冲带宽不变，梯度场减小斜率
   E. 梯度场不变，增高射频脉冲频率

90. 频率编码是通过施加梯度场，使不同位置磁矢量的哪个指标不同而进行编码定位
   A. 频率
   B. 相位
   C. 权重
   D. 大小
   E. 层厚

(91~92题共用题干)

关于DSA设备X线管的设计，请回答下列问题。

91. DSA设备X线管一般有的焦点数是

A. 1个　　B. 2个
C. 3个　　D. 4个
E. 5个

92. 目前 DSA 设备最好的 X 线管壳的材料是
    A. 玻璃　　B. 有机玻璃
    C. 陶瓷　　D. 金属
    E. 金属陶瓷

(93～95题共用题干)

MR 图像的层厚是由层面选择梯度场强和射频脉冲的带宽来决定的。在二维图像中，层厚和层间距对 MR 图像质量和采集速度有密切的关系。

93. 关于 MR 图像层厚，叙述不正确的是
    A. 层厚越厚，图像的空间分辨率越低
    B. 层厚越厚，图像的信噪比越高
    C. 层厚越厚，每个器官采集的层数越少
    D. 层厚越厚，采集图像时间缩短
    E. 层厚越厚，被激发的质子数越少

94. 关于 MR 图像层厚，叙述正确的是
    A. 低场强机多采用小于 5mm 层厚
    B. 层厚设置与受检脏器大小无关
    C. 层厚设置与病灶大小无关
    D. 三维采集模式大大提高图像信噪比
    E. 高场强机多采用大于 5mm 层厚

95. 层间距增大后，不会带来的影响是
    A. 层间干扰减少
    B. 采集层数减少
    C. 图像在层面方向的空间分辨率降低
    D. 信噪比提高
    E. 可能会遗漏小病灶

(96～98题共用题干)

医用胶片属于银盐感光材料中的一种，其种类可归纳为四大类别，结构和适用范围均不相同，实际应用中应该正确选择。

96. 采用双面乳剂层的医用胶片是
    A. 氦氖激光片
    B. 荧光缩影胶片
    C. CRT 图像记录胶片
    D. 扁平颗粒感绿胶片
    E. 乳腺摄影用正色胶片

97. 扁平颗粒胶片又称
    A. 感蓝胶片　　B. 感绿胶片
    C. 氦氖激光片　　D. 红外激光片
    E. 乳腺摄影用正色胶片

98. 属于医用特种胶片的是
    A. 直接反转胶片
    B. 荧光电影胶片
    C. 扁平颗粒胶片
    D. 干式相机成像胶片
    E. 乳腺摄影用正色胶片

(99～100题共用题干)

在 X 线摄影中，将滤线栅置于胶片与肢体之间，焦点到滤线栅的距离与滤线栅焦距相等，并使 X 线中心线对准滤线栅中心线。使用滤线栅摄影时，冲洗后的照片有的中心有密度而两侧无密度；有的一边高密度，另一边低密度。

99. 下列叙述中，正确的是
    A. 栅比越大，消除散射线能力越差
    B. 栅密度越大，消除散射线能力越差
    C. 曝光量倍数越小越好
    D. 滤线栅反置时两侧密度高，中间密度更高
    E. 滤线栅不能改善影像对比度

100. 下列叙述中，错误的是
    A. 可能使用的是聚焦式滤线栅
    B. 可能是滤线栅反置了
    C. 可能是滤线栅双重偏离
    D. 密度变化可能是栅切割效应所致
    E. 密度变化与滤线栅无关

专业实践能力

一、单选题：以下每道考题有五个备选答案，请从中选择一个最佳答案。

1. 颈椎俯卧斜位摄影，中心线应
   A. 向足侧倾斜 10°　B. 向头侧倾斜 10°
   C. 向足侧倾斜 20°　D. 向头侧倾斜 20°
   E. 垂直投射

2. 泌尿系造影检查不包括
   A. 逆行肾盂造影　B. 膀胱及尿道造影
   C. 腹膜后充气造影　D. 髂总动脉造影
   E. 肾动脉造影

3. 下列组合中，错误的是
   A. 视神经孔——Rhese's
   B. 内听道——Schüller's
   C. 上颌窦——Water's
   D. 眼眶——Caldwell's
   E. 乳突——Mayer's

4. 胸部照片中，可同时观察心房、心室、大血管的最佳体位是
   A. 胸部正位　B. 胸部左侧位
   C. 右前斜位　D. 左前斜位
   E. 胸部右侧位

5. 膝关节髁间凹后前位片，髁间凹呈
   A. 正位投影　B. 侧位投影
   C. 斜位投影　D. 轴位投影
   E. 切线位投影

6. 心脏摄影，曝光时间确定的依据是
   A. 心脏大小　B. 心脏形态
   C. 心脏射血量　D. 心搏幅度与速度
   E. 心脏大血管粗细

7. 膝关节平片检查不能显示
   A. 膝关节间隙　B. 股骨远端
   C. 胫骨近端　D. 髁间隆起
   E. 半月板

8. 喉部的 CT 扫描范围应该是
   A. 舌骨平面向下至环状软骨下缘
   B. 会厌部向下至主动脉弓上缘
   C. 口咽部向下至胸骨柄上缘
   D. 第三颈椎上缘至第七颈椎下缘
   E. 声门上方向下至声门下方

9. 耳部 CT 横断面扫描的基线通常有两条，它们是
   A. 听眦线、听眶线　B. 听眦线、听眉线
   C. 听眶线、听眉线　D. 听鼻线、听眦线
   E. 听鼻线、听眉线

10. 关于垂体冠状位 CT 扫描技术，叙述错误的是
    A. 患者仰卧，采用颏顶位
    B. 患者俯卧，采用顶颏位
    C. 垂体扫描层厚为 2mm，层距为 2mm
    D. 机架倾斜角度使 X 射线与听眉线垂直
    E. 垂体扫描前方达前床突根部、后方达鞍背

11. 胸部连续扫描，个别层面 CT 图像出现重复，常见的原因是
    A. 操作有误　B. 设备故障
    C. 床动错误　D. 呼吸运动
    E. 心脏搏动

12. 腰椎椎间盘定位相扫描，X 线球管的位置应该位于
    A. 12 点钟位置　B. 6 点钟位置
    C. 8 点钟位置　D. 4 点钟位置
    E. 9 点钟位置

13. 眼眶 CT 扫描骨组织图像显示的窗宽、窗位分别是
    A. W 3500～5500HU、C 800～1000HU
    B. W 1500～2000HU、C 350～500HU
    C. W 150～250HU、C 30～60HU
    D. W 500～800HU、C 30～60HU
    E. W 1500～2500HU、C 300～600HU

14. 不是CT扫描方法的是
    A. 增强扫描   B. 目标扫描
    C. 动感扫描   D. 普通扫描
    E. 重叠扫描

15. 注射对比剂后，肝脏的密度提高，其CT值一般可提高
    A. -10~20HU   B. 1~10HU
    C. 20~30HU   D. 60~80HU
    E. 80~150HU

16. 关于CT增强扫描的叙述，错误的是
    A. 经静脉内注入对比剂后的CT扫描
    B. 目的是使血管增强和增强组织与病灶间的密度差
    C. 发现平扫难以发现的小病灶、等密度灶或显示不清的病灶
    D. 对比剂用量一般按2.0~5.0ml/kg计算，儿童用量酌减
    E. 常用注射方法有团注法和静脉快速滴注法

17. CT质量控制测试水模中，常用的直径20cm水模代表成人人体相应的部位是
    A. 胸部   B. 腹部
    C. 上肢   D. 下肢
    E. 头部

18. 关于眼和眼眶CT扫描技术，叙述错误的是
    A. 横断面扫描或冠状面扫描
    B. 层厚8~10mm
    C. 增强扫描对比剂用量60~100ml
    D. 注射对比剂后延迟50秒
    E. 冠状面扫描范围从眼球前部至海绵窦

19. 不属于登记室职责范围内的工作是
    A. 审查申请单
    B. 安排检查时间
    C. 填写片袋和做索引
    D. 给患者检查须知并做好解释工作
    E. 给胸腹检查患者作呼吸训练

20. X线中的最短波长指的是
    A. 电子接近原子核减速，丢失能量转换的X线光子
    B. 电子击脱核内层电子，外层电子跃迁释放的X线光子
    C. 电子与核外电子相碰，丢失能量转换的X线光子
    D. 电子与原子核碰撞，全部能量转换的X线光子
    E. 电子穿透原子与另外原子核作用，丢失能量转换的X线光子

21. 哪项不是心脏大血管MRA的技术要点
    A. 心脏大血管MRA通常采用CE-MRA
    B. 适应证：先天性心脏病，主动脉瘤和主动脉夹层等
    C. 线圈可用体线圈或体部相控阵体部线圈
    D. 采用3D-FLASH或3D-FISP序列
    E. 扫描技术一般取矢状面扫描

22. 下列哪种情况不能做MRI检查
    A. 非金属避孕环
    B. 患者体格大
    C. 妊娠超过3个月
    D. 装有铁磁性或电子耳蜗者
    E. 体内有瓷类材料

23. 关于喉正位体层的叙述，错误的是
    A. 可用于检查声门上、下区
    B. 可取仰卧位或俯卧位
    C. 做深呼吸运动摄片
    D. 喉结节前缘皮肤内2cm为起始层
    E. 层间距一般为0.5cm

24. 关于MR脊髓造影（MRM）技术应用，叙述错误的是
    A. 3D-多层薄层HASTE序列
    B. 线圈同脊柱MRI
    C. 扫描序列为单次屏气3D块重T_2WI-TSE
    D. 先行脊椎MRI常规检查，根据平扫图像，定位做MRM检查

E. 后处理作最大强度投影（MIP）重建

25. 关于MRI心肌灌注成像技术要点，叙述错误的是
    A. 适应证为冠心病心肌缺血
    B. 手推或高压注射器注射对比剂，训练患者屏气
    C. 线圈用体线圈或体部相控阵体部线圈
    D. 选取兴趣区及对照区，统计120次扫描的相应信号，并作动态分析时间-强度曲线
    E. 图像后处理应用动态分析功能

26. 关于肺部及纵隔MRI扫描技术，叙述错误的是
    A. 相关准备：安装心电门控或周围门控
    B. 线圈：用体部相控阵线圈、体线圈
    C. 扫描技术：常规做横断及斜冠状方位，必要时做矢状位
    D. 多采用快速序列屏气采集，或采用呼吸门控技术采集
    E. 使用心电门控或周围门控技术，是为了使除了血管以外的不同种组织之间形成良好对比

27. 关于脊柱与脊髓MRI检查技术，叙述错误的是
    A. 胸椎MRI，常规在靠近胸椎前加局部饱和
    B. 相关准备：去除身上所有的金属物品
    C. 颈椎MRI，对颈左右应加局部饱和
    D. 线圈：用脊柱表面线圈
    E. 全脊柱扫描应用全脊柱表面线圈，在脊柱前设置预饱和带

28. 肝、胆、脾MRI扫描技术不包括
    A. 腹部增强扫描一般采用动态增强扫描
    B. 增强扫描成像序列为2D-FLASH-FS
    C. 线圈：用体部相控阵体部线圈、体线圈
    D. 将呼吸门控感应器安放在上腹正中
    E. 检查前空腹12小时以上，训练患者屏气

29. 不属于MR水成像技术的是
    A. 胆胰管成像（MRCP）
    B. MR尿路成像（MRU）
    C. MR脊髓成像（MRM）
    D. MR尿道成像
    E. MR内耳迷路成像

30. 关于颅脑MRI检查技术，叙述错误的是
    A. 相位编码方向：矢状位取前后方向
    B. 层厚4~8mm，层间距取层厚的10%~50%
    C. 相位编码方向：冠状位取左右方向
    D. 相位编码方向：横断位取前后方向
    E. 线圈：用头部正交线圈

31. 与选择性冠状动脉造影技术无关的是
    A. 常规选用50%~60%离子型或非离子型对比剂
    B. 选用Judkins导管
    C. 在升主动脉下段寻找右冠状动脉
    D. 股动脉或桡动脉穿刺插管
    E. 在主动脉窦壁寻找左冠状动脉

32. 胸部DSA检查不能放置导管的血管是
    A. 下腔静脉　　B. 肋间动脉
    C. 肺动脉　　　D. 主动脉
    E. 支气管动脉

33. 关于右心房、右心室及肺动脉造影技术，叙述错误的是
    A. 插入5~7F右心造影导管
    B. 经股动脉穿刺
    C. 常规选用50%~60%离子型或非离子型对比剂
    D. 插管过程中，应密切观察心电变化、血压及其他生命体征指标
    E. 造影体位：心脏摄影常用体位有正位、侧位

34. DSA检查术前准备不包括
    A. 碘过敏和麻醉药过敏试验
    B. 穿刺部位备皮

C. 术前4小时禁食
D. 儿童及昏迷者施行全身麻醉
E. 凝血时间、血小板计数

35. MR水成像技术不包括
A. 对体内所有含液体的结构成像
B. MR水成像又称液体成像
C. 在重T_2WI上泪水等流动缓慢或相对静止的液体均呈高信号
D. MR成像技术包括MR胆胰管成像（MRCP）、MR尿路成像（MRU）、MR脊髓成像等
E. 长T_2静态或缓慢流动液体呈高信号

36. 关于脾脏CT扫描技术的叙述，错误的是
A. 能区分良恶性肿瘤
B. 采用软组织扫描模式
C. 患者平静呼气后屏住呼吸
D. 检查前半小时口服阴性对比剂
E. 扫描范围自膈面向下扫完整个脾脏

37. 不属于CT扫描注意事项的是
A. 认真阅读审查申请单
B. CT室应配备常规急救器械和药品，在患者发生对比剂过敏或其他意外情况时急救
C. 根据病情的轻、重、缓、急和本部门的工作情况合理安排患者的检查时间
D. 根据病变部位、病变性质和临床要求确定扫描参数
E. 不合作患者，拒绝CT扫描

38. 胸骨体表标志自上而下排列为
A. 胸骨角－胸骨柄－颈静脉切迹－剑突
B. 胸骨柄－胸骨角－颈静脉切迹－剑突
C. 颈静脉切迹－胸骨柄－胸骨角－剑突
D. 颈静脉切迹－胸骨角－胸骨柄－剑突
E. 颈静脉切迹－胸骨柄－剑突－胸骨角

39. 在DSA中，哪项不需采用较低的对比剂流率
A. 动脉硬化   B. 广泛夹层动脉瘤
C. 脑出血   D. 室壁瘤

E. 肝血管瘤

40. 发生针刺事故时，术者首先应进行
A. 消毒   B. 注射疫苗
C. 快速清洗   D. 包扎
E. 不予以处理

41. 关于CT椎体扫描的叙述，正确的是
A. 腰椎：使用腿垫，层厚/层距2mm
B. 颈椎椎间盘：增强扫描
C. 腰椎椎间盘：层厚/层距3mm
D. 椎体骨窗：W500，C1500
E. 胸椎椎间盘：层厚/层距10mm

42. 胆囊CT检查口服碘番酸，通常服用时间是
A. 检查前30分钟
B. 检查前2~3小时
C. 检查前8~10小时
D. 检查前12~14小时
E. 检查前24小时

43. CT值最高的组织（物质）是
A. 水   B. 脂肪
C. 血液   D. 凝血
E. 甲状腺肿

44. 怀疑颅内钙化灶患者的首选摄影体位是
A. 头颅正位   B. 头颅侧位
C. 头颅轴位   D. 头颅切线位
E. 头颅半轴位

45. 下颌关节摄影检查的常规体位是
A. 正位   B. 侧位
C. 轴位   D. 斜位
E. 切线位

46. 诊断神经根型颈椎病最有意义的摄影体位是
A. 颈椎开口位 B. 颈椎双斜位
C. 颈椎过伸位 D. 颈椎正位
E. 颈椎过屈位

47. 不被人体组织吸收的对比剂是
A. 空气   B. 氧气

C. 硫酸钡　　　　　　D. 碘番酸

E. 泛影葡胺

48. 能将上颌骨、下颌骨、颞颌关节及全口牙齿同时显示，为颞颌关节的骨折骨病提供重要信息的是

   A. 根尖片

   B. 咬翼片

   C. 咬合片

   D. 全景曲面体层摄影

   E. 头颅正位片

49. 膝关节侧位摄影，中心线应对准

   A. 髌骨下缘与腘窝折线之中点

   B. 髌骨下后缘

   C. 髌骨中点

   D. 髌骨上缘

   E. 髌骨下缘

50. 下列组合中，正确的是

   A. 腕关节正位——前后向

   B. 髋关节正位摄影——足尖外旋

   C. 腰椎正位摄影——双膝要伸展

   D. 第1、2颈椎摄影——开口位

   E. 消化道急腹症摄影——卧位

51. 不宜用腹部仰卧前后位摄影的是

   A. 观察腹部异物

   B. 观察泌尿系结石

   C. 观察造影显示

   D. 观察腹部钙化

   E. 观察肠梗阻气液平面

52. DSA检查和治疗时，医务人员被患者感染的主要原因是

   A. 患者的血液飞溅到皮肤

   B. 血液溅到伤口

   C. 患者血液飞溅到眼睛

   D. 患者体液飞溅到口腔黏膜

   E. 被针刺

53. 颅骨局部凹陷性病变应选用的摄影体位是

   A. 侧位　　　　　　B. 正位

   C. 切线位　　　　　D. 半轴位

   E. 梅氏位

54. 下列造影中，对比剂的引入方式属生理排泄的是

   A. 胃肠道钡餐造影

   B. 逆行肾盂造影

   C. 口服胆囊造影

   D. 腹膜后充气造影

   E. 颈内动脉造影

55. 疑有肺尖处病变应选择的摄影位置是

   A. 胸部前弓位　　　B. 胸部后前位

   C. 胸部斜位　　　　D. 胸部侧位

   E. 胸部点片

56. 关于乳腺摄影的注意事项，叙述错误的是

   A. 采用近距离摄影

   B. X线照片应有上、下、左、右标记

   C. 曝光时，乳腺皮肤应平坦，乳头呈切线位

   D. 因乳腺均为软组织，故不需加压摄影

   E. 应屏气曝光

57. 瘘管检查可用的对比剂是

   A. 医用硫酸钡　　　B. 碘油

   C. 泛影葡胺　　　　D. 碘海醇

   E. 碘佛醇

58. 解决三维组织影像重叠的基本方法是

   A. 切线摄影　　　　B. 软线摄影

   C. 放大摄影　　　　D. 多方向摄影

   E. 高千伏摄影

59. 心脏摄影体位为

   A. 右侧位　　　　　B. 仰卧前后位

   C. 仰卧前斜位　　　D. 站立后前位

   E. 仰卧左侧位

60. 颈椎右前斜位摄影观察的是

   A. 右侧椎间孔　　　B. 左侧椎间孔

   C. 右侧横突孔　　　D. 左侧横突孔

   E. 椎孔

61. 患者，女性，25岁。Fallot 四联症包括一组复杂的心血管畸形，其中不包括
    A. 右心室肥厚
    B. 肺动脉狭窄
    C. 房间隔缺损
    D. 室间隔缺损
    E. 主动脉骑跨

62. 患者，女性，78岁。行 CT 检查考虑中心型肺癌的可能性大。关于中心型肺癌的继发征象，叙述正确的是
    A. 肺大泡
    B. 肺不张
    C. 胸膜粘连
    D. 脐征
    E. 分叶征

63. 在正位胸部 X 线片上，青年、儿童右心缘上部为
    A. 上腔静脉
    B. 无名动脉
    C. 升主动脉
    D. 右心房
    E. 奇静脉

64. 患儿，女孩，5岁。不慎摔倒，腕部受损严重，行腕部 X 线检查，最可能是哪种结果
    A. 豆状骨撕脱骨折
    B. 月状骨骨折
    C. 头状骨月状骨后脱位
    D. 舟状骨骨折
    E. 月状骨脱位

65. 星形细胞瘤的 MRI 信号特点为
    A. T_1WI 呈低或混杂信号，T_2WI 呈均匀或不均匀性高信号
    B. T_1WI 呈高信号，T_2WI 呈高信号
    C. T_1WI 呈低信号，T_2WI 呈低信号
    D. 恶性程度越高，T_1 和 T_2 值越短
    E. 恶性程度越高，囊壁和壁结节强化越不明显

二、共用题干单选题：以下每道试题有 2~6 个提问，每个提问有五个备选答案，请选择一个最佳答案。

(66~69题共用题干)

患者，男性，20岁。足球赛后右膝关节疼痛，行走时交锁。体检：右膝关节肿胀，外侧压痛明显。

66. 下列哪项影像学检查最有助于诊断
    A. MRI
    B. 血管造影
    C. CT
    D. X 线平片
    E. 立体摄影

67. 最有助于进一步诊断和治疗的是
    A. 手术探查
    B. 专家体检
    C. 放射性核素扫描
    D. 穿刺活检
    E. 关节镜

68. 本病最可能损坏的结构是
    A. 髋骨
    B. 髌骨
    C. 半月板
    D. 股骨颈
    E. 肌肉

69. 膝关节的组成不包括
    A. 髌骨
    B. 距骨滑车
    C. 胫骨上端
    D. 髁间隆起
    E. 股骨内、外髁

(70~71题共用题干)

患者，男性，73岁。腹部疼痛，疑诊腹主动脉瘤，行 CT 检查。

70. 血管成像最有效的方法或技术为
    A. 采用团注跟踪法
    B. 小剂量对比测试法
    C. 延迟时间 45~50 秒
    D. 加大对比剂量到 2.5ml/kg
    E. 对比剂线团注后静脉点滴

71. 下列后处理方法中，能立体显示血管情况的是
    A. SSD
    B. MPR
    C. MIP
    D. VRT
    E. VE

(72~75题共用题干)

患者，女性，45岁。骑电动车避让汽车时不慎摔倒，活动受限，经急诊入院。查体：右小腿皮肤破损，右踝及右膝关节活动受限。

72. 患者首选的影像学检查方法为
    A. 右小腿 X 线检查

B. 右小腿 CT 检查
C. 右小腿 MR 检查
D. 右小腿 DSA 检查
E. 右小腿超声检查

73. 若患者可疑交叉韧带损伤,则进一步检查应选择
    A. 右小腿 X 线片
    B. 右小腿 CT 检查
    C. 右小腿 MR 检查
    D. 右小腿 DSA 检查
    E. 右小腿超声检查

74. 若患者可疑右膝关节撕脱骨折,则进一步检查应选择
    A. 右小腿 X 线片
    B. 右小腿 CT 检查
    C. 右小腿 MR 检查
    D. 右小腿 DSA 检查
    E. 右小腿超声检查

75. 关于该患者检查原则,叙述错误的是
    A. 包括膝关节
    B. 包括踝关节
    C. 包括胫腓骨正侧位
    D. 包括右小腿周围软组织
    E. 检查左小腿以对比

(76~77 题共用题干)

患儿,男孩,6 岁。临床需查骨龄。

76. 应首先选摄何部位 X 线片
    A. 踝关节正位   B. 膝关节正位
    C. 肩关节正位   D. 肘关节正位
    E. 腕关节正位

77. 若摄腕部正位片,正常情况下不能显示的腕骨为
    A. 三角骨   B. 钩骨
    C. 头状骨   D. 月骨
    E. 豆骨

(78~79 题共用题干)

患者,男性,65 岁。2 小时前不慎摔伤,左侧臀部疼痛,不能行走。查体:局部压痛明显,畸形,活动障碍,左脚短缩,建议行 X 线检查,排外左股骨颈骨折。

78. 股骨粉碎性骨折,侧位摄影首选的体位是
    A. 蛙式位   B. 谢氏位
    C. 侧卧侧位   D. 仰卧水平侧位
    E. 俯卧水平侧位

79. 髋关节正位中心线应对
    A. 股动脉搏动点下 5cm
    B. 股动脉搏动点上 5cm
    C. 双侧髂前上棘连线中点
    D. 双侧髂嵴连线中心
    E. 股动脉搏动点

(80~84 题共用题干)

MRI 扫描显示韧带及关节软骨清晰,人体各关节显示良好。

80. 关于肩关节 MR 扫描,叙述错误的是
    A. 患者仰卧或斜侧卧位,头先进,双手置于身体两侧,掌心向下
    B. 扫描方位为横断面、斜冠状面和斜矢状面
    C. 肩关节为偏中心扫描,实际措施使肩关节在成像中心才能获得最大信号
    D. 扫描范围覆盖肩关节及其附着软组织
    E. 序列以 PD-fs、T_2WI-fs 为主

81. 关于肘关节 MR 扫描,叙述错误的是
    A. 关节正交线圈/柔性线圈/体部或心脏矩形相控阵线圈
    B. 平扫横断面 T_2WI-fs,T_1WI,范围上自肱骨干骺端,下达桡骨结节
    C. 平扫斜冠状面 PDWI/T_2WI-fs,T_1WI
    D. 增强扫描序列为 PDWI
    E. 增强扫描可手推静脉注射造影剂

82. 关于髋关节 MR 扫描,叙述错误的是
    A. 关节正交线圈
    B. 定位中心对准耻骨联合上 2cm
    C. 平扫横断面 PDWI/T_2WI-fs,T_1WI 和冠状面 PDWI/T_2WI-fs
    D. 附加矢状面 T_2WI-fs

E. 增强扫描可手推静脉注射造影剂

83. 关于骶髂关节 MR 扫描，叙述错误的是
   A. 体部/心脏矩形相控阵线圈
   B. 定位中心对准耻骨联合上缘
   C. 增强扫描序列为 T_1WI-FS
   D. 辅助优化技术可采用流动补偿、相位编码过采样
   E. 增强扫描可手推静脉注射造影剂

84. 关于膝关节 MR 扫描，叙述错误的是
   A. 关节正交线圈/柔性线圈/体部或心脏矩形相控阵线圈
   B. 被检侧膝关节屈曲 10°～15°
   C. 定位中心对准髌骨下缘
   D. 斜矢状面与股骨内侧髁内缘平行
   E. 怀疑半月板再次撕裂、关节软骨病变可行膝关节 MRI 造影

(85～88 题共用题干)

患者，男性，45 岁。肝区疼痛 1 个月，CT 平扫示右半肝占位，拟行增强扫描定性诊断，患者碘过敏试验阳性。

85. 关于肝、胆、脾 MR 检查，叙述错误的是
   A. 适用于肝、胆、脾的肿瘤性病变
   B. 对于肝内弥漫性病变诊断意义不大
   C. 对于胆道肿瘤诊断具有较大价值
   D. 对于脾肿瘤、囊肿及先天发育异常有一定价值
   E. 可行增强多期扫描

86. 关于肝、胆、脾 MR 扫描，叙述错误的是
   A. 采用相控阵体部线圈
   B. 应用呼吸门控
   C. 定位线中心为剑突下
   D. 3plan——横、冠、矢状位定位成像
   E. 常规序列为 $T_2WI-FS-$呼吸门控采集、T_2WI-单激发闭气采集

87. 关于肝、胆、脾 MR 增强扫描，叙述错误的是

   A. 常用于平扫不能定性者
   B. 用于碘过敏不能行 CT 增强检查者
   C. 一般采用动态增强扫描
   D. GD-DTPA 造影剂注入速度 2～3ml/s
   E. 注射后延迟 15～20 秒开始扫描，一般连续扫描 3～4 次

88. 关于 MRCP 扫描，叙述错误的是
   A. 适用于胆道系统病变
   B. 适用于上消化道手术改建者
   C. 空腹 8 小时
   D. 为缩短扫描时间，一般采用短 TR、短 TE
   E. 多激发或单激发-多层薄层扫描序列需将原始图像作 MIP 重建

(89～90 题共用题干)

关于腹部摄影要点，请回答以下问题。

89. 肾、输尿管及膀胱前后位摄影的要点是
   A. 受检者俯卧于摄影床上，下肢伸直，人体正中矢状面垂直台面并与台面中线重合，两臂置于身旁或上举
   B. 照射野上缘包括横膈，下缘包括耻骨联合下缘
   C. 正常呼吸曝光
   D. 深吸气后屏气曝光
   E. 深呼气后屏气曝光

90. 腹部立位前后位摄影的要点是
   A. 受检者站立，背部贴近摄影架探测器面板，双上肢自然下垂稍外展
   B. 人体冠状面与摄影架探测器垂直，并与探测器中线重合
   C. 照射野上缘包括横膈，下缘包括耻骨联合下缘
   D. 源-像距离（SID）为 70cm
   E. 深吸气后屏气曝光

(91～92 题共用题干)

颈部 CT 检查一般需要增强扫描，请回答以下问题。

91. 关于颈部 CT 检查，叙述正确的是
   A. 采用较高的枕头防止患者增强扫描后

出现喉头水肿，导致呼吸困难

B. 通常采用仰卧位头先进

C. 扫描范围从第7颈椎到下颌角区域

D. 无需重建薄层图像

E. 增强扫描通常从注射对比剂起延时50s进行扫描

92. 关于颈部CT中增强扫描的优势，叙述错误的是

　　A. 可区分颈部淋巴结与颈部血管

　　B. 更加明确病变的侵犯范围

　　C. 更有利于病灶的定性

　　D. 更有利于病灶的定位

　　E. 更有利于显示毛细血管

(93~95题共用题干)

患者，男性，56岁。右腰腿痛2个月，加重5天，直腿抬高试验及加强试验阳性，左趾背伸肌力减弱。

93. 椎间盘扫描时，机架倾斜角度为

　　A. 与椎间隙平行

　　B. 与椎间盘垂直

　　C. 与椎体成45°

　　D. 与椎体垂直

　　E. 与椎间盘成15°

94. 腰椎前后位的中心线入射点是

　　A. 胸骨剑突

　　B. 脐上3cm

　　C. 脐

　　D. 脐下3cm

　　E. 髂前上棘连线中点

95. 观察椎间孔应加摄

　　A. 侧位　　　　B. 斜位

　　C. 轴位　　　　D. 过伸位

　　E. 过曲位

(96~97题共用题干)

某患者外伤，临床怀疑椎弓峡部断裂。

96. 为诊断椎弓峡部断裂，正确的摄影体位是

　　A. 腰椎正位　　B. 腰椎侧位

　　C. 腰椎双斜位　D. 腰骶部斜位

　　E. 腰骶部侧位

97. 照片显示的是哪一侧的椎弓峡部

　　A. 左侧

　　B. 右侧

　　C. 靠近摄影台面侧

　　D. 远离摄影台面侧

　　E. 双侧

(98~100题共用题干)

CT图像中与被扫描组织结构无关的异常影像称为伪影。

98. 产生伪影的原因不包括

　　A. 设备原因

　　B. 患者运动

　　C. 患者被检部位金属异物

　　D. 扫描条件不当

　　E. 工作人员操作失误

99. 不属于来自患者原因的伪影的是

　　A. 运动伪影

　　B. 线束硬化伪影

　　C. 部分容积效应伪影

　　D. 周围间隙效应伪影

　　E. 交叠混淆伪影

100. 不属于扫描条件不当而产生的伪影是

　　A. 线束硬化伪影　B. 条纹伪影

　　C. 杯状伪影　　　D. 角度伪影

　　E. 帽状伪影

全国卫生专业技术资格考试通关宝典

放射医学技术（师）资格考试全真模拟试卷与解析

模拟试卷（四）

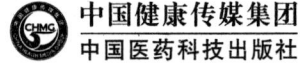

中国健康传媒集团
中国医药科技出版社

基础知识

一、单选题：以下每道考题有五个备选答案，请从中选择一个最佳答案。

1. 连接中耳和咽部的管道是
   A. 蜗管　　　　B. 咽鼓管
   C. 前庭阶　　　D. 鼓阶
   E. 鼓室

2. 关于脊柱的解剖特征，叙述错误的是
   A. 下颈椎比上胸椎稍宽
   B. 胸椎椎体自上而下逐渐变宽
   C. 第1骶椎最宽
   D. 第3腰椎最窄
   E. 第1骶椎以下变窄

3. 关于神经组织的叙述，错误的是
   A. 树突是神经元功能活动的中心
   B. 神经元分为胞体、突起两部分
   C. 胞体的细胞质称为核周质
   D. 神经元是高度分化和具有传导信息作用的细胞
   E. 神经组织由神经元和神经胶质细胞组成

4. 肾实质与肾门之间的间隙为
   A. 肾皮质　　　B. 肾锥体
   C. 肾乳头　　　D. 肾窦
   E. 肾柱

5. 关于血液流经路径的组合，叙述错误的是
   A. 冠状静脉——冠状窦——左心房
   B. 左心房——二尖瓣——左心室
   C. 右心房——三尖瓣——右心室
   D. 左心室——主动脉瓣——主动脉
   E. 肺动脉——毛细血管——肺静脉

6. 下列组合中，错误的是
   A. 消化系统——由消化管和消化腺组成
   B. 消化系统——消化食物
   C. 消化系统——分泌激素
   D. 消化系统——排出食物残渣

   E. 消化系统——始于口腔止于肛门

7. 关于肺的叙述，错误的是
   A. 大体呈圆锥形
   B. 具有一尖
   C. 具有一底
   D. 具有肋面、内侧面两面
   E. 具有前缘、后缘、下缘三缘

8. 关于颞下颌关节，叙述正确的是
   A. 联合关节
   B. 关节囊内无润滑液
   C. 最简单的关节
   D. 下颌骨不可上提
   E. 下颌关节永远不会脱位

9. 人体基本组织分成的四类中不包括
   A. 骨组织　　　B. 肌组织
   C. 结缔组织　　D. 神经组织
   E. 上皮组织

10. 关于肾的叙述，正确的是
    A. 位于腹膜腔内
    B. 位于脊柱两旁
    C. 右肾较左肾高
    D. 肾门约平第2腰椎
    E. 属于腹膜间位器官

11. 关于心脏传导系的叙述，错误的是
    A. 包括窦房结、房室结和房室束等
    B. 窦房结是心脏正常心跳的起搏点
    C. 窦房结位于上腔静脉和右心房交界处
    D. 房室结位于房间隔下部右侧心内膜深面
    E. 由窦房结发出房室束

12. 气管杈位于
    A. 第6颈椎体平面
    B. 胸骨角平面
    C. 第6胸椎体平面

D. 第7胸椎体平面
E. 第7颈椎体平面

13. 颈椎中棘突最长的是
    A. 第2颈椎   B. 第4颈椎
    C. 第5颈椎   D. 第6颈椎
    E. 第7颈椎

14. 垂体分泌的激素不包括
    A. 生长激素
    B. 催乳素
    C. 褪黑激素
    D. 黑色素细胞刺激素
    E. 促激素

15. 关于脊髓各节段的构成数目,叙述错误的是
    A. 颈节——7个   B. 胸节——12个
    C. 腰节——5个   D. 骶节——5个
    E. 尾节——1个

16. 肾的被膜,由内向外依次是
    A. 纤维囊、肾筋膜、脂肪囊
    B. 纤维囊、脂肪囊、肾筋膜
    C. 脂肪囊、纤维囊、肾筋膜
    D. 肾筋膜、脂肪囊、纤维囊
    E. 肾筋膜、纤维囊、脂肪囊

17. 关于左心室的叙述,错误的是
    A. 左心室壁最厚
    B. 有出、入2个口
    C. 入口为左房室口
    D. 入口附有3个半月瓣
    E. 出口为主动脉口

18. 贲门下缘水平线以上部分称为
    A. 胃底   B. 胃体
    C. 贲门部   D. 幽门部
    E. 角切迹

19. 不参与构成肺门的是
    A. 肺动脉   B. 肺静脉
    C. 叶支气管   D. 神经
    E. 淋巴管

20. 人体中把不同细胞、组织和器官的活动统一协调起来的一套调节机构叫做
    A. 运动系统   B. 淋巴系统
    C. 神经系统   D. 内分泌系统
    E. 心血管系统

21. 呼吸是指
    A. 环境和肺泡之间的气体交换
    B. 环境和机体之间的气体交换
    C. 肺泡和机体之间的气体交换
    D. 肺泡和血液之间的气体交换
    E. 血液和组织液之间的气体交换

22. 下列哪项不是内耳的结构
    A. 耳蜗   B. 蜗管
    C. 半规管   D. 椭圆囊
    E. 乳突小房

23. 关于肾上腺的叙述,错误的是
    A. 是腹膜后器官
    B. 是内分泌器官
    C. 分皮质和髓质
    D. 位于肾脏后方
    E. 与肾共同包在肾筋膜囊内

24. 正常颅骨内板局限性弧形凹陷区形成的原因是
    A. 脑膜中动脉压迹   B. 板障静脉压迹
    C. 脑静脉窦压迹   D. 脑回压迹
    E. 蛛网膜粒压迹

25. 女性生殖腺为
    A. 子宫   B. 输卵管
    C. 卵巢   D. 阴道
    E. 前庭大腺

26. 位于心脏最后方的结构是
    A. 左心房   B. 右心房
    C. 左心室   D. 右心室
    E. 左心耳

27. 属于脑颅骨的是
    A. 犁骨   B. 蝶骨
    C. 腭骨   D. 颧骨

E. 泪骨

28. 排便反射的初级中枢在
   A. 脊髓胸段　　B. 脊髓腰骶段
   C. 延髓　　　　D. 脑桥
   E. 中脑

29. 男性尿道分为
   A. 前列腺部、膜部、阴茎部
   B. 前列腺部、膜部、尿道球部
   C. 前列腺部、膜部、海绵体部
   D. 前列腺部、膜部、后尿道
   E. 前列腺部、海绵体部

30. 属于腹主动脉发出的成对脏支的是
   A. 卵巢动脉　　B. 子宫动脉
   C. 腰动脉　　　D. 肾上腺上动脉
   E. 脾动脉

31. 胆囊分为几个部分
   A. 体、颈2个部分
   B. 尖、顶2个部分
   C. 体、颈2个部分
   D. 底、体、颈3个部分
   E. 底、体2个部分

32. 不包括在骨分类内的是
   A. 长骨　　B. 短骨
   C. 方骨　　D. 扁骨
   E. 不规则骨

33. 关于上肢生理功能的叙述，错误的是
   A. 骨形态细短而轻巧
   B. 肌肉数量极少
   C. 关节运动灵巧
   D. 有旋转功能
   E. 手有重要的触觉功能

34. 关于感觉器官的叙述，错误的是
   A. 内耳是接受声波和位觉刺激的感受器
   B. 眼球内膜包括虹膜、睫状体、脉络膜
   C. 会厌处含有味细胞
   D. 眼球内容物包括房水、晶状体、玻璃体

E. 半规管属于内耳中的骨迷路

35. 分泌生长激素的腺体是
   A. 甲状腺　　B. 垂体
   C. 肾上腺　　D. 松果体
   E. 甲状旁腺

36. 心血管系统的构成不包括
   A. 心脏　　　B. 动脉
   C. 静脉　　　D. 淋巴管道
   E. 毛细血管

37. 关于十二指肠的叙述，错误的是
   A. 小肠中最短的一段
   B. 小肠中最宽的一段
   C. 长25cm
   D. 小肠中最固定的一段
   E. 下消化道起始部分

38. 下列组合中，错误的是
   A. 皮肤——感受压力
   B. 嗅觉——上颌窦黏膜
   C. 皮肤——感受温度
   D. 味器——分布在舌、会厌、腭处
   E. 皮肤——感受疼痛

39. 关于鼻解剖的叙述，错误的是
   A. 鼻中隔由筛骨垂直板、犁骨及鼻中隔软骨构成
   B. 鼻泪管开口于中鼻道内前上方
   C. 嗅区鼻黏膜有嗅细胞分布
   D. 鼻旁窦有上颌窦、额窦、筛窦和蝶窦
   E. 鼻腔外侧壁有3个鼻甲突向鼻腔

40. 关于椎骨的叙述，错误的是
   A. 椎骨共24块
   B. 椎体是椎骨负重的主要部分
   C. 椎骨内部为松质骨
   D. 椎弓位于椎体后方，由一个椎弓根和一个椎弓板组成
   E. 椎弓后缘正中向后方伸出，形成棘突

41. 具有传送营养物质和代谢产物功能的结缔组织是

A. 疏松结缔组织　　B. 网状结缔组织
C. 致密结缔组织　　D. 黏液性结缔组织
E. 脂肪组织

42. 下列说法中，错误的是
    A. 结缔组织包括固有结缔组织
    B. 结缔组织包括脂肪组织
    C. 结缔组织包括软骨
    D. 结缔组织包括骨与关节组织
    E. 结缔组织包括上皮组织

43. 屏－片系统调制传递函数的测试方法是
    A. 方波测试卡曝光，微密度计扫描法
    B. 狭缝曝光，微密度计扫描法
    C. 刃边曝光，微密度计扫描法
    D. 感光仪曝光，微密度计扫描法
    E. 时间阶段曝光法，微密度计扫描法

44. 关于仿真内窥镜的叙述，错误的是
    A. 包括数据采集、图像预处理、三维再现和仿真内镜显示4个步骤
    B. 采集数据时应注意扫描层厚、扫描间隔、螺距、辐射剂量等
    C. 不能观察炎性充血水肿病变
    D. 易于发现扁平病变
    E. 对渐近性狭窄的观察有局限性

45. 卵圆孔位于
    A. 额骨　　　　B. 颌骨
    C. 蝶骨　　　　D. 筛骨
    E. 上颌骨

46. 关于表面阴影显示的叙述，正确的是
    A. 其图像缺乏立体感、真实感
    B. 采用阈值法成像，选择的阈值过低会增加噪声
    C. 表面阴影既可显示物体的表面特征，亦可显示内部结构
    D. 能提供物体的密度信息和CT值
    E. 对于体积、距离的测量不够准确

47. 下列叙述中，错误的是
    A. 大脑由左、右大脑半球构成
    B. 第三脑室位于延髓、脑桥和小脑之间
    C. 小脑位于颅后窝内
    D. 脑干由延髓、脑桥和中脑组成
    E. 间脑位于大脑半球之间

48. 关于最大强度投影的叙述，错误的是
    A. 结果是低密度组织结构都被去除
    B. 投影的方向不是任意的
    C. 空间分辨力高
    D. 组织结构缺失少
    E. 临床上常用于相对高密度的组织结构

49. 显示器上呈现的黑白图像的各点表现的不同深度灰度称为
    A. 噪声　　　　B. 量化
    C. 比特　　　　D. 灰阶
    E. 像素

50. 下列叙述中，正确的是
    A. 像素数量少则像素尺寸小
    B. 像素越大，细节越多
    C. 像素越小，分辨力越高
    D. 像素越小，图像越模糊
    E. 像素越大，图像越清晰

51. 12位（bit）的成像系统能提供的灰度级数为
    A. 256　　　　B. 512
    C. 1024　　　 D. 2048
    E. 4096

52. DICOM图像在存储时每像素实际占有的空间是
    A. 12位　　　　B. 13位
    C. 8位　　　　 D. 16位
    E. 32位

53. 数字图像的形成过程是
    A. 采集－分割－采样－量化
    B. 采集－采样－分割－量化
    C. 采集－ADC－分割－采样
    D. 采集－DAC－采样－量化
    E. 采集－分割－量化－采样

54. 关于数字图像量化，叙述错误的是
    A. 是指将连续变化的模拟信号转化成离散的数字信息的过程
    B. 量化后的信号数值为整数
    C. 量化的级数越多，数字化过程的误差越大
    D. 量化的级数越少，图像数据量越小
    E. 量化不合适会造成伪轮廓状伪影

55. 关于X线产生的叙述，错误的是
    A. 必须有高速电子流
    B. 必须在阴极和阳极间加以高电压
    C. 乳腺X线管的靶面由钨制成钼靶
    D. 有靶面接受高速电子的能量
    E. X线管必须保持高度真空

56. 生物体受X线照射后产生细胞坏死，此变化发生在生物效应的
    A. 物理阶段   B. 化学阶段
    C. 生化学阶段   D. 生物学阶段
    E. 物理化学阶段

57. 关于X线剂量的定义，叙述错误的是
    A. 当量剂量率：单位时间内组织或器官所接受的当量剂量
    B. 比释动能率：时间间隔内的比释动能的减量
    C. 吸收剂量：单位质量的物质吸收电离辐射的能量
    D. 比释动能：间接辐射粒子释放的带电粒子的初始动能之和
    E. 当量剂量：引起某些生物效应的危险

58. 对公众的个人年当量剂量限值，全身照射时应低于
    A. 2mSv   B. 5mSv
    C. 4mSv   D. 1mSv
    E. 3mSv

59. 关于当量剂量的叙述，错误的是
    A. SI 的单位是焦耳/千克
    B. 曾用单位是 rem
    C. 是不同射线类型对组织和器官形成辐射危害的度量
    D. 辐射权重因子无量纲
    E. 能够反映不同组织或器官对辐射的敏感程度

60. 导致X线行进中衰减的原因是
    A. X线是电磁波   B. X线能量
    C. X线波长   D. 物质和距离
    E. X线频率

61. 与X线的衰减强度无关的因素是
    A. 吸收原子的序数
    B. 光子的散射
    C. 物质的密度
    D. 每克物质的电子数
    E. 射线的能量

62. 应用于X线摄影的X线波长，一般在
    A. $0.02 \times 10^{-8} \sim 0.3 \times 10^{-8}$ cm
    B. $0.04 \times 10^{-8} \sim 0.4 \times 10^{18}$ cm
    C. $0.06 \times 10^{-8} \sim 0.5 \times 10^{-8}$ cm
    D. $0.08 \times 10^{-8} \sim 0.6 \times 10^{-8}$ cm
    E. $0.10 \times 10^{-8} \sim 0.8 \times 10^{-8}$ cm

63. 一单能X射线通过4个半值层的厚度后强度为原来的
    A. 1/2   B. 1/3
    C. 1/4   D. 1/8
    E. 1/16

64. 波长按由短到长的顺序排列的是
    A. X线、红外线、紫外线、可见光、无线电波
    B. 紫外线、可见光、红外线、无线电波、X线
    C. X线、无线电波、红外线、可见光、紫外线
    D. 可见光、无线电波、红外线、紫外线、X线
    E. X线、紫外线、可见光、红外线、无线电波

65. 下列叙述中，错误的是

A. 原子处于最低能量状态（最稳定）叫基态
B. 电子在各个轨道上的能量连续分布
C. 电子从低能级过渡到某一较高能级上称为原子的激发
D. 电子能级跃迁产生特征X线
E. 跃迁产生光子的能量等于两能级结合能之差

66. 在X线诊断能量范围内，康普顿效应占的比例是
A. 5%   B. 20%
C. 25%   D. 50%
E. 70%

67. 关于产生X线应具备的条件，叙述错误的是
A. 电子源   B. 高真空
C. 阳极靶   D. 高速电子流
E. 滤线器

68. 关于连续X线最短波长的叙述，正确的是
A. 与靶面物质有关
B. 与X线管真空度有关
C. 与管电压成反比
D. 与管电压成正比
E. 与管电流成正比

69. 关于光电效应在X线摄影中的意义，叙述错误的是
A. 不产生胶片灰雾
B. 不产生有效的散射
C. 患者接受的吸收剂量大
D. 能减少X线对比度
E. 低电压时发生概率大

70. 关于X线性质的叙述，正确的是
A. 肉眼可见
B. X线带有电荷
C. 不会发生折射
D. 是一种电磁波
E. 不能使物质产生电离

71. 光电效应是指X线与物质原子的什么作用发生的
A. 中子   B. 质子
C. 光电子   D. 自由电子
E. 内壳层电子

72. 疲劳显影液的变化不包括
A. 显影液量减少   B. 显影剂量减少
C. 溴离子量减少   D. 保护剂量减少
E. 溶液pH下降

73. 关于摄影条件选择中可变因素的叙述，错误的是
A. 不随意运动器官的移动是主要矛盾
B. 同体厚的两个健康人的胸片，摄影条件应一致
C. 相同厚度的慢性骨髓炎与骨结核相比，需增加摄影条件
D. 被照体构成组织比例是重要可变因素
E. 病理因素对摄影条件的影响十分复杂

74. 关于中心线的入射方向的组合，错误的是
A. 前后方向——中心线经被照体前方射入，后方射出
B. 切线向——与病灶边缘相切
C. 左右方向——中心线经被照体左侧射向右侧方向
D. 腹背方向——中心线经被照体的腹侧射向背侧
E. 左前斜方向——中心线经被照体左前方射向右后方

75. 不是以被照体的空间位置确立的体位是
A. 乳突劳氏位   B. 仰卧位
C. 侧卧位   D. 后斜位
E. 站立位

76. 关于解剖学姿势的叙述，错误的是
A. 人体直立，两眼向前方平视
B. 双上肢下垂置于躯干两侧
C. 两下肢并拢
D. 足尖呈外展

E. 掌心向前

77. 表示空间分辨率单位的是
   A. 半值全宽
   B. 对比度指数
   C. 百分线对数（LP%）
   D. 平方厘米线对数（LP/cm^{-2}）
   E. 厘米线对数（LP/cm）

78. 激光诊断的方法不包括
   A. 激光光谱分析法
   B. 激光干涉分析法
   C. 激光散射分析法
   D. 激光衍射分析法
   E. 激光辐射分析法

79. 某元素核外共有14个电子，则可分为几个能级
   A. 2　　　　　　B. 3
   C. 4　　　　　　D. 5
   E. 6

80. 若某元素核外共有3层电子轨道，则其核外电子数最大可能是
   A. 8　　　　　　B. 10
   C. 17　　　　　　D. 18
   E. 32

81. 弘扬什么，严格自律，不索取和非法收受患者财物，不利用执业之便谋取不正当利益
   A. 高尚医德　　　B. 爱岗敬业
   C. 科学发展观　　D. 廉洁从医
   E. 工作精神

82. 遵守医学伦理道德，尊重患者的什么权利，为患者保守医疗秘密和健康隐私，维护患者合法权益
   A. 知情同意权和隐私权
   B. 同意权
   C. 选择权
   D. 隐私权
   E. 知情权

83. 患者，女性，55岁。右侧肢体活动不利2天。既往风湿性心脏病病史20年。CT平扫：脑桥左侧低密度灶，脑桥无明显变形。该患者最可能的诊断为
   A. 脑梗死　　　　B. 脑星形细胞瘤
   C. 脑转移瘤　　　D. 脑出血
   E. 脑脓肿

84. 患者，男性，20岁。酗酒后突发性腹痛入院。CT图像示胰腺弥漫增大，密度不均，边缘模糊不清，呈不均质强化，胰周脂肪间隙见大量索条及片絮影，左肾前筋膜受侵。患者最可能的诊断是
   A. 急性水肿性胰腺炎
   B. 急性出血坏死性胰腺炎
   C. 慢性胰腺炎
   D. 急性胰腺炎，假性囊肿形成
   E. 急性胰腺炎，脓肿形成

85. 患者，男性，79岁。行CT检查，下列哪项表现可排除胰腺癌
   A. 局部肿块形成
   B. 肿块远端腺体萎缩
   C. 肿块后方胰管局限性扩张
   D. 胰管不规则钙化
   E. 胰周血管受侵包裹

二、共用备选答案单选题：以下试题中，每连续的2~3个试题使用相同五个备选答案，请从中选择为每道试题选择一个最佳答案。每个备选答案可能被选择一次、多次或不被选择。

(86~88题共用备选答案)
   A. 颈外动脉　　　B. 锁骨下动脉
   C. 腹主动脉壁支　D. 腹主动脉脏支
   E. 髂内动脉

86. 甲状腺上动脉发自

87. 肾动脉发自

88. 椎动脉发自

(89~90题共用备选答案)
   A. J/kg　　　　　B. C/kg

C. Ci D. Bq
E. Rad

89. 照射量的SI单位是
90. 吸收剂量的SI单位是

(91~92题共用备选答案)
A. K层 B. L层
C. M层 D. N层
E. O层

91. 对于给定的靶原子，各线系的最低激发电压最大的是
92. 轨道电子被激发所产生的X线波长较短的壳层是

(93~95题共用备选答案)
A. 环转运动 B. 内收和外展
C. 旋内和旋外 D. 屈和伸
E. 滑动

93. 关节沿矢状轴进行的运动是
94. 关节沿垂直轴进行的运动是
95. 关节沿冠状轴进行的运动是

(96~98题共用备选答案)
A. 信息处理 B. 量化
C. 信号转化 D. 显示
E. 信息滤过

96. 与数字影像形成过程无关的是
97. 信号量化级数越多，误差越小，信号表现力越强，图像数据量增大是
98. 数字X线影像形成最后的步骤是

(99~100题共用备选答案)
A. 肝脏 B. 胆囊
C. 肝胰壶腹 D. 钩突
E. 螺旋襞

99. 人体最大的消化腺是
100. 胰头下份向左突出的部分是

相关专业知识

一、单选题：以下每道考题有五个备选答案，请从中选择一个最佳答案。

1. 构成肺纹理的主要组织结构是
   A. 支气管　　　　B. 肺静脉
   C. 肺动脉　　　　D. 淋巴管
   E. 肺泡壁

2. 关于骨质软化的X线表现，叙述错误的是
   A. 骨密度减低　　B. 骨小梁模糊
   C. 骨皮质增厚　　D. 承重骨骼变形
   E. 可见假骨折线

3. 正常时颈部淋巴结的大小（CT图像所见）是
   A. 1～20mm　　　B. 2～5mm
   C. 3～20mm　　　D. 3～10mm
   E. 2～8mm

4. 属于地方病的是
   A. 骨结核　　　　B. 软骨瘤
   C. 佝偻病　　　　D. 大骨节病
   E. 类风湿关节炎

5. 细小玻璃碎片进入眼内，该异物属于
   A. 不透性异物　　B. 半透性异物
   C. 透过性异物　　D. 金属性异物
   E. 磁性异物

6. 骨髓炎好发于
   A. 老年期膝关节
   B. 老年期肘关节
   C. 生长期全身骨骼
   D. 生长期的长管状骨
   E. 老年期的长管状骨

7. 腹部泌尿系平片（KUB）影像细节显示指标为
   A. 1.0mm钙化点　B. 1.5mm钙化点
   C. 2.0mm钙化点　D. 2.5mm钙化点
   E. 3.0mm钙化点

8. 可造成纵隔向健侧移位的情况是
   A. 肺不张　　　　B. 一侧性肺气肿
   C. 一侧肺纤维化　D. 大量胸腔积液
   E. 胸膜粘连

9. 关于肺炎实变的X线表现，叙述错误的是
   A. 肺炎实变区和肺小叶、肺段或肺叶相吻合
   B. 肺炎实变区的密度均匀增高
   C. 病变有融合扩大的趋势
   D. 周围肺组织可见明显的肺气肿
   E. 抗感染治疗（1～2）周后病变完全吸收

10. 颈椎结核寒性脓肿可向下蔓延，其原因是
    A. 沿咽后间隙蔓延
    B. 沿咽旁前间隙的蔓延
    C. 沿椎前间隙蔓延
    D. 沿咽旁后间隙的蔓延
    E. "腮腺床"的存在

11. 关于关节间隙的叙述，错误的是
    A. 是骨性关节面之间的透明间隙
    B. 为关节软骨、关节盘和关节腔等的投影
    C. 儿童较成人宽度大
    D. 随年龄增长而变窄
    E. 在影像上表现为高密度影

12. 人体内天然对比度较好的部位是
    A. 上腹部　　　　B. 头部
    C. 盆腔　　　　　D. 胸部
    E. 下腹部

13. 下列哪种情况，CT颅脑平扫可以是阴性结果
    A. 脑出血　　　　B. 硬膜外血肿
    C. 脑积水　　　　D. 超急性期脑梗死
    E. 脑萎缩

14. 腔隙性脑梗死的好发部位不包括
    A. 小脑 　　　　　B. 丘脑
    C. 大脑半球髓质　　D. 基底节
    E. 脑干

15. 发生脑膜瘤概率最小的部位是
    A. 大脑镰旁　　　　B. 矢状窦旁
    C. 小脑桥脑角　　　D. 嗅沟
    E. 脑室内

16. CT增强扫描时，肝海绵状血管瘤与肝癌的主要鉴别点是
    A. 动脉期高强化
    B. 门脉期密度降低
    C. 实质期密度降低
    D. 病灶密度升高快，降低慢
    E. 边缘清晰

17. 肺野末梢血管的影像清晰可见的细节指标是
    A. φ1mm　　　　　B. φ2mm
    C. φ3mm　　　　　D. φ4mm
    E. φ5mm

18. 无菌性骨坏死最常见的部位是
    A. 桡骨小头　　　　B. 膝部股骨外髁
    C. 肱骨头　　　　　D. 股骨头
    E. 髌骨

19. 十二指肠球部位于
    A. 十二指肠上部近幽门处
    B. 十二指肠上曲
    C. 十二指肠降部
    D. 十二指肠下曲
    E. 十二指肠升部

20. 仰卧位时，下腹部探测输尿管与髂动脉的关系是
    A. 从后方穿过髂动脉
    B. 跨过左髂总动脉末端及右髂外动脉起始部的前面
    C. 与髂动脉内侧平行走行
    D. 与髂外动脉平行走行
    E. 与髂动脉外侧平行走行

21. 纵断体层机无法断取头部的体层面是
    A. 曲面　　　　　　B. 斜面
    C. 矢状面　　　　　D. 冠状面
    E. 横断面

22. 在横断层面上，股骨头位于股骨颈的
    A. 内侧　　　　　　B. 前内侧
    C. 后内侧　　　　　D. 前方
    E. 后方

23. 三叶形的椎管横断面见于脊柱
    A. 颈段　　　　　　B. 胸段
    C. 上腰段　　　　　D. 下腰段
    E. 骶段

24. 在横断层面上，肾窦内的结构不包括
    A. 肾盂　　　　　　B. 输尿管
    C. 肾大盏　　　　　D. 肾小盏
    E. 肾血管

25. 关于腮腺的叙述，错误的是
    A. 位于下颌支后方
    B. 内有面神经穿过
    C. 内有颈外动脉穿过
    D. 内有动眼神经穿过
    E. 内有下颌后静脉穿过

26. 大脑外侧裂形成哪几个脑叶的界缘
    A. 颞叶、岛叶、枕叶
    B. 顶叶、额叶、岛叶
    C. 颞叶、额叶、顶叶
    D. 枕叶、顶叶、额叶
    E. 额叶、岛叶、颞叶

27. 在肩关节横断层面上，肱二头肌长头腱居肱骨
    A. 前方　　　　　　B. 后方
    C. 外侧　　　　　　D. 内侧
    E. 上方

28. 脚间池含有的动脉是
    A. 基底动脉末端
    B. 大脑前动脉A1段

C. 大脑前动脉
D. 前交通动脉
E. 颈内动脉

29. 关于寰枢正中关节的横断层，叙述错误的是
    A. 鼻咽位居断面后方
    B. 下颌支后方有腮腺
    C. 鼻咽后方为颈部的支持格
    D. 腮腺呈楔形
    E. 下颌支深面是翼内肌与咽旁间隙

30. 在横断层面上，构成腕关节的结构不包括
    A. 尺骨   B. 桡骨
    C. 腕舟骨   D. 月骨
    E. 三角骨

31. 关于子宫的叙述，错误的是
    A. 矢状面长×厚为（4~5）cm×（3~4）cm
    B. 正中矢状面是显示的最佳断层
    C. 夹于膀胱和直肠之间
    D. 冠状面是显示的最佳断层
    E. 两侧可见含有大小不等卵泡的卵巢

32. 在冠状层面上，脑底面的颞叶与枕叶的分界标志为
    A. 侧脑室下角   B. 舌回
    C. 海马旁回   D. 胼胝体压部
    E. 距状沟前部

33. 关于经肝门的横断层，叙述错误的是
    A. 胆囊出现于肝门静脉右支前方
    B. 肝圆韧带裂是肝左叶间裂的重要标志
    C. 右肾上腺首次出现
    D. 左肾上腺位于胃后壁、膈和脾所成的三角内
    E. 肝门静脉及其左支的出现是肝门的标志

34. 气管前间隙内有
    A. 动脉韧带、动脉韧带淋巴结、左侧喉返神经
    B. 气管前淋巴结、心包上隐窝
    C. 动脉韧带、动脉韧带淋巴结、胸导管
    D. 动脉韧带、动脉韧带淋巴结、奇静脉
    E. 动脉韧带、动脉韧带淋巴结、心包上隐窝

35. 鞍上池内结构由前向后依次为
    A. 灰结节、乳头体、漏斗、视交叉
    B. 视交叉、漏斗、灰结节、乳头体
    C. 视交叉、灰结节、乳头体、漏斗
    D. 漏斗、视交叉、灰结节、乳头体
    E. 乳头体、灰结节、漏斗、视交叉

36. 单层螺旋CT图像重建预处理采用的方法主要是
    A. 180°线性内插   B. 交迭采样
    C. 全扫描线性外插 D. 半扫描内插
    E. 长轴内插

37. 影像增强器的中心分辨力可高达
    A. 20线对/cm   B. 30线对/cm
    C. 40线对/cm   D. 50线对/cm
    E. 60线对/cm

38. 应用最多的立柱式X线管支架是
    A. 悬吊架式   B. 天地轨式
    C. 双地轨式   D. 附着轨道式
    E. 附着转轴式

39. 下列探测器产生的图像质量由好到差的排序是
    A. 非晶硅——非晶硒——CCD
    B. CCD——非晶硅——非晶硒
    C. 非晶硒——非晶硅——CCD
    D. 非晶硅——CCD——非晶硒
    E. CCD——非晶硒——非晶硅

40. 关于DSA影像增强器主要性能参数的叙述，错误的是
    A. 输入屏标称尺寸表示影像增强器输入屏大小
    B. 量子检出效率DQE在70%以上较为适宜

C. 量子检出效率 DQE 在 50% 以上较为适宜
D. 对比度是指在影像增强器视野中心放置和移去不透 X 线物质时的输出灰度比
E. 9 英寸影像增强器的中心分辨力应≥50LP/cm

41. 关于高压注射器各项参数设置的影响因素，叙述错误的是
    A. 对比剂浓度   B. 对比剂温度
    C. 对比剂用量   D. 血管的直径
    E. 导管尺寸

42. 与 X 线、CT 相比，MRI 检查显示占绝对优势的病变部位为
    A. 肝脏病变   B. 头颅病变
    C. 颅颈移行区病变 D. 肺部病变
    E. 骨关节病变

43. CCD 探测器 X 线成像原理为
    A. 电信号 – 电荷 – 数字 X 线图像
    B. 光信号 – 电荷 – 数字 X 线图像
    C. 光子 – 电荷 – 数字 X 线图像
    D. X 线 – 电荷 – 数字 X 线图像
    E. 光电子 – 电荷 – 数字 X 线图像

44. 下列数字成像技术中，问世最早的是
    A. CT   B. CR
    C. DR   D. DSA
    E. MRI

45. 不会加大增感屏的光扩散的因素是
    A. 基板的厚度
    B. 反射层的反射效率
    C. 荧光体颗粒
    D. 保护层厚度
    E. 荧光体涂布厚度

46. 关于高压注射器注射压力的设定，叙述错误的是
    A. 对比剂温度在 30℃时比 25℃时所需压力大

B. 导管越细，所需的压力越大
C. 导管越长，所需的压力越大
D. 选择注射速度越快，所需的压力越大
E. 药物浓度越高，所需的压力越大

47. 反映主磁场随时间或温度变化而发生变化的程度，其为主磁场的主要性能参数之一，与成像质量的高低密切相关，该参数是
    A. 磁场强度   B. 磁场均匀度
    C. 磁场稳定性   D. 磁体重量
    E. 扫描孔径大小

48. DSA 影像增强器或平板检测器具备最低的显像能力为
    A. 50 帧/秒   B. 40 帧/秒
    C. 30 帧/秒   D. 20 帧/秒
    E. 10 帧/秒

49. 在焦点附近安置的多叶遮线片由几层组成
    A. 一层   B. 二层
    C. 三层   D. 四层
    E. 五层

50. 采用钼靶的 X 线机是
    A. 口腔专用机   B. 乳腺专用机
    C. 心血管专用机 D. 胃肠专用机
    E. 体层专用机

51. 30kW 的 X 线机组，管电流的调节范围是
    A. 10～80mA   B. 10～100mA
    C. 10～400mA   D. 10～300mA
    E. 10～200mA

52. X 线机曝光条件的控制方式不包括
    A. kV、mA、sec 三钮控制
    B. kV、mA、s、A 四钮控制
    C. kV、mAs 二钮控制
    D. kV 一钮控制
    E. 零钮控制

53. 关于 DSA 中电视监视器空间分辨力表现能力的影响因素，叙述错误的是

A. 受显示器电子应答特性的影响
B. 受显示器电子束光点大小的影响
C. 受显示器荧光体层内的散射情况影响
D. 受显示器本身亮度、对比度设定状态的影响
E. 受显示器屏幕尺寸的影响

54. MRI 的组织参数不包括
   A. T_1 值 　　　　B. 质子密度
   C. 流空效应 　　　D. 回波时间
   E. T_2 值

55. 非晶硅平板探测器点阵的密度决定了 DSA 装置的哪一特性
   A. DQE 　　　　　B. 动态范围
   C. 信噪比 　　　　D. 空间分辨力
   E. 密度分辨力

56. 关于钼靶 X 线管的叙述，错误的是
   A. 为双焦点
   B. 管容量 6~8kW
   C. 阴极端的尺寸小
   D. 旋转阳极转速为 2800 转/分
   E. 阳极热容量为 150~300kHU

57. 关于固定阳极 X 线管，叙述错误的是
   A. 阳极头由阳极体和靶面组成
   B. 阳极柄的主要作用是热传导
   C. 阳极头的主要作用是吸收二次电子
   D. 灯丝的主要作用是发射电子
   E. 集射罩对电子束进行聚焦

58. 大型 X 线机的供电电源多数是
   A. 单相 110V 　　　B. 单相 220V
   C. 两相 200V 　　　D. 两相 380V
   E. 三相 380V

59. 医用 CRT 显示器中阴极射线管的主要组成部分为
   A. 高压嘴 　　　　B. 灯丝
   C. 偏转装置 　　　D. 荧光屏
   E. 电子枪

60. 飞跃时间法（TOF）MRA 成像是用
   A. 被射频激励的血液中质子
   B. 饱和的质子流入层面
   C. 血液中的血红蛋白
   D. 不饱和的质子流入层面
   E. 相位对比

61. 与体层面厚度有关的因素是
   A. 荡角 　　　　　B. 层深
   C. 层间距 　　　　D. 照射角
   E. 支点高度

62. 关于摄影平台暗盒仓保护措施，叙述错误的是
   A. 未插入暗盒时禁止曝光
   B. 未更换胶片禁止重复曝光
   C. 未更换暗盒禁止再次曝光
   D. 暗盒以正确方向才能顺利置入
   E. 照射野和暗盒尺寸不相吻合时禁止曝光

63. 对 CT 探测器的性能要求，叙述错误的是
   A. 对 X 线吸收、转换能力强
   B. 发光光谱与放大器相匹配
   C. 工作性能稳定
   D. 再现性好
   E. 动态范围大

64. X 线机的辅助设备不包括
   A. 天地轨 　　　　B. 影像增强器
   C. X 线电视 　　　D. 空间电荷抵偿器
   E. 体层床

65. 放射科质量管理的目标体现在
   A. 巨大的社会效益
   B. 巨大的经济效益
   C. 代价 – 危害 – 利益的最优化
   D. 提供出高质量的图像
   E. 为临床诊断提供可靠的依据

66. 常规影像质量综合评价标准不包括
   A. 画面质量标准
   B. 影像显示标准
   C. 受检者辐射剂量限值

D. 成像技术参数
E. 操作者水平

67. 关于PACS，叙述正确的是
   A. 可分为小型PACS、院级PACS、本地PACS
   B. 按照其功能、区域和作用，划分为核心层、汇聚层两层结构
   C. 核心层存储设备存取速度比在线存储设备高
   D. 支持DICOM的影像设备可以直接接入PACS
   E. 核心层服务器由影像科室的部门级PACS、RIS服务器，以及住院部和门诊部影像前置服务器构成

68. DICOM的中文名称是
   A. 医院信息通讯标准
   B. 医学信息对象标准
   C. 医学数字存储标准
   D. 医学数字成像与通信
   E. 医学数字图像与传输

69. HL7中"7"的意思是
   A. 包括七部分内容
   B. 标准的第七版
   C. 标准的第七部分
   D. OSI模型的第七层
   E. 共有7种功能

70. 关于IHE的叙述，错误的是
   A. 中文为医疗机构信息集成规范
   B. 目的是提高已有通讯标准间的协同使用水平
   C. 其内容对制造商和使用者而言是强制性要求
   D. 能优化医疗系统间的信息共享能力
   E. 关注领域也包括临床医学中的其他学科

71. PACS的核心是
   A. 影像采集系统
   B. 影像存储管理系统
   C. 影像工作站系统
   D. 影像硬拷贝输出系统
   E. 网络及通讯系统

72. 不是积极主动的应急方案要点的是
   A. 及时判断   B. 统一调度
   C. 病患疏导   D. 事后处置
   E. 统计分析

73. 将PACS各组成部分连成一体的是
   A. 存储系统   B. 显示设备
   C. 数据库系统   D. 通讯网络系统
   E. 图像采集装置

74. 目前，DSA大多采用的矩阵为
   A. 128×128   B. 256×256
   C. 512×512   D. 1024×1024
   E. 2048×2048

75. QA计划不包括
   A. 功效研究   B. 继续教育
   C. 质量控制   D. 质量目标
   E. 目标明确

76. 关于外周静脉法DSA图像，叙述错误的是
   A. 图像分辨力低
   B. 血管影像模糊
   C. 血管影像相互重叠
   D. 易产生饱和状伪影
   E. 影像质量差

77. 在医学影像学中以空间频率为变量的函数，称为
   A. 均方根值   B. 威纳频谱
   C. 调制传递函数   D. 量子检出效率
   E. 观测者操作曲线

78. X线照片影像质量评价，目前进入新领域的是
   A. 视觉评价   B. 主观评价
   C. 客观评价   D. 综合评价
   E. 数学评价

79. 关于ROC，叙述错误的是

A. 指受试者操作特性曲线
B. 最初用于雷达信号的分析
C. 是研究观察者水平的理想手段
D. 已应用于医学影像领域
E. 是一种客观评价法

80. 直线所指位置准确的解剖位置是

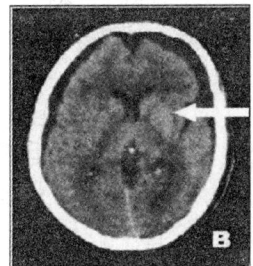

A. 尾状核头部　　B. 豆状核
C. 丘脑　　　　　D. 内囊前肢
E. 内囊后肢

81. 直线所指位置准确的解剖位置是

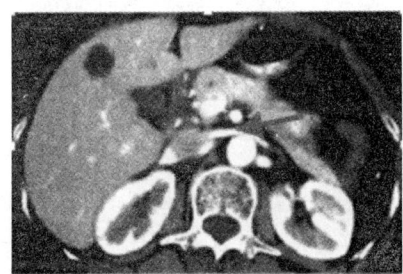

A. 腹主动脉　　　B. 肝右动脉
C. 肠系膜上动脉　D. 腹腔动脉
E. 肾动脉

82. 图中 3 指的是

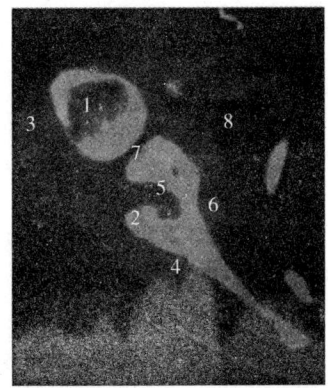

A. 肱骨头　　　　B. 肩胛骨

C. 三角肌　　　　D. 冈上肌
E. 冈下肌

83. 患者，女性，25 岁。行 CT 检查诊断为听神经瘤。关于听神经瘤，叙述正确的是
A. 好发部位位于侧裂池内
B. 好发部位位于脑桥小脑角池内
C. 好发部位位于大脑大静脉池内
D. 好发部位位于枕大池内
E. 好发部位位于四叠体池内

84. 患者，男性，78 岁。影像学检查诊断为腔隙性脑梗死。关于腔隙性脑梗死，叙述错误的是
A. 腔隙灶直径为 15～30mm
B. 是脑穿支小动脉闭塞引起的深部脑组织较小面积的脑梗死
C. 病因主要是高血压和动脉硬化
D. 好发部位为基底核区和丘脑区
E. 可多发

85. 患者，男性，78 岁。行 CT 检查怀疑早期鼻咽癌可能性大。关于早期鼻咽癌的 CT 表现，叙述正确的是
A. 早期鼻咽癌的 CT 表现为无特征性
B. 早期鼻咽癌的 CT 表现为咽隐窝变浅、消失
C. 早期鼻咽癌的 CT 表现为咽隐窝加深、扩大
D. 早期鼻咽癌的 CT 表现为咽旁间隙内移
E. 早期鼻咽癌的 CT 表现为腭帆张肌肿大

二、共用备选答案单选题：以下试题中，每连续的 2～3 个试题使用相同五个备选答案，请从中选择为每道试题选择一个最佳答案。每个备选答案可能被选择一次、多次或不被选择。

(86～87 题共用备选答案)
A. 前交通动脉　　B. 大脑前动脉

C. 后交通动脉　　D. 大脑中动脉
E. 基底动脉

86. 由左、右椎动脉合成的动脉为
87. 连接颈内动脉和大脑后动脉的为

(88~89题共用备选答案)
A. 反流性食管炎
B. 食管下段黏膜下平滑肌瘤
C. 贲门失弛缓症
D. 食管下端静脉曲张
E. 食管癌

88. 患者，男性，38岁。钡餐示食管壁张力降低，蠕动减弱，钡剂排空延迟，并在食管下段见到串珠状充盈缺损影，应首先考虑为
89. 患者，女性，33岁。因进食困难进行性加重一年就诊，钡餐示食管明显扩张，蠕动减弱，食管远端残根状，表面尚光整，服温水后造影剂可部分进入胃内，最可能的诊断为

(90~91题共用备选答案)
A. 高信号
B. 低信号
C. 混杂信号
D. 长T_1、长T_2信号
E. 等信号

90. 软组织水肿在 SE 序列 T_1WI 是
91. 软组织血肿在 SE 序列 T_1WI 多为

(92~93题共用备选答案)
A. 肩关节　　B. 肘关节
C. 桡腕关节　　D. 膝关节
E. 髋关节

92. 有盂缘的是
93. 关节囊内有肌腱通过的是

(94~95题共用备选答案)
A. 空腔　　B. 周围型肺癌
C. 寄生虫囊肿　　D. 肺脓肿
E. 肺结核

94. 壁薄而均匀，周围无实变，腔内无液体的是
95. 空洞外壁边界不清，空洞常见液平的是

(96~97题共用备选答案)
A. 电离室式　　B. 机械式
C. 数字式　　D. 电子式
E. 闪烁晶体

96. 常规自动曝光摄影用的探测器是
97. 利用电容充放电原理工作的限时器是

(98~100题共用备选答案)
A. 胫骨前内侧隆突前窝
B. 股骨外髁的内面
C. 胫骨外后髁间隆突后窝
D. 股骨内侧髁前外缘
E. 髌骨

98. 前交叉韧带胫骨附着点
99. 后交叉韧带股骨附着点
100. 髌韧带附着点

专业知识

一、单选题：以下每道考题有五个备选答案，请从中选择一个最佳答案。

1. 从应用的角度讲，数字图像具有的优势不包括
   A. 密度分辨率高
   B. 可进行后处理
   C. 存储更方便
   D. 可通过变换窗宽、窗位改变原始数据
   E. 可通过网络实现远程会诊

2. 关于影响照片影像密度的因素，叙述错误的是
   A. 正常曝光时，密度与照射量成正比
   B. 管电压增加，照片密度增加
   C. 被照体厚度、密度增加，影像密度增加
   D. 摄影距离增大，密度降低
   E. 与照片的显影加工条件有关

3. 采用切线位摄影的理由是
   A. 避免影像失真   B. 避免影像放大
   C. 避免影像重叠   D. 提高影像对比
   E. 降低影像模糊

4. 表示X线照片影像几何因素的是
   A. 密度   B. 失真度
   C. 锐利度 D. 对比度
   E. 颗粒度

5. 关于光学密度值的叙述，错误的是
   A. 是一个常用对数值
   B. 是一个无量纲的值
   C. 大小取决于Ag多少
   D. 与观片灯强弱有关
   E. 也可以称为黑化度

6. 阻光率与透光率的关系是
   A. 阻光率是透光率的平方
   B. 阻光率是透光率的方根
   C. 阻光率是透光率的倒数
   D. 阻光率是透光率的负数
   E. 阻光率是透光率的对数

7. 水洗的主要目的是
   A. 洗去定影后残留在乳剂中的硫代硫酸钠、银盐络合物
   B. 洗去附着于照片上的污物
   C. 洗去定影后残存在乳剂中的显影剂及其氧化物
   D. 中和残留在照片上的酸剂
   E. 洗涤掉照片上未感光的银盐

8. 为解决运动部位的成像以及运动性伪影的产生，可采用
   A. 超短波脉冲快速曝光
   B. 减少对比剂用量
   C. 减少肢体运动
   D. 缩短曝光时间
   E. 使用门控技术

9. 病灶组织的放射性分布高于正常组织的显像是
   A. 平面显像   B. 断层显像
   C. 阴性显像   D. 阳性显像
   E. 介入显像

10. 关于窗宽内容的叙述，错误的是
    A. 窗宽决定显示CT值的范围
    B. 窗宽大，图像中组织密度对比提高
    C. 组织的CT值大于窗宽规定范围时呈现白色
    D. 窗宽除以16等于每个灰阶包含的CT值
    E. 窗宽可改变图像中的密度差

11. 下列叙述中，错误的是
    A. 不同类型的X射线通过物质时，其衰减规律也是不一样的
    B. 窄束不仅是指几何学上的细小
    C. 宽束是指含有散射线成分

D. 窄束主要是指不存在散射成分

E. 单能窄束X射线通过均匀物质时线质变硬

12. 曲面体层不能显示的部位是
    A. 蝶窦
    B. 下颌骨
    C. 上颌骨
    D. 颞颌关节
    E. 牙齿

13. 关于体层摄影原理的叙述，错误的是
    A. 支点围绕着病灶旋转
    B. 支点不动，X线管胶片相对移动
    C. 大角度体层的厚度薄
    D. 球形病灶不宜用圆形轨迹
    E. 轨迹复杂，断层效果好

14. 部分容积效应伪影的一般表现是
    A. 影像中出现同中心的圆
    B. 影像的中心部分出现指压样伪影
    C. 骨与软组织边缘出现条纹状伪影
    D. 物体的边缘出现星晕样伪影
    E. 整个影像模糊

15. 下列造影组合中，错误的是
    A. 脑血管——碘海醇
    B. 心血管——碘油
    C. 消化道——钡剂
    D. 泌尿系统——泛影葡胺
    E. 膀胱——双重对比

16. 关于感光效应与摄影距离的关系，叙述正确的是
    A. 感光效应与摄影距离成反比
    B. 感光效应与摄影距离成正比
    C. 感光效应与摄影距离的平方成反比
    D. 感光效应与摄影距离的平方成正比
    E. 感光效应与摄影距离的立方成反比

17. 关于X线量的叙述，正确的是
    A. X线量是指X线光子的穿透能力
    B. X线量是根据X线特性直接测量
    C. 与靶面物质的原子序数Z成反比
    D. 与给予X线管的电能成反比
    E. X线诊断范围内常用mAs表示

18. 计算X线胶片感光度时，采用的基准密度值是
    A. $D_0 + 0.1$
    B. $D_0 + 0.2$
    C. $D_0 + 0.3$
    D. $D_0 + 0.5$
    E. $D_0 + 1.0$

19. 肢体各层面放大率不同，计算放大率的依据是
    A. 远台面皮肤面至胶片距离
    B. 近台面皮肤面至胶片距离
    C. 肢体厚度1/2处至胶片距离
    D. 体表可触标志点至胶片距离
    E. 欲放大病灶中心至胶片距离

20. 与X线量无关的因素是
    A. 管电流
    B. 管电压
    C. 给予X线管的电能
    D. 靶物质的原子序数
    E. X线管阳极、阴极间的距离

21. 不属于成像技术参数的是
    A. 体位设计
    B. 标称焦点
    C. 总滤过
    D. 摄影设备
    E. 管电压

22. 关于CT机技术性能指标，叙述错误的是
    A. X线球管的热容量越大越好
    B. 探测器数目越多，扫描时间越短
    C. 重建的矩阵越大，所需重建时间越短
    D. CT机在保证图像质量的同时，孔径越大越好
    E. 硬盘的容量决定图像数据的存储量

23. 照片的光学对比度是指照片上两点间的
    A. 透光率之和
    B. 阻光率之和
    C. 射线量之和
    D. 感光度之差
    E. 密度值之差

24. 与影响X线照片密度值的因素无关的是
    A. 照射量
    B. 管电压
    C. 摄影距离
    D. 增感屏

E. 滤线器的使用

25. 能吸收入射可见光99％的照片密度值是
    A. 1   B. 1.5
    C. 2   D. 2.5
    E. 3

26. 减少运动模糊的方法不包括
    A. 加快胶片冲洗速度
    B. 减少曝光时间
    C. 暂停呼吸运动
    D. 固定肢体
    E. 使用高感度胶片

27. γ值>1的胶片可以
    A. 放大物体对比   B. 缩小物体对比
    C. 增加影像模糊   D. 减少影像模糊
    E. 减少影像失真

28. 关于散射线对照片影像的影响，叙述正确的是
    A. 散射线减少了照片的灰雾
    B. 散射线减少了照片的密度
    C. 散射线减少了照片的对比度
    D. 散射线增加了照片的清晰度
    E. 散射线增加了照片的解像力

29. 造成放大图像模糊最严重的因素是
    A. 焦点模糊   B. 几何模糊
    C. 运动模糊   D. 屏/片接触模糊
    E. 照片冲洗模糊

30. 下列组合中，错误的是
    A. 保护剂——防止显影剂氧化
    B. 保护剂——防止照片污染
    C. 促进剂——稳定显影液pH
    D. 促进剂——促进显影剂的电离
    E. 促进剂——促使乳剂层收缩

31. 关于X线胶片保存的方法，叙述错误的是
    A. 低温干燥下存放
    B. 避免强光线照射
    C. 胶片盒横放贮存
    D. 防有害气体接触
    E. 在有效期内使用

32. 医用X线胶片的基本结构不包括
    A. 乳剂层   B. 片基
    C. 荧光层   D. 底层
    E. 保护层

33. 不属于医用胶片种类的是
    A. 一般摄影用X线胶片
    B. 多幅相机和激光相机成像胶片
    C. 影像增强器记录胶片
    D. X线特种胶片
    E. 彩色电影胶片

34. 关于X线胶片卤化银颗粒的叙述，错误的是
    A. 卤化银颗粒在感光材料中是最大的
    B. 晶体颗粒分布不均匀时，颗粒性好
    C. 晶体颗粒大小不一，宽容度大
    D. 晶体颗粒小，分辨率高
    E. 晶体颗粒大，感光度高

35. 本底灰雾是由
    A. 起始点密度与片基灰雾组成
    B. 乳剂灰雾与片基灰雾组成
    C. 最大密度与乳剂灰雾组成
    D. 片基灰雾组成
    E. 最大密度与最小密度组成

36. 医用洗片机的基本结构包括
    A. 胶片传送系统、药液循环系统、药液补充系统、药液温度控制系统
    B. 接口系统、干燥系统、水洗系统、显影时间控制系统
    C. 控制显示面板、药液补充系统、打印系统、药液温度控制系统
    D. 胶片传送系统、显影时间控制系统、水洗系统、输入系统
    E. 传输系统、胶片传送系统、药液循环系统、药液补充系统

37. 医用胶片属于银盐感光材料，X线摄影

用胶片不包括

A. 感蓝胶片

B. 感绿胶片

C. 乳腺摄影用正色胶片

D. 高清晰度摄影用胶片

E. 直接反转胶片

38. 干式热敏专用胶片不包括

A. 催化作用的卤化银

B. 保护层

C. 感热层

D. 吸收层

E. 背层

39. 干式激光打印机的组件不包括

A. 数据传输系统

B. 激光光源

C. 胶片传输冲洗系统

D. 加热显影系统

E. 整机控制系统

40. 关于热敏成像技术的叙述，错误的是

A. 通过热敏头直接实现影像还原

B. 分为直接热敏成像和染色升华热敏成像

C. 以高温阵列式打印取代激光发射器

D. 需要暗室安装胶片

E. 成像过程不产生废水、废气

41. 正常心脏的电激动从哪里开始

A. 房室结   B. 窦房结

C. 二尖瓣   D. 右心房

E. 希氏束

42. 碘对比剂造影患者发生轻度碘过敏反应的症状是

A. 口唇发绀   B. 呼吸困难

C. 血压下降   D. 面颊潮红

E. 心脏骤停

43. 关于含碘对比剂，叙述错误的是

A. 不被机体吸收

B. 大多由肾脏或肝脏排泄

C. 以原形排泄

D. 经血管注入的对比剂，一般不能透过血-脑脊液屏障

E. 正常可进入脑脊液

44. 关于非离子型对比剂的叙述，错误的是

A. 非盐类

B. 单体或双体三碘苯环结构

C. 在水溶液中不产生离子

D. 在水溶液中不带电荷

E. 渗透压比离子型高

45. 对比剂碘番酸适用于

A. 双重造影   B. 逆行肾盂造影

C. 静脉肾盂造影   D. 口服胆囊造影

E. 静脉胆囊造影

46. 关于X线对比剂，叙述错误的是

A. 可分为阳性对比剂和阴性对比剂

B. 阳性对比剂原子序数高，密度大

C. 阴性对比剂原子序数低，密度小

D. 对比剂都不能入血

E. 阴性对比剂和阳性对比剂可混合使用

47. MR波谱分析的基本原理是

A. 利用组织对比增强进行MR谱扫描，分析生化物质结构及含量的MR技术

B. 利用相位对比进行MR谱扫描，分析生化物质结构及含量的MR技术

C. 利用时间飞跃进行MR谱扫描，分析生化物质结构及含量的MR技术

D. 利用预置饱和进行MR谱扫描，分析生化物质结构及含量的MR技术

E. 利用化学位移进行MR谱扫描，分析生化物质结构及含量的MR技术

48. MR水成像的基本原理是

A. 利用流动液体具有长T_2弛豫时间、重T_2加权像成像

B. 利用流动液体具有长T_2弛豫时间、重T_1加权像成像

C. 利用流动液体具有短T_2弛豫时间、重T_2加权像成像

D. 利用静态液体具有长 T_2 弛豫时间、重 T_2 加权像成像

E. 利用静态液体具有短 T_2 弛豫时间、重 T_2 加权像成像

49. 一般与设备伪影无关的因素是
   A. 机器主磁场强度
   B. 磁场均匀度
   C. 软件质量
   D. 机器设备的安装、调试
   E. 机器生产日期

50. 关于灰阶与CT值关系的叙述，正确的是
   A. 图像中X射线未被衰减，它将显示为白色图像
   B. 高CT值部分被转换为黑色
   C. X射线衰减越大，转换成灰阶后颜色越深
   D. 高CT值部分被转换为白色
   E. 改变窗宽，也可改变被显示物体的CT值

51. CT成像原理利用的是
   A. 数据采集系统（DAS）特性
   B. 多方位成像特性
   C. X线的吸收衰减特性
   D. 横断面图像显示特性
   E. X线透过被照体之后的直进性

52. CT图像中一段从白到黑的灰度影像，称为
   A. 密度分辨率   B. 空间分辨率
   C. 灰阶   D. 窗宽、窗位
   E. 噪声

53. CT滤波函数中关于高分辨率滤波模式，叙述错误的是
   A. 会平滑图像
   B. 是一种强化边缘、轮廓的函数
   C. 会增加图像噪声
   D. 可以提高空间分辨率
   E. 会增强对比

54. 乳腺摄影专用正色胶片的特点不包括
   A. 高对比度   B. 单层乳剂
   C. 高分辨率   D. 高本底灰雾
   E. 对绿光敏感

55. 关于移动因素与照片影像关系的叙述，错误的是
   A. 尽量减少因移动造成的影像模糊
   B. 尽量减少意外性移动
   C. 胸部摄影有呼吸、心搏动及意外等移动
   D. 消化道照射时间可控制在0.2秒左右
   E. 用心电联动装置抓住0.05秒可得静止的心肺照片

56. 聚焦式滤线栅的使用中，不会产生切割效应的是
   A. 中心线倾斜方向与铅条方向平行
   B. 中心线倾斜方向与铅条方向垂直
   C. X线管与胶片的距离超过栅焦距2倍以上
   D. 中心射线左右偏离栅中心距离超过允许范围
   E. 将聚焦式滤线栅反置使用

57. 某技士利用65kV、300mA、0.2s、180cm焦-片距摄取一张成人胸部正位像照片。照片形成过程中作为信息载体的是
   A. X线   B. 增感屏
   C. 发射器   D. 胶片
   E. 显影液

58. 滤线栅铅条高度与充填物幅度的比值，称为
   A. 栅比   B. 栅密度
   C. 栅间距比   D. 分辨率
   E. 透过率

59. 高千伏摄影最常应用于
   A. 头颅摄影   B. 胸部摄影
   C. 脊柱摄影   D. 骨盆摄影
   E. 四肢摄影

60. 关于逆变器方式的 X 线高压发生装置中的叙述，正确的是
   A. 高频交流电频率越高则高压脉冲越小，X 线能量越高
   B. 高频交流电频率越高则高压脉冲越大，X 线能量越高
   C. 高频交流电频率越低则高压脉冲越小，X 线能量越高
   D. 高频交流电频率越低则高压脉冲越大，X 线能量越高
   E. 高频交流电频率越低则高压脉冲越小，X 线能量越低

61. X 线照片影像的物理因素不包括
   A. 密度   B. 对比度
   C. 锐利度   D. 颗粒度
   E. 失真度

62. 与感光效应呈平方反比关系的因素是
   A. 管电流量   B. 摄影距离
   C. 管电压值   D. 胶片感度
   E. 增感率

63. 关于 X 线影像信息的传递及影像形成的叙述，错误的是
   A. 被照体的信息分布于三维空间
   B. X 线影像表现形式均为三维图像
   C. X 线诊断的信息来源于被照体
   D. X 线为传递被照体信息的载体
   E. 被照体信息需经转换介质转换

64. 下列组织中，X 线摄像时可以不用滤线设备的是
   A. 骨盆   B. 腹部
   C. 胸部   D. 头颅
   E. 腰椎

65. 高千伏摄影不适宜应用的部位是
   A. 胸部   B. 骨骼
   C. 颈部软组织   D. 乳腺
   E. 消化道

66. 患者，男性，61 岁。刺激性干咳伴痰中带血丝 1 个月。体检未发现特殊。考虑中央型肺癌可能，通常还需要进行哪项检查
   A. 胸片   B. 超声
   C. CT   D. MRI
   E. DSA

67. 患儿，男孩，12 岁。左大腿远端疼痛、肿胀，伴活动障碍 1 个多月。查体：左大腿远端前份局部肿块样突起，质硬，表面皮温升高，伴浅静脉怒张。临床医生要求行 X 线检查，其目的不包括
   A. 左大腿远端是否存在骨质病变
   B. 左大腿远端病变是否累及关节软骨
   C. 若存在骨质病变，该病变是否为肿瘤
   D. 如为肿瘤，进行良恶性判断
   E. 确定肿瘤的组织学类型

68. 患者，女性，50 岁。既往体健。突发昏迷半小时。查体：脉搏 65 次/分，血压 150/95mmHg，颈僵硬。患者首选的影像学检查为
   A. 心脏冠状动脉 CTA
   B. 胸部 X 线片
   C. 颅脑 CT
   D. 颅脑 MRI
   E. DSA

69. 患者，女性，79 岁。上腹部不适，大便带脓性血性黏液 3 个月余。既往有结肠息肉病史，现上腹部 CT 检查发现肝脏密度不均匀，其内可见数个低密度病灶，增强扫描强化程度低于肝脏。实验室检查 AFP 正常。该患者肝内多发病灶最有可能的诊断是
   A. 肝细胞性肝癌并肝内转移
   B. 胆管细胞癌
   C. 肝转移瘤
   D. 肝海绵状血管瘤
   E. 肝腺瘤

70. 患者，男性，63 岁。突发头痛，左半身

不遂。CT平扫：右侧基底节区肾形高密度影，边缘清晰，周围可见带状低密度影，CT值50～80HU，右侧侧脑室受压。患者15天复查MR，最可能的表现为

A. T_1WI 等信号，T_2WI 高信号
B. T_1WI 低信号，T_2WI 高信号
C. T_1WI 和 T_2WI 中心呈高信号，周围可见低信号环
D. T_1WI 和 T_2WI 中心呈高信号，周围无低信号环
E. T_1WI 和 T_2WI 中心呈低信号，周围可见高信号环

二、共用题干单选题：以下每道试题有2～6个提问，每个提问有五个备选答案，请选择一个最佳答案。

(71～72题共用题干)

所谓加权，即重点突出某方面的特性。之所以要加权，是因为在一般的成像过程中，组织的各方面特性（如：质子密度、T_1值、T_2值）均对MR信号有贡献，几乎不可能得到仅纯粹反映组织一种特性的MR图像，通过利用成像参数的调整，使图像主要反映组织某方面特性，而尽量抑制组织其他特性对MR信号的影响，这就是"加权"。T_1加权成像是指这种成像方法重点突出组织纵向弛豫差别，而尽量减少组织其他特性，如横向弛豫等对图像的影响；T_2加权成像重点突出组织的横向弛豫差别；质子密度加权像则主要反映组织的质子含量差别。

71. 关于 T_1WI，叙述错误的是
A. 主要反映组织 T_1 的差别
B. 采用短TR、短TE
C. 长 T_1 的组织呈低信号
D. 组织信号与 T_1 成正比
E. 脂肪呈高信号

72. 关于 T_2WI，叙述正确的是
A. 长 T_2 的组织呈低信号
B. 脂肪呈高信号
C. 短 T_2 的组织呈低信号
D. 脑脊液呈低信号
E. 骨骼呈高信号

(73～74题共用题干)

在诊断放射学中，被照体对X线的吸收主要是光电吸收。特别是使用低kV时，光电吸收随物质原子序数的增加而增加。人体骨骼由含高原子序数的钙、磷等元素组成，所以骨骼比肌肉、脂肪能吸收更多的X线，它们之间也就能有更高的对比度。组织密度愈大，X线吸收愈多。人体除骨骼外，其他组织密度大致相同。肺就其构成组织的密度来讲，与其他脏器相似，但活体肺是个充气组织，空气对X线几乎没有吸收，因此肺具有很好的对比度。

73. 被照体因素对照片对比度无影响的是
A. 被照体的密度
B. 被照体的原子序数
C. 组织中的空腔或对比剂
D. 被照体的面积
E. 被照体的厚度

74. 人体各组织对X线的衰减，由大到小的顺序是
A. 骨、脂肪、肌肉、空气
B. 肌肉、骨、脂肪、空气
C. 脂肪、骨、肌肉、空气
D. 肌肉、脂肪、骨、空气
E. 骨、肌肉、脂肪、空气

(75～79题共用题干)

X线胶片特性曲线是描绘曝光量与所产生的密度之间关系的一条曲线，由于这条曲线可以表示出感光材料的感光特性，所以称之为"特性曲线"。特性曲线的横坐标为曝光量，以对数值lgE表示；纵坐标为密度，以D表示。特性曲线由足部、直线部、肩部和反转部组成。足部密度的上升与曝光量不成正比，曝光量增加逐渐很多，密度只有较小的增加。直线部密度与曝光量的增加成正比，密度差保持一定，此时曲线沿一定的斜

率直线上升。肩部密度随曝光量的增加而增加，但不成正比。反转部随曝光量的增加密度反而下降，影像密度呈现逆转。特性曲线可提供感光材料的本底灰雾（D_{min}）、感光度（S）、对比度（γ）、最大密度（D_{max}）、宽容度（L）等参数，以表示感光材料的感光性能。

75. 下列叙述中，正确的是
    A. 曲线产生反转是由于曝光不足所致
    B. 曲线为线性
    C. 胶片感光速度越快，初感点越高
    D. 直线部密度与曝光量成反比
    E. 曲线可表示感光材料的感光特性

76. 下列叙述中，错误的是
    A. 胶片特性曲线是描绘曝光量与所产生密度之间关系的一条曲线
    B. 曲线可以表示出感光材料的感光特性
    C. 特性曲线也称 H-D 曲线
    D. 曲线的横坐标为曝光量，纵坐标为密度
    E. 曲线的横坐标为密度，纵坐标为曝光量

77. X 线摄影中应力求利用特性曲线的
    A. 足部   B. 肩部
    C. 直线部   D. 翻转部
    E. 全部

78. X 线胶片本底灰雾是由什么组成的
    A. 起始点密度与片基灰雾
    B. 乳剂灰雾与片基灰雾
    C. 最大密度与乳剂灰雾
    D. 片基灰雾
    E. 最大密度与最小密度

79. 关于胶片特性曲线的叙述，错误的是
    A. 表示密度值与曝光量之间的关系
    B. 横轴表示曝光量对数值，纵轴表示密度值
    C. 能够表达出感光材料的感光特性
    D. 横轴表示密度值，纵轴表示曝光量
    E. 可称为 H-D 曲线

(80~81 题共用题干)

明胶与银离子相互作用，生成一种不稳定的银胶络合物。明胶加热时该络合物分解，生成了银及硫化银，它们聚集在溴化银晶体的缺陷和位错的部位上，构成了感光中心。明胶能吸收卤化银在感光时产生的卤原子，以防止卤原子与银原子的重新化合，因而相对地提高了感光度。明胶可以包围卤化银晶体，使它们彼此不直接接触，并能均匀涂布在片基上，不沉淀、不结块，保护了未感光卤化银晶体不被显影。明胶膨胀后具有多孔性，可使较小分子通过。明胶具有热熔冷凝的特性。明胶黏性很强，使乳剂牢固地黏着在片基上。明胶参与坚膜作用。

80. 下列叙述中，错误的是
    A. 明胶能提高感光度
    B. 明胶是吸卤剂
    C. 明胶不参与坚膜作用
    D. 明胶热熔冷凝
    E. 明胶可保护未感光卤化银

81. 下列叙述中，正确的是
    A. 明胶黏性低
    B. 明胶参与感光化学反应
    C. 明胶使卤化银处于沉淀状态
    D. 明胶没有保护作用
    E. 明胶提高胶片感光度

(82~83 题共用题干)

透过被照体的 X 线照射到平板探测器的非晶硒层时，由于非晶硒的导电特性被激发出电子-空穴对，即一对正负电子。该电子-空穴对在外加偏置电压形成的电场作用下被分离并反向运动，负电子跑向偏压的正极，正电子跑向偏压的负极，于是形成电流。电流的大小与入射 X 线光子的数量成正比，这些电流信号被存储在 TFT 的极间电容上。每个 TFT 形成一个采集图像的最小单元，即像素。每个像素区内有一个场效应

管，在读出该像素单元电信号时起开关作用。在读出控制信号的控制下，开关导通，把存储于电容内的像素信号逐一按顺序读出、放大，送到 A/D 转换器，从而将对应的像素电荷转化为数字化图像信号。

82. 关于该平板探测器的叙述，错误的是

 A. 属于直接转换

 B. 属于间接转换

 C. 成像效果好于 IP

 D. 数据转换不经过可见光

 E. 需要高压电场

83. 场效应管的作用是

 A. 产生电荷　　　B. 存储电荷

 C. 开关　　　　　D. A/D 转换

 E. 放大

(84~88 题共用题干)

头部横断层常用基线有眦耳线、Reid 基线、连合间线等。

84. 下眶耳线又称为

 A. 听眦线　　　　B. 眦耳线

 C. 连合间线　　　D. AC - PC 线

 E. Reid 基线

85. 冠状断层标本的制作常以什么线的垂线为基线

 A. 连合间线　　　B. 眦耳线

 C. Reid 基线　　　D. 听眦线

 E. AC - PC 线

86. 头部横断层标本的制作常以什么线为准

 A. Reid 基线　　　B. 眦耳线

 C. 连合间线　　　D. AC - PC 线

 E. 听眦线

87. 现作为标准影像扫描基线的是

 A. Reid 基线　　　B. 眦耳线

 C. 听鼻线　　　　D. AC - PC 线

 E. 听眦线

88. 颅脑横断层描述常用基线是

 A. 眦耳线　　　　B. Reid 基线

 C. 连合间线　　　D. 下眶耳线

 E. 人类学基线

(89~91 题共用题干)

国际放射学界公认：当照片上的半影模糊值 <0.2mm 时，人眼观察影像毫无模糊感，当半影模糊值大于 0.2mm 时，开始有模糊感。

89. 下列叙述中，正确的是

 A. 焦点大中，允许的放大倍数大

 B. 焦点小中，允许的放大倍数大

 C. 焦点大中，成像分辨力高

 D. 焦点小中，球管容量大

 E. 焦点大小与放大倍数无关

90. 已知某焦点大小为 0.6，则其允许的最大放大倍数为

 A. 1　　　　　　B. 2

 C. 1.3　　　　　D. 1.5

 E. 1.4

91. 某球管在实验时，发现放大倍数为 1.15 倍时，开始模糊，则该焦点大小可能为

 A. 0.6　　　　　B. 1.3

 C. 1.4　　　　　D. 1.2

 E. 0.95

(92~93 题共用题干)

在 X 线胶片中，出现照片影像密度一边高，一边低的现象。

92. 造成这种现象的原因是

 A. 聚焦栅反置使用

 B. 侧向倾斜栅焦距

 C. 上、下偏离栅焦距

 D. 双重偏离

 E. 其他原因

93. 解决问题的方法是

 A. 不要将聚焦栅反置

 B. X 线中心要对准滤线栅中线，倾斜方向与铅条一致

 C. 调好与曝光时间相适应的运动速度

 D. 选用栅比大的滤线栅

E. 改用其他滤线栅

(94~95题共用题干)

人体对X线的吸收按照骨、肌肉、脂肪、空气的顺序变小，所以在这些组织之间产生X线对比度，而在消化系统、泌尿系统、生殖系统、血管等器官内不产生X线对比度，无法摄出X线影像，但可以在这些器官内注入原子序数不同或者密度不同的物质，即可形成X线对比度。

94. 下列叙述中，正确的是
    A. 被照体密度越高，吸收X线的能力越强
    B. 被照体的天然差别称为X线对比度
    C. 无法改变消化道形成的X线对比度
    D. 骨折外用的固定石膏不影响X线对比度
    E. $BaSO_4$不可作为X线对比剂

95. 关于在器官内注入原子序数不同或者密度不同的物质，形成X线对比度的原理，叙述错误的是
    A. 改变了所处位置的有效原子序数
    B. 改变了所处位置的密度
    C. 改变了所处位置的X线吸收能力
    D. 改变了所处位置物质的化学性质
    E. 改变了所处位置与邻近位置的吸收差异

(96~98题共用题干)

透光率指照片上某处的透光程度，在数值上等于透过光线强度与入射光强度之比。阻光率指照片阻挡光线能力的大小，在数值上等于透光率的倒数。照片阻光率的对数值称作照片的光学密度值。

96. 如果透光率为0.1，则光学密度是

A. 0.1 B. 1.0
C. 0 D. 0.01
E. 10

97. 如果两张照片的光学密度都是1.0，两张照片叠加后的光学密度是
A. 1.0 B. 0.5
C. 2.0 D. 0.1
E. 0.2

98. 若照片上某处的阻光率为10，则光学密度是
A. 0.1 B. 0.2
C. 1.0 D. 0.5
E. 5

(99~100题共用题干)

卤族元素氟、氯、溴、碘与银的化合物，统称为卤化银。这是一种具有感光性能的物质，起着记录影像的作用。卤化银是胶片产生影像的核心，从胶片制作到曝光、冲洗都是围绕着它进行的。卤化银是以微晶体状态存在，卤化银的感光作用是以每个晶体为单位进行的，胶片记录下来的影像效果是千千万万个微小卤化银晶体感光效果的总和。在其他条件相同时，晶体颗粒的大小、分布会给影像效果带来影响。

99. 不能用于感光材料的是
    A. AgCl B. AgBr
    C. AgI D. AgF
    E. AgBr + AgI

100. 传统颗粒胶片的感光材料为
    A. AgCl B. AgBr
    C. AgI D. AgF
    E. AgBr + AgI

专业实践能力

一、单选题：以下每道考题有五个备选答案，请从中选择一个最佳答案。

1. 肺尖病变最好应摄
   A. 胸部后前位片　　B. 胸部前后位片
   C. 肺尖前凸位片　　D. 肺尖后凸位片
   E. 肺尖放大摄影

2. 关于肺部及纵隔MRI扫描技术，叙述错误的是
   A. 扫描技术：常规做横断及斜冠状方位
   B. 相关准备：安装心电门控或周围门控
   C. 线圈：体部相控阵线圈、体线圈
   D. 若使用呼吸门控技术，将呼吸感应器置于患者胸部
   E. 多采用快速序列屏气采集，或采用呼吸门控技术采集

3. 后鼻孔闭锁最佳的检查方法是
   A. 鼻窦瓦氏位　　B. 鼻窦柯氏位
   C. 鼻窦侧位　　　D. 鼻窦正位体层
   E. 鼻窦CT轴位扫描

4. X线照片标记内容不包括
   A. 摄影日期　　B. 病变性质
   C. 患者姓名　　D. X线片号
   E. 被检肢体方位

5. 不属于静脉肾盂造影适应证的是
   A. 肾结核　　B. 肾肿瘤
   C. 肾结石　　D. 肾畸形
   E. 急性肾炎

6. 胸部常规摄影的距离应为
   A. 45~50cm　　B. 75~90cm
   C. 100~120cm　D. 180~200cm
   E. 240~260cm

7. 与腰椎斜位标准所见不符的是
   A. 第1~5腰椎及腰骶关节呈斜位，于照片正中显示
   B. 各椎弓根投影于椎体后1/3处
   C. 检侧椎间关节间隙呈切线状显示
   D. 椎间隙显示良好，第3腰椎上、下面两侧缘应重合为一线
   E. 与椎体相重叠的椎弓部结构，应显示清晰分明

8. 下列组合中，错误的是
   A. 胸腔游离积液——正位，加照患侧侧卧水平正位或斜位
   B. 包裹性积液——正位，加照切线位
   C. 肺下积液——卧位
   D. 胸膜间皮瘤——取呼气、吸气位对照
   E. 纵隔气肿——除常规正位外，必须照侧位

9. 下列病变中，适用深呼气曝光的是
   A. 肺炎　　B. 肺脓肿
   C. 肺大疱　D. 肺癌
   E. 肺结核

10. 对于胸腹部CT检查患者进行呼吸训练的目的是
    A. 避免患者产生紧张情绪
    B. 防止呼吸窘迫产生
    C. 避免呼吸运动伪影产生
    D. 防止呼吸道堵塞
    E. 避免患者检查中咳嗽

11. 腰椎CT扫描时，给患者腿部垫起的目的是
    A. 让患者躺着更舒服
    B. 减轻患者由于椎间盘突出引起的疼痛
    C. 使腰椎的生理弧度减少
    D. 使扫描机架可以减少倾斜角度
    E. 避免患者的脚弄脏检查床

12. 胸部CT软组织窗显示纵隔的窗宽和窗位分别是
    A. W 1500~2000，C -350~-500

B. W 1350~1500，C 350~-500

C. W 1350~1500，C 600~-800

D. W 300~500，C 35~50

E. W 600~800，C -600

13. 关于眼眶CT扫描技术，叙述错误的是
   A. 横断位扫描，听眶线与床面垂直
   B. 扫描范围一般从眶底至眶顶
   C. 冠状位扫描范围从眼球前部至鞍底
   D. 横断位扫描，扫描基线为听眶线或听眦线
   E. 冠状位扫描听眶线与床面平行

14. 在实际应用中，CT值接近水的组织或病变是
   A. 肺泡　　　B. 囊肿
   C. 脂肪瘤　　D. 血液
   E. 肌肉

15. 在日常工作中，通过调节窗宽、窗位来观察图像。要提高观察范围内组织的对比分辨率，首先应采取
   A. 适当减小窗宽　　B. 适当增大窗宽
   C. 适当提高窗位　　D. 适当降低窗位
   E. 适当分辨力

16. 关于显像时间的叙述，错误的是
   A. 肾动态显像每30~60s采集10帧
   B. 肝胆动态显像每5~15min采集1帧
   C. 心脏首次通过显像每50ms左右采集1帧
   D. 显像剂在体内运转较慢时，采集的速度要慢
   E. 显像剂在体内运转速度快，采集的时间间隔应短

17. CT成像中与产生伪影无关的准备工作是
   A. 做好患者呼吸训练
   B. 不吃含有金属类药物
   C. 给予镇静剂
   D. 患者更衣、换鞋入室
   E. 去掉金属饰物

18. CT增强扫描常用的对比剂注射方法是
   A. 动脉团注法
   B. 静脉团注法
   C. 静脉滴注法
   D. 静脉多次团注法
   E. 静脉滴注团注法

19. 关于胰腺、胃肠和腹膜后MRI扫描技术，叙述错误的是
   A. 腹膜后间隙检查需要做脂肪抑制序列
   B. 肠胃MRI矢状位有助于判断直肠侧壁肿瘤对邻近结构的侵犯
   C. 肠胃MRI常规做轴位T_1WI和T_2WI矢状位或冠状位T_2WI扫描
   D. 胰腺扫描需要薄层、无间隔扫描
   E. 可应用呼吸门控技术

20. 关于MRI扩散加权成像技术的临床应用，叙述错误的是
   A. 扩散加权成像在脑梗死检测中具有重要临床价值
   B. 脑组织在超急性梗死期，扩散系数显著下降
   C. 脑组织在超急性梗死期，在扩散加权像上表现为高信号区
   D. 扩散系数在T_1、T_2加权成像变化很大
   E. 在脑白质区，水分子的扩散系数在空间各个方向是不相同的

21. MRI检查必须注意的问题不包括
   A. 认真核对检查申请单
   B. 正确选用线圈、摆放患者位置
   C. 了解MRI检查适应证与禁忌证，特别是禁忌证
   D. 密切观察患者是否有心理变化
   E. 确保扫描室内安全

22. 耳部CT常用的扫描体位是
   A. 横断面、矢状面
   B. 矢状面、冠状面
   C. 斜面、矢状面
   D. 横断面、冠状面

E. 横断面、斜面

23. 提高TOF-MRA流动-静止对比的方法不包括
    A. 用磁化传递抑制技术（MTS）抑制背景大分子信号
    B. 减少激励角度，使静态组织信号下降
    C. 多块容积激发，将一个较大容积分成多个薄块激发
    D. 减小激发容积厚度，以减小流入饱和效应
    E. 减慢流动速度

24. 不是脂肪抑制成像技术的是
    A. 化学位移成像技术
    B. 化学位移频率选择饱和技术
    C. 幅度选择饱和法
    D. 化学位移水-脂反相位饱和成像技术
    E. 水激励技术

25. 关于磁共振成像心功能分析技术的扫描技术要点，叙述错误的是
    A. 确定所成短轴位合乎心功能分析所需，采用单次屏气2D-FLASH序列，以左室长轴位图为定位图，做垂直于左室长轴的短轴位电影成像
    B. 采用单次屏气TSE序列在冠状位定位像上作横断面成像
    C. 以平行于左室长轴位为定位图，做垂直于左室长轴的短轴位
    D. 以显示左右室及室间隔的矢状面图像为定位图，做平行于室间隔的左室长轴位成像
    E. 扫描层面必须包括心尖至房室瓣口，保证心功能分析准确无误

26. 关于肺部及纵隔MRI扫描技术，叙述错误的是
    A. 推荐常规成像序列为横轴位T_1WI，横轴位T_2WI
    B. 嘱患者勿动及检查过程中不要咳嗽
    C. 使用心电门控或周围门控技术

    D. 线圈：体部相控阵线圈、体线圈
    E. 必要时加做矢状位T_2WI

27. 血管成像技术（MRA）不包括
    A. 相位对比MRA需静脉注射对比剂
    B. 时间飞跃法MRA（TOF-MRA）
    C. 对比增强MRA（CE-MRA）
    D. 相位对比MRA（PCMRA）
    E. 对比增强MRA需静脉注射对比剂

28. 关于鼻窦MRI技术，叙述错误的是
    A. 线圈中心及定位线对于眉间与鼻尖连线的中点
    B. 增强扫描一般采用T_2WI-FS序列
    C. 常规扫描方位：横轴位T_2WI（T_1WI）；冠状位（T_2WI）
    D. 线圈：用头部线圈
    E. 相关准备：同颅脑MRI技术

29. 关于腹部MRA技术，叙述错误的是
    A. 不需禁食
    B. 线圈：体线圈、体部相控阵体部线圈
    C. 扫描技术：采用3D-CE-MRA技术的超快速三维梯度回波序列3D-FISP
    D. 采集成像一般取6次
    E. 根据病情可分别得到动脉期和门脉期、静脉期的血管像

30. MR水成像所采用的成像序列常为
    A. FSE   B. EPI
    C. GRE   D. IR
    E. SE

31. 关于乳腺MRI扫描技术，叙述错误的是
    A. 乳腺疾病通常行动态增强
    B. 线圈：采用单侧或双侧乳腺专用环形线圈
    C. 常规做矢状位及横断位方向扫描
    D. 体位仰卧，足先进
    E. 动态增强时先用梯度回波3D-T_1加权快速扫描技术做增强前扫描

32. 支气管动脉造影最常做哪根血管穿刺

插管

A. 肘静脉　　　B. 股动脉
C. 肘动脉　　　D. 股静脉
E. 肱动脉

33. 关于DSA的适应证，叙述错误的是
    A. 先天性心脏病
    B. 血管先天性畸形
    C. 严重的心力衰竭
    D. 主动脉病变
    E. 肺动脉病变

34. 脑功能成像不包括
    A. 波谱分析
    B. 扩散成像
    C. 中枢活动功能成像
    D. 灌注成像
    E. 三维重建

35. 颈椎椎间盘CT扫描的层厚、层距通常为
    A. 10mm、10mm
    B. 8mm、8mm
    C. 5mm、5mm
    D. 2mm、2mm
    E. 1mm、1mm

36. 不适合做CT扫描的是
    A. 精神分裂症
    B. 颅脑外伤
    C. 新生儿缺氧缺血性脑病
    D. 脑肿瘤
    E. 脑实质变性

37. 腹腔动脉DSA，若需观察门静脉，曝光时间应为
    A. 1～5秒　　　B. 5～10秒
    C. 10～15秒　　D. 15～20秒
    E. 20～30秒

38. 关于介入检查和治疗的医务人员预防感染的叙述，错误的是
    A. 使用过的针头、手术刀放在专用容器内
    B. 清洁被血液污染的检查床时可以不使用医用手套
    C. 容器必须有盖
    D. 提取患者的血液、体液时必须使用医用手套
    E. 避免局部麻醉用量不足时患者躁动造成穿刺术者针刺事故

39. 耳部CT常规采用的扫描层厚、层距分别是
    A. 20mm、20mm　　B. 10mm、10mm
    C. 8mm、8mm　　　D. 5mm、5mm
    E. 2mm、2mm

40. 关于头颅体层摄影的注意事项，叙述错误的是
    A. 正确运用头颅体表定位点面、线
    B. 根据轨迹特征选择体位
    C. 选择适当的体层方式
    D. 精确地选用层间距离
    E. 除去人工阴影

41. 下列介入检查和操作中，感染发生率最高的是
    A. 心血管造影　　B. 经皮胆道引流
    C. TIPSS　　　　D. 血管造影
    E. 脓肿引流

42. 上肢长骨常规体位选择为
    A. 正位及侧位　　B. 正位及斜位
    C. 正位及切线位　D. 侧位及切线位
    E. 斜位及切线位

43. 显示跟骨骨刺的最佳体位是
    A. 足正位　　　　B. 双足跟骨侧位
    C. 跟骨轴位　　　D. 跟骨斜位
    E. 全足正位

44. 肺动脉造影最常做什么血管穿刺插管
    A. 股动脉　　　　B. 股静脉
    C. 肘动脉　　　　D. 肘静脉
    E. 肱动脉

45. 下列组合中，错误的是

A. 锁骨与肩峰——肩锁关节
B. 掌骨与指骨——掌指关节
C. 肱骨与桡骨——肘关节
D. 尺骨与桡骨——桡尺关节
E. 锁骨与胸骨——胸锁关节

46. 同一患者选用摄影条件最大的部位是
    A. 上臂正位   B. 鼻骨侧位
    C. 腰椎侧位   D. 膝关节侧位
    E. 肩关节正位

47. 显示单侧乳腺组织的最佳体位是
    A. 内外斜位   B. 头尾位
    C. 定点压迫位   D. 锥形压迫位
    E. 放大位

48. 关于颅骨疾患摄影位置选择，叙述错误的是
    A. 多发性骨髓瘤——汤氏位
    B. 颅骨骨折——头颅正侧位
    C. 额窦病变——柯氏位
    D. 颅骨肿瘤——头颅正侧位
    E. 垂体瘤——头颅侧位

49. 腰椎椎弓崩裂，X线显示最清晰的体位是
    A. 正位   B. 侧位
    C. 双斜位   D. 过伸侧位
    E. 站立负重侧位

50. 标准胸部后前位照片，肺野内不显示
    A. 肋骨   B. 肩胛骨
    C. 锁骨   D. 右下肺动脉
    E. 肺动脉分支

51. 缩写IV-DSA的正确名称是
    A. 数字减影
    B. 数字血管造影
    C. 数字减影血管造影
    D. 静脉数字减影血管造影
    E. 动脉数字减影血管造影

52. 胸骨正位摄影宜用的呼吸方式是
    A. 平静呼吸
    B. 平静呼吸下屏气
    C. 深吸气后屏气
    D. 深呼气后屏气
    E. 均匀缓慢连续浅呼吸

53. 中心线倾斜30°~35°角的摄影体位是
    A. 头颅正位   B. 汤氏位
    C. 颅底颏顶位   D. 视神经孔轴位
    E. 颈静脉孔颏枕位

54. 常规肺部摄影正确的呼吸方式是
    A. 深呼气末屏气   B. 平静呼吸
    C. 深吸气末屏气   D. 平静呼吸屏气
    E. 缓慢连续呼吸

55. 巴尔金定位法中代表角膜前缘的是
    A. 正位片中3点钟位与9点钟位连线
    B. 正位片中6点钟位与12点钟位连线
    C. 正位片中3点钟位与12点钟位连线
    D. 侧位片中6点钟位与12点钟位的连线
    E. 侧位片中3点钟位与9点钟位连线

56. 关于乳腺放大摄影的叙述，错误的是
    A. 在屏胶摄影方式时使用较多
    B. 将腺体与片盒拉开一定距离
    C. 腺体较薄不发生放大模糊
    D. 通常结合使用局部压迫
    E. 放大摄影一般使用较小的焦点

57. 关于逆行肾盂造影的术前准备，叙述错误的是
    A. 碘过敏试验
    B. 清洁肠道
    C. 麻醉剂过敏试验
    D. 检查当日禁食
    E. 有关膀胱镜检查准备

58. 关于头颅正位摄影的叙述，错误的是
    A. 下颌内收，额及鼻尖靠近台面
    B. 患者呈俯卧姿势
    C. 矢状面平行台面
    D. 听眦线垂直台面
    E. 两外耳孔到台面距离等高

59. 副鼻窦瓦氏位不能观察的影像是
   A. 筛窦　　　　　B. 额窦
   C. 眶内异物　　　D. 上颌窦
   E. 颧骨

60. X线胶片长轴与摄影床长轴平行称
   A. 竖向　　　　　B. 横向
   C. 立向　　　　　D. 斜向
   E. 交叉向

61. 表示踝关节侧位体位标准的标志是
   A. 胫腓骨长轴投影于胶片长轴中线
   B. 距骨胫距关节面无双边
   C. 踝关节位于照片下1/3正中显示
   D. 踝关节诸骨纹理清晰可见
   E. 踝关节周围软组织层次丰富清晰

62. 患者，男性，20岁。考虑颅脑外伤颅缝分离，其诊断标准是
   A. 颅缝宽度小于2mm
   B. 颅缝宽度超过1mm
   C. 颅缝宽度超过2mm
   D. 颅缝宽度超过3mm
   E. 颅缝比对侧超过2mm

63. 患儿，男孩，8岁。行胸部X线检查发现其肺纹理变粗。关于肺纹理的主要组成，叙述正确的是
   A. 支气管　　　　B. 肺静脉
   C. 肺动脉　　　　D. 淋巴管
   E. 肺泡壁

64. 患者，男性，69岁。X线检查示：局部肺纹理增多，环状或蜂窝状影，斑片状、索条样影，有葡萄、手套征。其可能的诊断为
   A. 大叶性肺炎　　B. 小叶性肺炎
   C. 支气管囊肿　　D. 支气管结石
   E. 支气管扩张

65. 患者，女性，21岁。体检时偶尔发现患有脑膜瘤。关于脑膜瘤的好发部位，叙述错误的是
   A. 大脑凸面
   B. 大脑镰旁
   C. 蝶骨嵴
   D. 侧脑室外侧白质区
   E. 脑桥小脑角区

二、共用题干单选题：以下每道试题有2～6个提问，每个提问有五个备选答案，请选择一个最佳答案。

(66～68题共用题干)
　　窗口技术是将全范围CT值分时、分段进行显示的技术。被显示灰阶的范围称为窗宽（W），其中间值称为窗位（C），窗宽以外的CT值不显示。根据此概念，可以计算出CT值显示的范围：显示下限为窗位减去1/2窗宽，上限是窗位加上1/2窗宽，数学表达式如下：C－W/2（下限）～C＋W/2（上限）。如某一脑部图像的窗宽和窗位分别是80HU和40HU。

66. 显示的CT值的上限是
   A. 80HU　　　　　B. 40HU
   C. 120HU　　　　D. 60HU
   E. 20HU

67. 显示的CT值的中心值是
   A. 60HU　　　　　B. 0HU
   C. 40HU　　　　　D. 20HU
   E. 80HU

68. 若窗宽变为100HU，窗位变为50HU，则所显示的CT值的范围是
   A. 75～100HU　　B. 0～100HU
   C. 0～50HU　　　D. 50～100HU
   E. 0～75HU

(69～71题共用题干)
　　患者，男性，45岁。突发右耳听力下降，行螺旋CT检查。

69. 标准内听道扫描后应选择的图像后处理方法是
   A. 内听道重组
   B. 靶扫描重建

C. 骨算法重建
D. 标准算法重建
E. 软组织算法重建

70. 标准算法影像最佳显示窗值为
   A. 窗宽80，窗位20
   B. 窗宽100，窗位55
   C. 窗宽140，窗位65
   D. 窗宽200，窗位75
   E. 窗宽280，窗位40

71. 摄片原则为
   A. 标准算法影像+高分辨力算法影像
   B. 标准算法影像+软组织算法影像
   C. 高分辨力算法影像
   D. 软组织算法影像
   E. 标准算法影像

(72~75题共用题干)
患者，男性，26岁。无外伤史，昨晚睡觉时由于姿势不正，今晨起床后发现颈部歪斜，遂去医院就诊，导诊给予挂骨科号。查体：颈部活动受限，不能平卧。

72. 该患者首先考虑的诊断是
   A. 喉炎   B. 斜颈
   C. 脊髓炎   D. 颈椎骨折
   E. 寰枢椎关节半脱位

73. 首选的检查为
   A. 喉镜检查   B. 颈椎正位片
   C. 颈部CT扫描   D. 颈部MR检查
   E. 寰枢椎张口位片

74. 行上述影像检查时，中心线或定位线是
   A. 两嘴角连线中点
   B. 第6胸椎垂直射入
   C. 经甲状软骨平面、颈部前后缘连线中点
   D. 头端倾斜10°~15°，经甲状软骨射入
   E. 经甲状软骨平面颈部中点

75. 关于此项检查标准影像的叙述，正确的是
   A. 喉腔结构可辨
   B. 各椎体前后缘均无双边现象
   C. 椎间孔呈卵圆形，边缘锐利
   D. 从颈部到气管分叉部能连续追到气管影像
   E. 上、中切牙牙冠与枕骨底部相重，枢椎齿突不与枕骨重叠

(76~79题共用题干)
患者，男性，25岁。高处坠落，双侧脚跟受伤。双跟骨变形，考虑跟骨骨折，需做X线检查，以了解骨折情况。

76. 为了提高影像质量，最佳的摄影方式是
   A. 普通X线摄影   B. CR
   C. DR   D. DF
   E. CT

77. 关于DR的叙述，错误的是
   A. 较CR成像速度快
   B. 探测器寿命长
   C. 曝光量小
   D. 可透视
   E. 采用多角度摄影效果更好

78. 对跟骨摄片应采用
   A. 踝关节正侧位
   B. 跟骨正位+轴位
   C. 跟骨正侧位
   D. 跟骨侧位+轴位
   E. 全足正位

79. 跟骨轴位摄影，中心线向头侧倾斜角度应是
   A. 10°   B. 20°
   C. 30°   D. 45°
   E. 55°

(80~81题共用题干)
患者，男性，25岁。突然发生腹部疼痛。体格检查：腹肌紧张，有反跳痛。需要行X线检查。

80. 最简捷有效的X线检查是
   A. KUB平片
   B. 腹部站立后前位片
   C. 胸部站立后前位片

D. 胃钡餐检查

E. 胃气钡双重造影

81. 疑有消化道穿孔，而立位片又未见游离气体，进一步检查时应避免哪种检查

   A. 胃内注入少量气体后再摄立位片

   B. 口服碘剂检查

   C. 半小时后再复查

   D. 左侧卧数分钟后，再立位检查

   E. 口服稀钡检查

(82~84题共用题干)

患者，男性，67岁。高血压病史20多年。突然左侧肢体乏力伴流涎、饮水呛咳2小时。血压：180/90mmHg。颅脑CT平扫未见异常。

82. 根据患者的临床表现，不应考虑的诊断为

   A. 脑梗死　　　B. 脑出血

   C. 颈椎病　　　D. 脊髓炎

   E. 高血压

83. 为了明确诊断，首先考虑做什么检查

   A. 颅脑MRI

   B. 颅脑CT增强

   C. 颈椎MRI

   D. 腰穿抽脑脊液化验

   E. 颅脑平片

84. 如果患者考虑为超急性脑梗死，应该首选哪一种检查

   A. 颅脑CT　　　B. 颅脑平片

   C. 颅脑MRI　　 D. 心脏彩超

   E. 心电图

(85~86题共用题干)

某头颅外伤患者，行CT扫描。

85. CT扫描前，患者必须去除金属物的目的是

   A. 防止饰物丢失

   B. 防止金属物掉入机架内

   C. 可降低曝光条件

   D. 避免产生图像伪影

   E. 患者躺卧更舒适

86. 下列哪项是新鲜出血的CT值范围

   A. 60~80HU　　　B. 40~60HU

   C. 30~50HU　　　D. 40~80HU

   E. 20~40HU

(87~88题共用题干)

关于长骨X线摄影的注意事项，请回答以下问题。

87. 股骨前后位X线摄影的注意事项是

   A. 无需除去受检部位金属饰品

   B. 没有必要向受检者说明检查情况，避免其情绪波动

   C. 近日服用硫酸钡，不影响摄片质量

   D. 当病变在长骨一端时，至少应包括病端关节

   E. 被检者不能穿棉制衣服摄片

88. 尺桡骨前后位X线摄影的注意事项是

   A. 被检者可以穿棉制衣摄片

   B. 检查当日，受检者应禁食

   C. 不需除去受检部位膏药

   D. 近日服用钙片，不影响摄片质量

   E. 不包括两端的关节

(89~91题共用题干)

关于头颅摄影要点，请回答以下问题。

89. 头颅后前位的摄影要点是

   A. 受检者俯卧于摄影台上，两臂放于头部两旁，使头颅冠状面垂直床面并与床面中线重合

   B. 颌内收，听眦线与台面平行，两侧外耳孔与台面等距

   C. 照射野包括含下颌骨的整个头部

   D. 源－像距离（SID）为70cm

   E. 垂直对准枕外隆凸上2cm，经眉间垂直射入探测器中心

90. 头颅侧位的摄影要点是

   A. 受检者仰卧于摄影床上，头部侧转，被检测贴近床面

   B. 头颅矢状面与台面平行，瞳间线与台面垂直，下颌稍内收，听眦线与台边垂直

   C. 照射野不包括下颌骨

D. 源-像距离（SID）为100cm
E. 对准外耳孔前、上各3.5cm处，垂直射入探测器中心

91. 鼻骨侧位的摄影要点是
    A. 受检者仰卧，头颅成标准侧位
    B. 鼻根部下方4cm处位于探测器中心
    C. 照射野包括整个头颅
    D. 源-像距离（SID）为70cm
    E. 对准鼻根下方2cm处垂直射入探测器中心

(92～94题共用题干)

泌尿系统造影检查是诊断泌尿生殖系统疾病的重要检查方法，其使用对比剂可增加组织间对比，有助于形成影像。

92. 逆行性肾盂造影对比剂用量是一侧肾脏注射
    A. 2ml   B. 2～5ml
    C. 5～10ml   D. 20ml
    E. 80～100ml

93. 静脉尿路造影时，检查前12小时禁食、禁饮的原因是
    A. 减轻体重
    B. 防止过敏反应时呕吐造成窒息
    C. 防止对比剂与食物发生化学反应
    D. 防止烦扰对比剂显示影像
    E. 不需要

94. 肝功能严重受损不能进行尿路造影检查的原因不包括
    A. 不能正常显影
    B. 损伤肝肾功能
    C. 机体免疫抵抗力低下
    D. 不能正常排泄对比剂
    E. 操作复杂，痛苦大

(95～96题共用题干)

MRI自旋回波序列中心肌呈中等信号强度，与横纹肌相似。

95. 测量心肌厚度应该在
    A. 舒张末期长轴位或短轴位
    B. 收缩末期长轴位或短轴位
    C. 舒张早期长轴位或短轴位
    D. 收缩早期长轴位或短轴位
    E. 任意时期长轴位或短轴位

96. 正常左室心肌厚度在收缩期比舒张期至少增加
    A. 10%   B. 20%
    C. 30%   D. 40%
    E. 50%

(97～100题共用题干)

男性，患者，62岁。反复咳嗽、咳痰、咯血。胸部X线摄影初步诊断支气管扩张。为明确出血情况，需要进行DSA检查。

97. DSA检查需要进行造影的血管是
    A. 胸主动脉   B. 支气管动脉
    C. 右颈内动脉   D. 锁骨下动脉
    E. 椎动脉

98. 支气管动脉的大部分开口处相当于
    A. 胸椎1～2水平   B. 胸椎3～4水平
    C. 胸椎4～5水平   D. 胸椎6～7水平
    E. 腰椎1～2水平

99. 由于操作不当或导管、导丝过硬致使有动脉壁粥样斑块的血管内膜受损，不会出现的情况是
    A. 动脉夹层   B. 异位栓塞
    C. 假性动脉瘤   D. 动静脉瘘
    E. 动脉切割

100. 栓塞剂通过其他渠道进入非靶血管或组织造成栓塞的是
    A. 异位栓塞   B. 血管闭塞
    C. 封堵术   D. 栓塞术
    E. 栓塞治疗

全国卫生专业技术资格考试通关宝典

放射医学技术（师）资格考试全真模拟试卷与解析

答案与解析

卫生专业技术资格考试研究专家组　组织编写

吴春虎　主　编

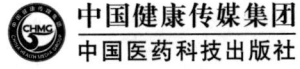

中国医药科技出版社

内 容 提 要

本书为"全国卫生专业技术资格考试通关宝典"之一,由长期从事卫生专业技术资格考试考前培训的专家、讲师在研究历年真题的基础上,紧密围绕新版考试大纲精心编写而成。本书包含4套试卷,每套试卷分为基础知识、相关专业知识、专业知识、专业实践能力4个单元,题型和数目与实际考试一致,考点覆盖全面,对重点、难点举一反三,精选题目配有详尽解析,精准凝练,能帮助考生全面理解考点,是考生考前实战演练必备的模拟试卷。

图书在版编目(CIP)数据

放射医学技术(师)资格考试全真模拟试卷与解析/卫生专业技术资格考试研究专家组组织编写;吴春虎主编.—北京:中国医药科技出版社,2022.10

全国卫生专业技术资格考试通关宝典

ISBN 978-7-5214-3416-3

Ⅰ.①放… Ⅱ.①卫… ②吴… Ⅲ.①放射医学-资格考试-题解 Ⅳ.①R81-44

中国版本图书馆 CIP 数据核字(2022)第 178955 号

美术编辑 陈君杞
责任编辑 樊 莹
版式设计 友全图文

出版	中国健康传媒集团｜中国医药科技出版社
地址	北京市海淀区文慧园北路甲 22 号
邮编	100082
电话	发行:010-62227427 邮购:010-62236938
网址	www.cmstp.com
规格	787×1092 mm $^1/_{16}$
印张	15 $^3/_4$
字数	354 千字
版次	2022 年 10 月第 1 版
印次	2022 年 10 月第 1 次印刷
印刷	北京紫瑞利印刷有限公司
经销	全国各地新华书店
书号	ISBN 978-7-5214-3416-3
定价	48.00 元

版权所有 盗版必究

举报电话:010-62228771

本社图书如存在印装质量问题请与本社联系调换

获取新书信息、投稿、为图书纠错,请扫码联系我们。

出版说明

为了贯彻《关于加强卫生专业技术职务评聘工作的通知》(人发〔2000〕114号)等相关文件精神,加强卫生专业技术职务的评聘工作,强化考核方法,提高相应级别卫生专业技术人才的水平和能力,自2001年起卫生专业初、中级技术资格逐步推行以考代评工作,实行全国统一组织、统一考试时间、统一考试大纲、统一考试命题、统一合格标准的考试制度。

为适应上述卫生专业技术资格考试改革的需要,满足众多考生对于备考放射医学技术(师)资格考试的复习需求,我们组织编写了《放射医学技术(师)资格考试全真模拟试卷与解析》。

本套试卷的编写按照新版考试大纲的要求,以真题的重点、难点、题型分布为依据,合理安排试题,重点突出,力求真实地检测考生对本专业知识的掌握程度和应试水平,以便查漏补缺。另外,本套试卷对于部分题目附带详细解析,可以很好地为考生提供解题思路,加深记忆。

本套试卷有助于广大考生了解命题规律,做到考前有效冲刺,希望大家在备考过程中合理使用本书,顺利通过考试。

编者

前　言

全国卫生专业技术资格考试每年进行1次，一般在4月举行，具体考试时间以当年考试通知为准。考试科目包括"基础知识""相关专业知识""专业知识""专业实践能力"，各科目的考试成绩满分为100分，成绩达到60分即为合格。

全国卫生专业技术资格考试涉及的知识范围广，考试题型多样，题目难度较大。为使考生更顺利地通过考试，我们精心编写了《放射医学技术（师）资格考试全真模拟试卷与解析》。本套试卷的编写特色如下：

紧扣新大纲，链接新考试　本套试卷的编写不仅结合了新版考试大纲的要求，还参考了真题的考点分布、题型数量，力求使考生感受最真实的考试难度，把握考试动向，一举通关。

重点全突出，难易度适中　在研究考试命题规律的基础上，巧妙安排试题，选题的难易度合理，覆盖考点多，尤其对涉及高频考点的知识进行多角度考查，使考生彻底掌握相关知识点、进行综合巩固与提高。

精选解析，梳理解题思路　对部分重难点题目进行详细解析，帮助考生找到解题线索，厘清思路，做到轻松、高效备考。

此外，与本书配套的《放射医学技术（师）资格考试拿分考点随身记》《放射医学技术（师）资格考试精选题集与解析》紧贴实战，是备考复习资料之优选。

为使考前复习更高效，本书免费赠送优质视频课程，考生可扫码获取，课程内容实用性强，是考试顺利通关的得力助手。

为表示对读者的感谢与支持，微信搜索查找账号：xtyxcn，可免费获取学习资料及答疑解惑服务！

总之，本套试卷是考前冲刺、检测复习成果的得力助手。由于编者水平有限，书中难免有疏漏之处，诚请考生批评指正。

微信扫码领取
免费课程

目录

模拟试卷（一）答案与解析 ··· 1
    基础知识 ··· 1
    相关专业知识 ··· 7
    专业知识 ·· 13
    专业实践能力 ·· 18

模拟试卷（二）答案与解析 ·· 23
    基础知识 ·· 23
    相关专业知识 ·· 29
    专业知识 ·· 35
    专业实践能力 ·· 40

模拟试卷（三）答案与解析 ·· 45
    基础知识 ·· 45
    相关专业知识 ·· 50
    专业知识 ·· 56
    专业实践能力 ·· 61

模拟试卷（四）答案与解析 ·· 66
    基础知识 ·· 66
    相关专业知识 ·· 71
    专业知识 ·· 76
    专业实践能力 ·· 81

模拟试卷（一）答案与解析

基础知识

1. E。**解析**：脑膜中动脉压迹、板障静脉压迹、脑膜中静脉压迹、静脉窦压迹均属于脑血管压迹。脑沟压迹不属于脑血管压迹。

2. B。**解析**：肝门处有肝左、右管，肝固有动脉左、右支，肝门静脉左、右支和神经、淋巴管出入，又称第1肝门。出入肝门的这些结构被结缔组织包绕，构成肝蒂。肝管由肝门处出肝。

3. C。**解析**：构成人体最基本的形态功能单位为细胞，人体的细胞形态多样。有球形、梭形、扁平状、立方形等。

4. B。**解析**：颈外动脉在胸锁乳突肌深面上行，其直接分支包括甲状腺上动脉、舌动脉、面动脉、颞浅动脉和上颌动脉、枕动脉、耳后动脉、咽升动脉。

5. D。**解析**：蛛网膜下腔位于蛛网膜与软脑膜之间，两层膜之间有许多结缔组织小梁相连，其间隙内充满脑脊液。

6. B。**解析**：腹膜内位器官包括胃、十二指肠上部、空肠、回肠、盲肠、阑尾、横结肠、乙状结肠、脾、卵巢、输卵管等。腹膜间位器官包括肝、胆囊、升结肠、降结肠、子宫、膀胱和直肠上段等。腹膜外位器官包括肾、肾上腺、输尿管、十二指肠降部和水平部等。

7. E。**解析**：血液由右心室搏出，经肺动脉干及其各级分支到达肺泡毛细血管进行气体交换，再经肺静脉进入左心房。

8. E。**解析**：胸膜腔是指脏、壁胸膜在肺根处相互移行，二者之间围成的一个封闭的、潜在的腔隙，左、右各一，呈负压，互不相通。胸膜腔内仅有少量浆液，可减少呼吸时的摩擦。

9. E。**解析**：髋臼上部是髂骨，后下部是坐骨，前下部是耻骨，三骨会合于髋臼。

10. A。**解析**：内分泌腺的毛细血管丰富，无导管，分泌的物质称为激素，激素直接进入血液循环，作用于特定的靶器官。内分泌腺包括垂体、甲状腺、甲状旁腺、肾上腺等，其功能是对机体的新陈代谢、生长发育和生殖活动等生理过程进行体液调节。内分泌组织还有胰岛等。

11. E。**解析**：通常将下肢分为下肢带骨和自由下肢骨，包括髋部、大腿、小腿和足部。

12. D。**解析**：脉管系统包括心血管系统和淋巴系统。心血管系统由心脏、动脉、静脉和毛细血管组成；淋巴系统包括淋巴管道、淋巴器官和淋巴组织。

13. E。**解析**：二尖瓣位于左房与左室之间，同侧心房和心室借房室口相通，心房接受静脉，心室发出动脉。

14. A。**解析**：咽腔分别以软腭与会厌上缘为界，分为鼻咽、口咽和喉咽3个部分，软腭与会厌上缘之间应为口咽。胃体下界为角切迹与胃下极连线。十二指肠为小肠中最宽的部分。结肠脾曲（又称结肠左曲），为横结肠左端与降结肠的移行部。肝外胆道包括胆囊和输胆管道（肝左管、肝右管、肝总管和胆总管）。

15. A。**解析**：甲状软骨由两块软骨板连接而成，连接处构成约90°角，其上部向前突出为喉结。

16. E。**解析**：颅后窝前界为颞骨岩嵴和鞍背，后界为枕内隆凸及两旁的横窦沟，主要由枕骨和颞骨岩部构成，其中有舌下神经孔。

模拟试卷（一）答案与解析

17. B。解析：主动脉结脉压大、搏动幅度大。肺动脉搏动方向与左心室搏动相反，左心室搏动在收缩期急剧内收，主动脉结搏动幅度与脉压有关，一般左心室搏动最强。

18. A。解析：耳蜗上有螺旋器，螺旋器为听觉感受器，能感受声波的传导。

19. B。解析：颅中窝中央部是蝶骨体的蝶鞍，上面有一浅窝，称垂体窝。垂体即位于垂体窝内。

20. A。解析：脑神经是与脑相连的周围神经，共12对。动眼神经属于运动神经。

21. B。解析：实质器官多属于腺组织，表面包以结缔组织的被膜或浆膜，如肝、胰、肾及生殖腺等。

22. C。解析：成人脊髓上端与延髓相连，下端平第1腰椎。

23. C。解析：右心室流入道的入口为右房室口，呈卵圆形，其周围由致密结缔组织构成的三尖瓣环围绕。右心室是心腔最靠前的部分，右心室流出道又称动脉圆锥或漏斗部，位于右心室前上方，出口为肺动脉瓣。

24. D。解析：食管最重要的特点是有3处生理性狭窄。第1狭窄为食管的起始处，相当于第6颈椎体下缘水平，距中切牙约15cm；第2狭窄为食管在左主支气管的后方与其交叉处，相当于第4、5胸椎体之间水平，距中切牙约25cm；第3狭窄为食管通过膈的食管裂孔处，相当于第10胸椎水平，距中切牙约40cm。左心室水平不是食管生理性狭窄。

25. A。解析：气管位于食管的前方。气管位于喉与气管杈之间，气管起自环状软骨下缘（约平第6颈椎），向下至胸骨角平面（约平第4胸椎体下缘），分叉形成左、右主支气管，分叉处称气管杈。气管全长以胸廓上口为界，分为气管颈部和气管胸部，气管由16~20个"C"形的软骨环及各环之间的结缔组织和平滑肌构成。

26. A。解析：横突上有孔的椎骨属于颈椎，颈椎上的横突孔为椎动脉走形的主要通道。

27. C。解析：中枢神经系统包括脑（中脑、小脑、端脑、脑桥、延髓、间脑）和脊髓。三叉神经属于周围神经系统的脑神经。

28. C。解析：膀胱为腹膜间位器官，是储存尿液的肌性囊状器官。膀胱尖朝向前上方，膀胱的后面朝向后下方，呈三角形，称膀胱底，膀胱尖与底之间为膀胱体。膀胱的最下部称膀胱颈，膀胱颈与前列腺相邻。黏膜上皮为变移上皮。

29. A。解析：三尖瓣位于右心房出口。右心房的冠状窦口前内缘、三尖瓣隔侧尖附着缘和Todaro腱之间的三角区，称Koch三角。

30. E。解析：胆汁是肝细胞生成的，经胆管储存于胆囊中，消化时排入十二指肠，为金黄色或橘棕色，弱碱性，胆盐有乳化脂肪的作用。胆汁中不含消化酶，其中胆盐是参与消化和吸收的主要成分，有乳化脂肪的作用。胆汁的分泌和排出受神经和体液因素的调节，以体液调节为主。

31. D。解析：颅腔的顶为穹隆形的颅盖，由额骨、顶骨和枕骨构成。颅骨有23块（中耳的3对听小骨未计入）。以眶上缘、外耳门上缘和枕外隆凸的连线为界，颅分为后上部的脑颅与前下部的面颅。脑颅由8块骨组成，其中，不成对的有额骨、筛骨、蝶骨和枕骨，成对的有颞骨和顶骨。额骨、筛骨、枕骨、颞骨、蝶骨组成颅底。

32. C。解析：血细胞分为白细胞、红细胞和血小板三类。骨髓是成年人生成红细胞的唯一场所，胚胎期的红细胞主要在肝、脾生成。单核细胞、粒细胞和原始淋巴细胞在骨髓内生成。白细胞起源于骨髓中的造干血细胞。血小板是从骨髓成熟的巨核细胞质裂解脱落下来的具有生物活性的小块胞质。胸腺可生成淋巴细胞。

33. B。解析：中耳包括鼓室、咽鼓管、乳突窦及乳突小房。骨迷路为内耳结构。

34. D。解析：松果体合成和分泌褪黑激素等多种活性物质，可以影响机体的代谢活动，性腺的发育和月经周期等。

35. A。解析：脊神经共 31 对，包括颈神经 8 对、胸神经 12 对、腰神经 5 对、骶神经 5 对、尾神经 1 对。

36. C。解析：心左缘（钝缘）居肋面与肺面之间，绝大部分由左心室构成，仅上方一小部分由左心耳参与。

37. E。解析：食物的分解过程称为消化；食物消化后经消化道黏膜层进入血液循环的过程称为吸收。食物先经分解，分解过程称为消化。食物经分解后变为结构简单的小分子物。

38. C。解析：后纵隔容纳气管杈及左、右主支气管、食管、胸主动脉、奇静脉、半奇静脉、胸导管、交感干胸段和淋巴结等。神经源性肿瘤是后纵隔最常见的肿瘤。

39. E。解析：肺由肺实质和肺间质组成，前者包括支气管树和肺泡；后者包括结缔组织、血管、淋巴、淋巴结和神经等。

40. C。解析：颅中窝由蝶骨体及大翼、颞骨岩部构成。颅中窝内有卵圆孔、破裂孔等结构。滑车神经通过眶上裂；上颌神经通过圆孔；动眼神经通过眶上裂；脑膜中动脉通过棘孔；视神经管通过眼动脉。

41. E。解析：肩胛骨属于上肢带骨，不属于上肢自由骨。

42. E。解析：口腔黏膜、胃黏膜、生殖上皮、输尿管均属于上皮组织。横纹肌属肌组织里面的骨骼肌，不属上皮组织。

43. D。解析：平滑肌存在于消化、呼吸、泌尿、生殖及血管的管壁。此外，皮肤的竖毛肌、眼的瞳孔括约肌等也是平滑肌，它是梭形无横纹肌的细胞，属于不随意肌。

44. D。解析：传统 X 射线摄影其量子检测效率仅为 20%～30%。

45. B。解析：LSF 是线扩散函数。MTF 是调制传递函数，是描述不同空间频率下成像系统细节分辨率的函数。WS 是维纳频谱，ACF 是自相关函数，DQE 为量子检出效率，是成像体统的输出信号和输入信号之比，也可以解释为成像系统有效量子的利用率。

46. C。解析：综合评价是以诊断学要求为依据，以物理参数为客观手段，以能满足诊断要求的技术条件为保证，同时充分考虑减少辐射量的评价方法。成像技术条件不包括胶片种类。

47. B。解析：调制传递函数（MTF）是描述焦点产生的模糊使影像质量受损的函数，测试方法为狭缝照相法，值域是 [0，1]，MTF 的最大值为 1，最小值为 0。H（w）=1 表示影像的对比度与射线对比度一致，H（w）=0 表示影像的对比度为 0，影像消失。

48. C。解析：收和展是关节沿矢状轴进行的运动，运动时，骨向正中矢状面靠拢称为收，反之，远离正中矢状面称为展。对于手指和足趾的收展，则人为地规定为以中指和第二趾为中轴的靠拢或散开的运动。

49. E。解析：以往，主观评价方法主要有金属网法、Burger 法、并列细线法等，目前，主要应用 ROC 曲线，称作观测者操作曲线。它是一种以信号检出概率方式，对成像系统在背景噪声中微小信号的检出能力进行解析与评价的方法，是对主观评价的最新发展。

50. D。解析：通过多平面重组后可以得到三维立体效果的图像，但这些重组图像的显示方式仍为二维。曲面重组为任意横断面的二维影像，一定程度上弥补 CT 不能按任意方位扫描的不足。曲面重组是多平面重组的特殊形式，且受人为因素影响大，会造成人为伪像。

51. B。解析：属于 CT 图像后处理滤过方法的有平滑处理、平均处理、边缘增强处理、阴影显示处理，不包括最大密度处理。

52. E。解析：通常CT机所设定的CT值范围在-200~4000HU之间，根据X线透过物体后CT值高低，以相对应的灰阶形式在图像上显示出来。一般较低的CT值被转换为黑色，而较高的CT值则被转换为白色。

53. D。解析：模/数转换后的数字信号送入计算机图像处理器进行处理，重建出图像，该图像称为数字化图像。数字影像是将模拟影像分解成有限个小区域，每个小区域中影像密度的平均值用一个整数表示。数字化图像是由许多不同密度的点组成的，点与点之间的位置关系相对固定，点与点之间的密度是一均值。

54. E。解析：电离室自动曝光系统一般将电离室置于人与暗盒间，使用探测器检测透过患者后到达暗盒前的射线剂量。

55. D。解析：慢性放射性皮肤损伤的临床表现和分度诊断标准为：Ⅰ度时，皮肤色素沉着或脱失、粗糙、指甲灰暗或纵嵴色条甲。Ⅱ度时，皮肤角化过度，皲裂或萎缩变薄，毛细血管扩张，指甲增厚变形。Ⅲ度时，坏死溃疡，角质突起，指端角化融合，肌腱挛缩，关节变形，功能障碍（具备其中一项即可）。

56. A。解析：原子能级以电子伏特表示，电子伏特与焦耳的关系是$1eV = 1.6 \times 10^{-19}J$。

57. D。解析：放射工作人员在特殊情况下，其有效剂量在一次事件中不得大于100mSv，在一生中不得超过250mSv。

58. D。解析：肌肉组织、软骨、骨组织和结缔组织等属于不敏感组织。淋巴组织、造血组织、性腺和胎儿等属于高度敏感组织。

59. B。解析：X线穿过物质时发生了吸收衰减。康普顿效应是医用X线散射主要来源。物质吸收的衰减的实质是发生了光电效应吸收，物质引起散射与吸收的衰减——康普顿效应，X线的能量影响衰减。

60. D。解析：由于阳极效应，在通过X线管长轴且垂直于有效焦点平面内，近阳极端X射线强度弱，近阴极端X射线强度强，将厚度大、密度高的部位置于阴极侧。在放射工作中，当成像的解剖结构在厚度或密度上差别比较大时，阳极效应就颇为重要了。

61. E。解析：高千伏摄影照片对比度低，但层次丰富，低千伏摄影照片对比度高，但低于40kV以下管电压。乳腺用20kV~40kV的软线摄影，管电压高于120kV称高压摄影。

62. E。解析：X线化学特性包括感光作用和着色作用。穿透作用、电离作用、荧光作用、衍射作用均是X线的物理作用。

63. B。解析：标识X线的放射方式又称为特征辐射，K系特征辐射的平均能量为20keV。

64. A。解析：X线是一种电磁波，X线光子的能量大，可使物质产生电离。

65. B。解析：X线质又称X线的强度，由X线波长来决定。波长越短，X线光子的能量越大，X穿透能力越强，即X线质越硬。管电压越高，X线质越硬；对同种物质半值层越厚，X线质越硬。

66. E。解析：高速电子作用于靶物质中的自由电子，使之改变方向，从而产生连续X线。

67. B。解析：X线是一种由电子与原子核相互作用辐射出来的能量，只有运动质量，没有静止质量。

68. E。解析：钨丝通过电流加热至一定温度后，即放出电子，这些电子在灯丝周围形成空间电荷，即电子源，也称电子云。

69. D。解析：X线的产生是高速电子和靶物质相互作用的结果。在真空条件下，高千伏的电场产生高速电子流与靶物质的原子核和内层轨道电子作用，分别产生了连续X线和特征X线。

70. E。解析：中心线指的是X线束中心部分。

71. A。解析：照射野大，则到达胶片的X线多，密度会增加。照射野中可用遮线器控制，照射野会增加照片灰雾，照射野应略大于或等于被检部位，照射野边缘应限制在所用胶片大小范围内。

72. C。解析：脊柱X线摄影时，可以借助某些椎体相对应的体表标志作为中心X线的入射点或出射点，甲状软骨在成年男性约为颈第5椎体水平。

73. B。解析：将人体左右等分的线称为正中线；按矢状轴将人体分为左右两部分的切面称为矢状面；正中矢状面将人体分为左右相等的两部分。

74. C。解析：原子核由中子和质子组成；在核外的带负电荷的电子形成"电子云"；每一壳层都含有一定数目的电子；半径最小的壳层叫K层；核外电子层数为n时，这个电子层电子数最多为$2n^2$个，但整个原子最外层不超过8个，次外层不超过18个，倒数第三层不超过32个。

75. E。解析：胸部右前方贴肺像架，左侧远离暗盒，中心线水平方向射入暗盒，此体位称右前斜位。

76. A。解析：受激辐射的特点：①不是自发产生的，必须有外来光子的刺激才会发生，并且外来光子的能量应等于原子激发前后两个能级间的能量差；②辐射出的光子与诱发光子特征完全相同；③与受激吸收不同，受激辐射中的被激原子并不吸收诱发光子的能量。

77. E。解析：每个可能轨道上的电子都具有一定能级，即动能和势能的代数和，且电子在各个轨道上具有的能量是不连续的，这些不连续的能量值，表示原子的能量状态，称为原子能级。

78. B。解析：原子处于最稳定（能量最低状态）的能量状态称基态（n=1）。

79. D。解析：根据玻尔理论 $Nn=2n^2$ 可知，最多可容纳8个电子的壳层是L层。

80. D。解析："以人为本，践行宗旨"的行为规范包括坚持救死扶伤、防病治病的宗旨，发扬大医精诚理念和人道主义精神，以患者为中心，全心全意为人民健康服务。

81. B。解析：能体现医疗机构从业人员"优质服务、医患和谐"行为规范的有：加强与患者的交流与沟通；言语文明，举止端庄；积极带头控烟；自觉维护行业形象等。自觉遵守国家法律法规，遵守医疗卫生行业规章和纪律体现的是"遵纪守法，依法执业"。

82. C。解析：急性硬膜下血肿的受伤机制一般为加速性暴力使脑组织与固定的硬膜形成移位，将皮质与静脉窦之间的桥静脉撕断，引起出血；也可由于脑组织挫伤后的皮质血管出血流入硬膜下腔所致。CT表现为颅板下方新月形高密度影，占位效应随血肿的大小而轻重不等，可见邻近脑室的变窄和（或）向健侧移位，血肿下的脑沟裂变窄甚至消失。硬膜下血肿可以跨越颅缝，但不会越过中线。急性硬膜外血肿常伴发颅骨骨折。

83. C。解析：子宫肌瘤CT表现为子宫增大，可呈分叶征表现，平扫肌瘤的密度可等于或略低于周围正常子宫肌，增强扫描肌瘤可有不同程度强化，多略低于正常子宫肌的强化。

84. A。解析：增强扫描的主要目的是判断有无胰腺坏死灶及其范围，推断病变的程度。

85. C。解析：结合病史和患者年龄多考虑为脑梗死，故该时期DWI显示病变敏感。

86. B。解析：阴道位于小骨盆中央，前邻膀胱和尿道，后邻直肠，阴道下部穿经尿生殖膈。

87. E。解析：阴道后方邻直肠，环绕子宫颈阴道部形成环形凹陷，称为阴道穹窿，分为前部、后部和两个侧部。阴道穹窿以后部最深，与后上方腹膜腔的直肠子宫陷凹紧密相邻，仅隔阴道壁和一层腹膜。

88. B。解析：量化是指将连续变化的灰度或密度等模拟信息，转化成离散的数字信息的过程，也就是在振幅方向上用适当的间隔将被样本化的信号分配到邻近规定值中的过程。量化需要借助模/数（A/D）转换器完成。

89. E。解析：信息采集的第一步是X线曝光或扫描，透过被照体的载有影像信息的X线被辐射接收器件（成像板、平板探测器、CCD阵列等）接收，将收集到的信号转换成数字形式，与此同时并将图像分割成若干个小单元，这种处理称为空间采样，简称采样。

90. A。解析：将连续变化的模拟量转换成离散的数字量的过程是量化。

91. B。解析：环状软骨是喉软骨中唯一完整的软骨环，位于甲状软骨的下方。它由前部低窄的环状软骨弓和后部高阔的环状软骨板构成。环状软骨弓平对第6颈椎，是颈部的重要标志之一。

92. C。解析：会厌软骨位于舌骨体后方，形似树叶，上宽下窄，上端游离，下端借甲状会厌韧带连于甲状软骨前角内面的上部。会厌软骨被覆黏膜构成会厌。会厌是喉口的活瓣，吞咽运动时喉随咽上提并向前移动，封闭喉口，阻止食团入喉并引导食团入咽。

93. E。解析：食管的第二个生理狭窄在其与左支气管交叉处，相当于第4、5胸椎体之间水平，距中切牙约25cm。

94. A。解析：食管的第一个生理狭窄在咽与食管交接处，即起始处，相当于第6颈椎体下缘水平，距中切牙约15cm。

95. B。解析：食管的第三个生理狭窄在膈食管裂孔处，相当于第10胸椎水平，距中切牙约40cm。

96. C。解析：照片上各组织间的密度差异称为照片对比度，又称为光学密度（K）。照片对比度依存于被照体不同组织对X线衰减所产生的射线对比度，以及胶片对射线放大的结果。$K = D_2 - D_1$。

97. A。解析：源于被照体本身的差异称为物体对比度，是X线影像形成的基础。

98. D。解析：透视主要利用了X线的荧光作用。

99. C。解析：放射治疗是利用电离辐射的生物效应治疗肿瘤等疾病的技术。

100. E。解析：铅玻璃长期受X线照射而产生着色作用。

相关专业知识

1. B。解析：鼻咽癌是指发生于鼻咽腔顶部和侧壁的恶性肿瘤。侧位像上最具特征性表现为鼻咽顶后壁软组织增厚。

2. B。解析：空泡征常见于肺腺癌或细支气管肺泡癌，其病理为肿瘤内残存的肺泡或小支气管，CT表现为肺结节内连续数个层面上的直径一毫米至数毫米的空泡状或轨道状空气样低密度影。

3. E。解析：骨膜、骨髓、关节软骨在平片上均不能显示，骨皮质可以在平片上显示。

4. E。解析：颅内较常见的生理钙化包括大脑镰钙化、床突间韧带钙化、松果体钙化、脉络膜丛钙化，但不包括垂体钙化。

5. D。解析：心右缘分为上下两端，X线平片上心右缘下段的构成结构为右心房。

6. D。解析：X线平片是急腹症常用的方法，摄影位置首选为站立正、侧位，必要时采用仰卧前后位、仰卧水平侧位、侧卧水平正位或倒立侧位等。站立正、侧位，能清楚显示腹腔内游离积气和腹腔及肠管内的气液面，对胃肠道穿孔和肠梗阻的诊断有较高价值。

7. A。解析：骨质疏松是指单位体积内正常钙化骨组织的有机成分和钙盐成分比例减少，组织学变化为骨皮质变薄、哈氏管扩大和骨小梁变细并减少。骨质疏松X线平片的主要表现是骨密度减低，在长骨可见骨小梁变细、减少，但边缘清晰，骨髓腔增宽增宽，骨皮质出现分层和变薄现象。

8. C。解析：钡剂灌肠时，X线透视下，病变周围呈杯口状充盈缺损，周围有多个弹簧状阴影，与之相关的疾病是肠套叠。

9. B。解析：良性骨肿瘤X线表现为病变区边界清楚，有膨大，可有钙化，与周围组织边界清楚，无骨质破坏。

10. E。解析：胸骨角平面是胸部CT的重要标志，是上、下纵隔的分界平面。肋弓最低点平对第3腰椎。目前，一般把淋巴结的短横径作为判断纵隔淋巴结肿大的标准。颈内动脉、颈总动脉、迷走神经均为颈动脉鞘内结构，军刀鞘气管多见于慢性阻塞性肺疾病。

11. C。解析：关节病变中关节间隙宽、关节两骨端、骨性关节面情况、关节周围软组织情况都可在X线片观察到，关节软骨情况X线平片一般不显示。

12. D。解析：蛛网膜下腔出血多见于儿童脑外伤，出血多位于大脑纵裂和脑底池。CT图像上表现为脑沟、脑池内高密度影，可呈铸型。大脑纵裂出血多见，形态为中线区纵行窄带高密度影。出血亦见于外侧裂池、鞍上池、环池、小脑上池或脑室内。蛛网膜下腔出血一般7天左右吸收，此时CT检查阴性，而MRI检查仍可发现高信号出血灶的痕迹。

13. A。解析：高血压的脑血管病变部位，特别容易发生在大脑中动脉的豆纹动脉、基底动脉的旁正中动脉和小脑齿状核动脉。高血压性脑出血通常累及壳核、丘脑、尾状核、内囊。

14. A。解析：空洞为肺组织部分性坏死液化，经支气管排出后形成，可分为虫蚀样空洞、薄壁空洞和厚壁空洞。肺大泡是肺泡破裂合并而成的较大含气空腔，不属于空洞。

15. E。解析：肝海绵状血管瘤CT表现：平扫单发或多发圆形或类圆形低密度灶，边缘清晰，可见小钙化密度影，瘤内也可见不规则更低密度影，增强扫描多数病灶呈"快

· 7 ·

进慢出"强化，瘤内血栓或纤维化部分始终呈低密度。

16. E。解析：分析X线影像应遵循的原则：先确认摄影技术是否符合诊断要求，按顺序全面、系统地观察X线征象，区分正常与异常的X线影像，详细分析异常X线表现特征，影像分析与诊断需结合临床、病史、年龄、性别等。

17. B。解析：肺肿块中，恶性肿瘤钙化率较低，良性肿瘤钙化率较高；"毛刺征"对肿块良恶性鉴别价值大；良性肿块的边缘常较光整；"空洞征"多提示为肺癌；4cm以上肿块以恶性的可能性较大。

18. D。解析：在横断层面上，第1骶椎前方有髂总动脉、髂内动脉、髂外动脉、输尿管、腰骶干、腰丛髂总静脉等。

19. E。解析：胰腺是腹膜后脏器，位于脾动脉的下方，脾静脉的前方，胰头部的前方为胃窦，外侧为十二指肠降部，后方为左肾静脉汇入下腔静脉水平，胰头部向下延伸是胰腺的钩突部，呈钩形反折至肠系膜上静脉的后方。胰体尾交界部的后方是左肾上腺。胰头后方为圆形胆管及下腔静脉。

20. B。解析：左肾上腺位于左肾上极、脾和腹主动脉之间。肾上腺位于肾的上方，质软，呈淡黄色，与肾共同包裹于肾筋膜内，左侧肾上腺似呈半月形，右侧肾上腺呈三角形。

21. B。解析：左肺由斜裂分为上、下二叶，右肺由斜裂和横裂分为上、中、下三叶。后前位胸片能显示水平裂，后前位胸片右上肺叶的下界易于显示，左侧位胸片左上肺叶位于斜裂的前方，左侧位胸片左下肺叶位于斜裂的后方。

22. D。解析：咽后间隙位于咽后和椎前筋膜之间，外侧是咽旁间隙及其内颈动脉鞘，内有咽后淋巴结等，上至颅底，下通食管后间隙。

23. A。解析：侧裂池与鞍上池前外侧角相连。

24. D。解析：在脊柱横断层面上呈"V"形的韧带是黄韧带。

25. E。解析：胰腺钩突前面，CT显示两个血管断面，应是（右）肠系膜上静脉、（左）肠系膜上动脉。

26. E。解析：右肾上腺与肝的裸区相邻，其内侧为膈，前为下腔静脉，周围常为脂肪，常不超过右侧膈脚宽度。

27. C。解析：下肢与腹部前方的分界线是腹股沟，腔隙韧带延伸并附于耻骨梳的部分称耻骨梳韧带。

28. B。解析：自肺门向外呈放射分布的树枝状影，称为肺纹理。肺纹理主要由肺动脉、肺静脉组成，支气管、淋巴管及少量间质组织也参与形成。正常下肺野肺纹理比上肺野多且粗，右下肺野肺纹理比左下肺野多而粗。正位胸片显示肺纹理自肺门走向肺外带，肺纹理是肺门结构的延续，肺纹理主要分布在肺野的中、内带。

29. D。解析：垂体窝和鞍背统称蝶鞍，蝶鞍两侧，由前内向后外，依次可见圆孔、卵圆孔和棘孔。脑膜中动脉沟自棘孔向外上方走行。

30. B。解析：在肩关节横断层面上，呈"C"形从前、后和外侧包绕肩关节的肌肉是三角肌。肩胛下肌和小圆肌越过肩关节的后方终止于肱骨小结节或大结节。肱二头肌长头腱则行于肱骨大小结节间沟内。

31. D。解析：髋臼位于盆壁中部两侧，由髂骨体、耻骨体和坐骨体构成，其后方与尾骨间为坐骨大孔，与股骨头形成髋关节，呈向内封闭的C字形。

32. B。解析：肝门静脉多由肠系膜上静脉和脾静脉在胰颈后面汇合而成。肝门静脉分为左、右支，不与肝静脉伴行，与肝动脉伴行。肝固有动脉居于其左前方。

33. D。

34. C。解析：侧隐窝是椎管的狭窄部

位；其后壁构成关节突；前壁为椎体的后外侧面；内有神经根通过；外侧壁为椎弓根的内侧面。

35. D。解析：岛叶外侧是外侧沟，岛叶呈三角形岛状，位于外侧沟深面，被额叶、顶叶、颞叶所掩盖。

36. A。解析：对于高感度增感屏，在其层上涂有一层光泽明亮的无机物，使荧光反射回胶片，提高了发光效率，此层即为反射层。

37. E。解析：旋转阳极X线管阳极的X线发生效率高于固定阳极管。靶盘直径越大，管容量越大；靶盘直径增大，启动负荷不变；靶盘增加，石墨层启动负荷增加；在未达到额定转速前，延长启动时间可提高转速。

38. B。解析：高压注射器压力设定过高易导致血管破裂，故高压注射器压力设定不宜过高。

39. C。解析：纵向弛豫指自旋－晶格弛豫，是从零状态恢复到最大值的过程。T_1是反映组织纵向磁矩恢复快或慢的物理指标，人体各种组织因组成成分不同而具有不同的T_1值。

40. E。解析：1978年，Wisconsin大学最先设计出数字视频影像处理器，从而奠定了数字减影血管造影的基础。1980年，在Wisconsin和Cleveland Clinic医院安装首台DSA商用机，于1980年11月在芝加哥召开的北美放射学会上公布。

41. D。解析：CT硬件系统由扫描床、扫描架、电器柜、控制台等构成，扫描架设有扫描孔的机械结构，可分为固定部分和旋转部分，扫描控制装置属于固定部分，X线管属于转动部分，探测器属于旋转部分。

42. B。解析：乳腺摄影X线机使用的自动曝光控制形式有半自动方式、全自动方式和预曝光方式。

43. B。解析：影像增强管输入屏把X线像转换成的可见光像的光亮度约为0.003cd/m²。

44. C。解析：高压硅整流管的优点包括体积小、寿命长、内阻小、不需要灯丝加热。

45. A。解析：表示注药压力的统一标准单位是Pa，如颈总动脉注药时，对比剂用量20～25ml/次，注射流率12～18ml/s，压限300Pa。

46. B。解析：中场场强在0.6～1.0T，3.0T MR可实现多体素3D频谱采集，"导航"技术用于心脏的MR检查，张力性成像技术可为脑白质病提供全新信息。

47. E。解析：第一台数字减影血管造影设备是由美国威斯康星大学的Mistretta小组和亚利桑那大学的Nadelman小组首先研制成功的。

48. D。解析：目前提出的降低多层CT剂量的措施之一是"可变焦点"技术。

49. D。解析：乳腺摄影时使用滤线栅可以减少散射线，提高密度分辨率，可以解决较厚和密致型乳腺散射线较多的问题，加压后乳腺厚度小于40mm时效果不明显。

50. E。解析：滑环式CT与传统CT机相比较，可以实现连续的扫描工作。

51. E。解析：阳极特性曲线指恒定灯丝加热电压下，管电压与管电流之间的关系曲线。阴极灯丝在确定温度加热下，单位时间内从灯丝发出的电子数基本恒定，随着管电压增加，管电流增加，到达一定的管电压后管电流基本稳定。

52. D。解析：TV显示器的作用是显示透视和摄影图像，手术中使用的TV显示器应该是没有闪烁现象的高扫描线显示器，阴极射线管TV显示器的扫描线需达到1050线以上。

53. C。解析：梯度磁场为MRI设备提供快速切换的梯度场，对MR空间信号进行编码。实现对空间体素的空间定位和层面选择，对激发后的自旋质子可进行聚相、扰相等特殊作用。梯度线圈用于对磁场的非均匀性校正。

54. A。**解析**：DSA 设备中的高压发生器应能产生高千伏、短脉冲和恒定输出；具有大功率的 X 线球管；配置有功能完善的遮光栅；配置有 X 线滤过装置。

55. C。**解析**：钼靶 X 线管的特点：功率小、焦点小、几何尺寸小、管壳设铍窗，且 X 线管内高真空度。

56. A。**解析**：CT 探测器的作用是接收 X 线并将其转换为电信号。

57. B。**解析**：DR 使用的检测装置是平板探测器。大致分三类：非晶硅 X 线探测器、非晶硒 X 线探测器、CCD 型 X 线探测器。

58. E。**解析**：准直器位于 X 线管套口前方，狭缝状，由高密度金属制成，用以遮挡无用射线，形成扇形线束。其作用有降低患者表面辐射剂量、减少进入探测器的散射线、限定成像的空间范围、提高图像质量。像素的大小和准直器没有关系。

59. D。**解析**：医用影像显示器的分辨力包括空间分辨率和密度分辨率。密度分辨率用离散灰阶的总数来度量。

60. A。**解析**：MRI 设备由磁体系统、射频系统、图像处理和计算机系统及附属设备等构成。高压发生器属于 X 线设备的组成。

61. E。**解析**：梯度磁场是 MRI 设备的组成。DSA 设备包括显示器和操作台、IITV、计算机控制系统、高分辨力摄像管等。

62. E。**解析**：迭代法重建早在 1956 年曾被用于太阳图像的重建，后来被亨斯菲尔德用于第 1 代 CT 采用的图像重建。

63. D。**解析**：乳腺机机架的作用包括设有压迫器、支持组合机头、支持摄影平台、能升降并倾斜角度，但不包括支持冷却系统。

64. C。**解析**：Hounsfield 在 1971 年研制出了世界上第一台 CT。

65. E。**解析**：CR 应用的辐射转换器是影像板（IP）。

66. D。**解析**：HIS 的中文含义是医院信息系统。PACS 是应用在医院的影像信息系统，与临床信息系统、放射学信息系统等同属于医院信息系统。

67. B。**解析**：远程放射学系统包括医学影像成像设备、影像数据采集系统、影像显示处理设备及远近程通讯设备的集成计算机网络等。

68. D。**解析**：IHE 的中文名称是医疗机构信息集成规范，IHE 是一份面向场景提供解决方案建议的规范文档，通过已有通讯标准之间的协同使用水平，优化医疗信息系统之间的信息共享能力。但其参考性大于强制性。

69. C。**解析**：为规范医学影像及其相关信息的交换，ACR 和 NEMA 联合推出 DICOM 标准。目前的 DICOM 3.0 标准已经由 1993 年发布之初的 9 部分扩展到 2007 年的 18 部分。

70. E。**解析**：PACS 系统的管理内容包括软硬件管理、存储管理、安全性管理、统计分析，但不包括非医学设备管理。

71. E。**解析**：医学图像存储由在线高速主存储设备、近线存储设备，以及备份存储设备构成。高速在线存储设备用于保证医院对大容量、高速度、高可靠的短期（约 3 年）数据存储要求。备份存储设备分为在线备份存储和离线备份存储。目前通常采用硬盘阵列进行图像存储，而光盘、大容量磁带是 PACS 备份存储设备曾使用的主要存储介质，其优势是价格便宜、保存时间长，弱点是读取速度慢，需额外的人工整理。

72. A。**解析**：医学数字图像存储和通讯系统的英文缩写是 PACS。

73. D。**解析**：计算机辅助检测包括系统软件自动扫描影像全部，将可能的病灶标记出来；手动打印诊断报告；起到提醒并帮助医生进行诊断的作用。

74. E。解析：决定 DSA 信号强度的最主要因素是血管内碘浓度。

75. A。解析：强直性脊柱炎时脊柱韧带、关节突、关节囊及椎间盘发生广泛钙化、骨化，呈"竹节状"脊柱。

76. E。解析：CR 图像与 X 线成像比较均为二维图像，均需要 X 线照射，均为重叠图像，均为灰度图像。

77. B。解析：金属物品带入磁体孔腔内会破坏磁场均匀度，影响图像质量。

78. A。解析：改善 DSA 图像质量的措施包括选择最佳摄影体位，减少运动性伪影的产生，定期做好设备质控检测，保证设备处于良好状态，正确使用遮线器、密度补偿器，但不包括选择造影检查的时间。

79. A。解析：质量管理活动程序包括八条内容，其最后一项是对质量保证计划实施情况的检查和效果的最终评价。

80. E。解析：尽可能以最小的曝光量获得满足临床诊断要求的质量规范技术的操作、提升影像学检查质量，医学影像操作对影像质量的影响至关重要。降低辐射对人体的危害。设备投资、检查设备都是质量管理的必要性。但检查设备频率降低并不是质量管理的必要性。

81. A。解析：这是经半卵圆中心的横断层图，大脑镰居于左右半球之间，其前后可见上矢状窦的面。"1"指的是上矢状窦。大脑半球横断面内的髓质形成半卵圆中心，髓质和皮质分界明显。

82. B。解析：箭头所指位置准确的解剖描述为门静脉主干。门静脉在十二指肠后，下腔静脉之前，由脾静脉和肠系膜上静脉汇合而成，之后分支为门脉左右支。

83. A。解析：肝脏 CT 增强扫描多数病灶呈"快进慢出"强化，多考虑血管瘤。

84. D。解析："牛眼征"是肝转移瘤的典型表现，即病灶中心为未强化低密度坏死、液化区，周围是环形强化的肿瘤组织，最外层为强化不明显低密度带，低于周围正常肝实质，为肝组织和血管受压改变。平扫可见肝实质内小而多发圆形或类圆形的低密度肿块，少数也可单发。牛眼征为 CT 增强扫描征象，而非平扫。

85. A。解析：脑出血急性期（包括超急性期和急性期）的典型表现为脑内圆形、类圆形、线形或不规则形的高密度灶，CT 值在 50～80HU 之间。亚急性期血肿周边吸收，中央呈高密度，亚急性期如中央部分出血未吸收时，可呈"靶征"，基底节区血肿多呈肾形。

86. C。解析：经前连合层面上位居断面中央的是中脑，其后部左右稍隆起者称为上丘，中脑水管形似针孔样位于顶盖前方，黑质颜色较深位于前外，红核位于其后内。

87. A。解析：经半卵圆中心的层面经过胼胝体上方，大脑镰位于左右半球之间，其前、后端可见上矢状窦的断面，大脑半球断面内的髓质形成半卵圆中心。

88. E。解析：脑内疾病 CT 增强检查，不强化见于脑炎、囊肿、水肿等。

89. C。解析：均匀性强化见于脑膜瘤、转移瘤、神经鞘瘤、动脉瘤和肉芽肿等。

90. A。解析：环形强化见于脑脓肿、结核瘤、胶质瘤、转移瘤等。

91. D。解析：①急性脑梗死早期（超急性期脑梗死）在 T_1WI 和 T_2WI 上信号多正常；②急性期和慢性期由于脑水肿、坏死和囊变，T_1WI 上呈低信号，T_2WI 上呈高信号。

92. D。解析：含液囊肿 MRI 的表现为 T_1WI 为低信号、T_2WI 为高信号。

93. B。解析：脂肪组织的 MRI 表现为 T_1WI 为高信号、T_2WI 为高信号。

94. A。解析：两钮控制方式是单独调节 kV、mAs。

95. D。解析：一钮控制方式是单独调节

kV、自动曝光量控制。

96. B。**解析**：滤线栅几何特性包括栅比、栅密度、铅容积、栅焦距。其余选项为滤线栅的物理性质。

97. C。**解析**：滤线器栅板的规格包括对比度因子。

98. A。**解析**：ROC曲线法是一种基于统计决策理论的计价方法。

99. D。**解析**：具有面积的单位但不表示面积的是WS。

100. E。**解析**：量子检出效率（detective quantum efficiency，DQE）定义成像系统中输出信号与输入信号之比。

专业知识

1. E。解析：只有常规X线影像属于模拟摄影，DR影像、DF影像、CR影像、CT影像均为数字影像。

2. A。解析：X线是有损检查，可直视体内组织器官和病灶，在不改变或不破坏机体完整的情况下，对活体器官的形态进行观察，受检部位必须具有对比，方可有效。

3. D。解析：在胶片距一定时，减小焦-肢距，相对的肢-胶片距离增大，半影随肢-胶片距离的增大而增大。

4. C。解析：影响X线照片对比度的因素包括胶片对比度、射线因素（X线质和X线量）、被照体本身的因素（原子序数、密度、厚度）。使用低千伏摄影，可提高对比度指数。肺部高千伏摄影，对比度指数下降。

5. A。解析：IP的外观像一片增感屏，由基板和荧光材料层组成。荧光材料层主要成分是氟氯化钡晶体。表面再覆一层保护膜。图像数据储存在磁盘或光盘上。

6. B。解析：X线影像分析时，应首先观察正常的，然后观察病灶。X线影像形成的技术条件应满足诊断的要求，区分正常与异常，观察病灶分布、数量、形态、密度与邻近组织的关系，X线影像的分析与诊断必须结合临床。

7. A。解析：放大倍数M等于H/F+1。半影模糊的阈值是0.2mm，即最大 $M=0.2/F+1$，最大放大倍数的决定因素就是焦点的面积。

8. E。解析：$M=1+H/F$ 中，M为放大率，H为模糊半影允许值，F为有效焦点。

9. D。解析：固定支点型因焦点、支点、胶片三者间的空间距离不变，放大率不变。

10. A。解析：影像可以反映被照体信息的不同灰度及色彩的二维分布形式。

11. C。解析：在X线管支架的立柱空腔内设有平衡砣，作为滑架、横杆、X线管组件的重量平衡。

12. E。解析：遮线器安装于X线管组件的窗口处，用于遮蔽不必要的原发射线，使得患者的受照射面积达到最小。

13. E。解析：便携式X线机的管电流一般小于50mA。透视要求在3mA以下，能实时手动和自动连续调节。摄影管电流调节范围30kW的装置其管电流一般在10~400mA。

14. E。解析：阳极面越粗糙，产生的X线强度越不均匀；阳极面越光滑，产生的X线强度越均匀。

15. B。解析：一般定子为两极，阳极的理论转速为：常速旋转阳极50Hz启动，转速3000r/min（转/分）；高速旋转阳极150Hz，转速9000r/min（转/分）。

16. A。解析：一台X线机带有2只X线管时，完成X线管切换的部件是高压交换闸。

17. B。解析：CT中被用于图像重建的部件是阵列处理器，一般CT机都采用小型计算机或微处理器专门做图像的处理，有的CT机采用专用的阵列处理器做图像的重建处理。

18. D。解析：摄影床常用的滤线栅是活动滤线栅，比值是8:1。

19. C。解析：1921年滤线器研制成功。

20. E。解析：在0.5s以下曝光时，mA表指针不能确定指示。为使mA表稳定指示毫安值，曝光时间应大于0.5s。

21. E。解析：软组织模式是一种平滑函数，不会强化边缘，反而会降低边缘锐利度。软组织模式会降低对比度、降低噪声、提高密度分辨率。

22. C。解析：密度分辨率又称为低对比度分辨率，表示的是影像中能显示的最小密度差别。CT的密度分辨率受噪声和显示物的大小所制约，噪声越小和显示物越大，密度分辨率越佳。CT图像的密度分辨率比X线照片高得多。

23. B。解析：CT噪声的大小与扫描层厚有关。噪声决定成像系统的噪声情况，检测CT图像的对比度分辨力的方法是给低密度的体模做CT。

24. A。解析：CT术语"窗位"的含义是窗宽中心的CT值。为了使得CT差值小的两种组织能被辨别，必须采用窗口技术，即不同的窗宽和窗位。窗位是窗的中心位置，同样的窗宽，由于窗位不同其所包括的CT值范围不同。

25. C。解析：CT机的运行环境湿度要求是45%~60%，其温度一般是18℃~22℃。为了避免交叉感染，应有新鲜空气的补充，又要防尘。

26. C。解析：CT机将X线束控制为扇形束的部件是准直器。准直器位于X线管套口的前方，狭缝状，由高密度的金属制成。其作用有：降低患者表面辐射剂量，减少进入探测器的散射线，以及限定成像的空间范围。

27. D。

28. A。解析：照射角与模糊度成正比；物体离开体层面越远，它的影像就越模糊；距离胶片远的物体比近的物体要模糊得多；物体长轴垂直于X线管运动方向时，模糊度大。

29. E。解析：成实像时，物体离透镜越近，放大率越大，也可以说是物体离同侧的焦点越近时，放大率越大，这个规律不但对于成实像时适用，成虚像时也同样适用。

30. E。解析：高电压摄影的照片对比度低；选用低电压技术提高乳腺各组织对比；骨骼照片有很高的对比；活体肺组织有对比度高；消化道借助对比剂形成组织对比。

31. C。解析：显影温度升高，照片对比度、密度及灰雾都升高。

32. E。解析：增感屏有钨酸钙屏、稀土增感屏、特殊增感屏（包括超清晰型增感屏、高电压摄影用增感屏、同时多层增感屏、感度补偿型增感屏、乳腺摄影专用增感屏、连续摄影用增感屏）。

33. B。解析：定影液中的保护剂为亚硫酸钠。

34. E。解析：X线胶片结构中最重要的组成部分是乳剂层。

35. E。解析：胶片的有效期是指在标准储存条件下的期限，如储存条件恶化，在有效期内质量也会下降。

36. C。解析：相对于湿式胶片，干式胶片的特点有分辨率高、感光度高、影像稳定、含银量低。

37. A。解析：湿式激光打印机污染环境。干式激光打印机无需暗室处理影像，在完全干燥的环境下，不需要冲洗胶片的药液，无需配备供水系统，无需暗室。湿式激光打印机需暗室处理影像，且需配备供水系统，干式激光打印机一般不使用氦氖激光器。

38. D。解析：激光打印图像是数字成像，模拟图像要先经模/数转换成数字图像才能打印。

39. D。解析：显影液中包括显影剂、保护剂、促进剂、防尘剂，但不包括酸化剂。

40. A。解析：目前临床常用的MRI对比剂是钆类，正常人体内的钆离子含量极低，少量钆离子进入血液便可产生毒副作用。钆中毒可表现为共济失调、神经抑制、心血管及呼吸抑制等。

41. B。解析：泛影葡胺属于有机碘对比剂。离子型对比剂属阳性对比剂，非离子对比剂常用于心血管，复方泛影葡胺属于碘对比剂，碘对比剂均属于阳性对比剂。

42. E。解析：甲泛葡糖适用于高危患者做静脉尿路造影及心血管造影。

43. A。解析：离子型对比剂系三碘苯甲酸盐，主要是钠盐和葡甲胺盐，在水溶液中能离解成阴离子、阳离子。非离子型不属于盐类。

44. C。解析：MRI 与 CT 相比较，优势不包括用于肺内病变，如钙化及小病灶的诊断。MRI 对钙化不敏感，但在半月板损伤、中枢神经系统疾病、对纵隔及肺门淋巴结肿大、占位性病变的诊断、关节软骨的变性与坏死等疾病的检查方面，都具有一定优势。

45. C。解析：CT 成像只依赖 CT 值，即转化后的衰减系数成像，不是多参数成像。

46. E。解析：磁共振信号包括接收线圈中的电流信号、自由感应衰减信号、梯度回波信号、自旋回波信号，但不包括可见光信号。

47. E。解析：相位编码方向选择原则：考虑受检脏器在不同方向上对空间分辨率的要求；选择扫描层面上解剖径线较短的方向为相位编码方向；优先选择减少伪影的方向为相位编码方向；尽量避免伪影重叠于主要观察区。

48. B。解析：早期的高压滑环技术易产生高压放电干扰，低压滑环技术克服了这一缺点。

49. E。解析：CT 图像的重建方法之一为分解法，包括二维傅立叶重建法和滤过后投影法。两者都是采用投影来重建图像，是目前 CT 机基本都采用的图像重建方法。

50. B。解析：在 Lambert-Beer 吸收定律中 $I = I_0 e^{-\mu d}$，其中，I_0 为入射 X 线强度，e 是常数。

51. C。解析：乳腺摄影使用软射线的理由：腺体结构密度对比较小；腺体对 X 线吸收差异小；管电压降低，物质对 X 线的吸收以光电效应为主；管电压降低，物体原子序数不同造成的 X 线对比越大；软射线使密度相近的软组织对射线的吸收系数差别加大。

52. E。解析：照片密度值由照片吸收光能的黑色银粒子的多少决定，与观片灯光的强弱无关。照片阻光率的对数值称照片光学密度，也称黑化度。密度值是一个对数值，无量纲。

53. C。解析：说话属于意外性移动，可以设法人为控制，其他为生理性移动。

54. C。解析：阻光率是阻挡光线的能力，在数值上等于透光率的倒数。阻光率可用"O"表示，O 值大，表示照片密度值大。

55. E。解析：感光测定能应用于胶片感光性能的测定、增感屏感度的测定、显影性能的测定、冲洗机因素的测定。

56. C。解析：成像技术标准包括摄影设备、标称焦点、管电压、总滤过、滤线栅、屏/片体系感度、摄影距离、诊断学要求、标准影像密度等。

57. E。解析：软组织摄影设备的管电压范围一般是 20~40kV。X 线管的输入功率一般是 kV。电容充放电式 X 线机使用三极 X 线管。

58. D。解析：管电压不属于影响心脏影像形态的因素。影响心脏影像形态的因素包括生长发育、心动周期和心率、呼吸、体位。

59. D。解析：X 线束成为连续能量射线的原因是阴极产生的电子能量不同。

60. C。解析：照片斑点分结构斑点和量子斑点（即噪声），使影像模糊。照片斑点经定影不能消除，荧光颗粒可致结构斑点。

61. B。解析：散射线、硫酸钡的流动性、半影是影响锐利度的因素。

62. B。解析：照片上相邻组织影像的密度差称照片对比度。照片的对度依存于 X 线的对比度。照片是由各个组织间的影像对比度构成的，屏/片组合比无屏单纯胶片影像对比度高，单面比双面药膜胶片产生的对比度高。

63. C。解析：具有一定能量的 X 线光子及与原子外层轨道电子或物质内部自由电子相互作用时，光子将部分能量传递给该电子后，频率发生改变且与入射方向成某一角度散射，光子波长变长，这种现象称为康普顿效应，也称散射吸收。其产生的散射线向四周传播，到达胶片的散射线产生灰雾。

64. B。

65. D。解析：几何学模糊是指经 X 线的减弱而构成被照体影像，均是被照体本影和本影以外的半影所构成，半影导致影像的模糊。半影产生的三大因素包括焦点的尺寸、被照体－胶片的距离（即摄影距离）、焦点－胶片距离。

66. E。解析：中央型肺癌的确诊有赖于纤维支气管镜检查。

67. A。

68. C。解析：此时放射科医生应在报告中的提示有：存在骨肿瘤可能；肿瘤多为恶性；推断该肿瘤为骨肉瘤；邻近关节受累情况。但不包括确诊尤文氏肉瘤。

69. D。解析：结合病史和患者的年龄，多考虑蛛网膜下腔出血。

70. B。解析：结合病史多考虑转移瘤。转移瘤的少数肿瘤中央见无增强的低密度，边缘强化呈高密度，构成所谓"牛眼征"，有的肿瘤很小也发生囊变，表现为边缘增强，壁厚薄不一的囊状瘤灶。牛眼征有助于本病的诊断。

71. C。解析：如果要求有较大的宽容度，应选用 γ 小的胶片。

72. B。解析：如果操作人员经验丰富，最好选用 γ 大的胶片。

73. C。解析：一般用电子温度计或金属温度计来测量药液温度。

74. E。解析：测量药液温度的方法是用一支温度计先测量显影药液温度，而后用清水洗净后再测量定影药液温度。

75. C。解析：IP 是影像记录板，作用是记录模拟信息，是 CR 成像的关键元件，作为人体影像信息实现模拟信息转化为数字信息的载体，代替了传统的屏片系统，具有很大灵活性和多用性。

76. C。解析：CR 系统读取装置使用的能源是荧光。

77. B。解析：CR 系统读取装置输出的信号是数字信号。

78. D。解析：利用 C 臂的两次旋转动作，第一次旋转采集一系列蒙片像，第二次旋转时注射对比剂、曝光采集充盈像，在相同角度采集的两幅图像进行减影，以获取序列减影图像是旋转运动。

79. C。解析：主要用于腹部、盆腔血管重叠的器官，以观察血管立体解剖关系的是岁差运动。

80. E。解析：步进方式分为分段步进和连续步进，可降低受检者的辐射剂量，分段步进的曝光时序难以与对比剂的充盈高峰相吻合，可获得该血管的全程减影像。

81. C。

82. C。

83. E。

84. C。

85. D。

86. B。解析：医用胶片属于银盐感光材料的一种，乳剂层主要由卤化银和明胶组成。感蓝胶片也称色盲片，吸收光谱的峰值为 420nm，可与各种发蓝紫色荧光的增感屏匹配。感蓝胶片适用于一般摄影中的大部分，性能适中，低灰雾、高对比，可使骨骼、空气和造影剂之间对比增强。

87. E。

88. D。解析：乳腺摄影用胶片可做放大摄影。

89. E。解析：易于在人体内存留，不属于对比剂应具备的条件。

90. E。解析：阴性对比剂是气体，如空气、氧气、二氧化碳等。硫酸钡不是酸,是盐,属于硫酸盐;硫酸钡应避光、密闭保存。无机碘不良反应较多。

91. C。**解析**:X线影像增强器由影像增强管、管套、电源构成。X线影像增强器的影像增强管中,输出屏的结构主要是输出光电面和玻璃层。

92. A。**解析**:铝箔位于荧光体后方,厚度为0.5μm以下,与阳极相连;为改变边缘清晰度较中心差的现象输出屏作成凹形。

93. B。**解析**:9寸影像增强器的标称入射野尺寸为230mm(9英寸)。

94. E。

95. C。

96. B。

97. B。

98. E。**解析**:生理运动伪影不可以完全消除。

99. B。**解析**:自动洗片机由于采用快速高温显影,对胶片有很高的要求。乳剂层的含银量高,不利于快速化学反应。

100. E。**解析**:照片干燥不良的原因:干燥设定温度低,干燥组件中的湿度高,风量不足,定影液疲劳,水洗不足。

专业实践能力

1. E。解析：肋骨斜位摄影主要观察腋中线区肋骨弯曲部的骨质情况。肋骨斜位可使肋骨弯曲部靠近胶片；前后斜位肋骨后部展平，肋骨颈部显示清晰。

2. D。解析：腰椎侧位片上可以显示椎体、椎间隙、椎间孔和棘突。腰椎侧位片上不能显示椎弓峡部。

3. A。解析：颅中窝前内向后外依次为圆孔、卵圆孔和棘孔。棘孔居卵圆孔的后外，多为椭圆形；破裂孔在岩尖前内侧。颅中窝前界呈弧形前突的致密线，蝶骨体两侧为蝶骨大翼构成颅中窝底，卵圆孔位于蝶骨大翼后内侧呈卵圆形。

4. E。解析：心脏检查的摄影体位包括胸部后前位、胸部前后位、胸部侧位、胸部后仰前后位。心脏摄影体位无轴位。

5. C。解析：摄影距离会影响影像的模糊度，成人胸部摄影的距离是180~200cm。

6. D。解析：静脉肾盂造影又称静脉尿路造影，是将对比剂注入静脉后经肾脏排泄至尿路而显影。静脉肾盂造影前患者的准备：造影前2~3天不吃易产气和多渣的食物；禁服碘剂及含钙的药物；检查前12小时内禁食、禁水（夏季炎热时可禁水6小时），造影前排尿，使膀胱空虚；如腹内有较多气体，可注射垂体加压素0.5ml。造影前常规摄全腹部平片。

7. B。解析：扫描床的定位精度是0.25mm。

8. C。解析：手内斜位摄影，中心线应垂直对准第三掌骨头垂直射入胶片，若双手同时摄影，中心线经两手间的连线。

9. E。解析：骨与关节X线摄片检查常规要求为正侧位片，病变局限在一端时，包括周围软组织及邻近一个关节，以明确其解剖位置。

10. A。解析：颈椎开口位照片中的标准影像显示为上门齿与枕骨边缘投影重叠，可最大限度显示第1、2颈椎体。

11. A。解析：肩关节的常规摄影体位是前后位。前后位摄影时其中心线对准肩胛骨喙突。

12. A。解析：高分辨率扫描通常需采用较薄的扫描层厚（1~2mm）。

13. B。解析：肺窗有宽窗和窄窗，其中：宽窗，W1350~1500、C-350~-500；窄窗，W600~800、C-600。故最适合肺组织显示的窗宽、窗位分别是W1500、C-500。

14. E。解析：耳部CT扫描采用耳部条件中高分辨率扫描模式，扫描层厚、层距通常采用2mm，必要时用1mm扫描。

15. D。解析：鼻咽部冠状面CT扫描的体位是仰卧，成标准的顶颏位。咽喉部扫描的常规检查，一般采用横断位。层厚用5mm，小病灶可用2~3mm，且重建间距和层厚相同。

16. A。解析：听眉线是眉上缘的中点与外耳孔的连线，通过三个颅凹（前、中、后）的最低处，故颅脑轴扫描时，听眉线是显示前、中、后三颅窝显示的最理想扫描基线。

17. E。解析：肾囊肿内为液性成分，密度低，故肾动脉造影时会出现肾实质局限性密度减低的现象。

18. A。解析：CT检查中最常用的体位是仰卧位。

19. E。解析：CT检查的适应证包括骨质性病变、外伤、肿瘤、炎症性病变，但不包括血管变异。

20. B。解析：确定病灶对应于体表的位置称定位。

21. A。解析：循环系统 MRI 扫描技术包括心电门控以心电图 T 波作为触发点触发采集，在导联心电时应注意勿使导线卷曲，心脏 MRI 通常需要安装心电门控触发采集，心脏常规做横轴位、冠状位和矢状位等，但不包括心电门控是用于减少心血管搏动及呼吸伪影的方法。

22. B。解析：3D-TOF-MRA 每次采集一个容积，使采集范围增大，其空间分辨力高，可获得各向同性的像素，是最常用的脑部动脉 MRA 序列。3D-TOF-MRA 采用容积采集，其层厚相对较大，在流出端的 TOF 效应较流入端减弱。为了解决这个问题，通常采用多个薄层 3D 块部分重叠方式，这样既扩大了血管的显示范围，又控制了血流的磁化饱和效应，这就是脑部 TOF-MRA 最常用的 MOSTA 技术。

23. D。解析：如果同一体素内的自旋具有不同的相位漂移，其信号下降，这种现象称为相位弥散。流入相关增强（FRE）是指高速流动的自旋流进被饱和的激发容积内而产生比静态组织高的 MR 信号。高速流动的流体可产生流出效应，流出效应使流体的信号丢失，称为流空或黑血。当相位弥散达到或超过 360°时则完全消失。

24. D。解析：咽喉部及颈部 MRI 技术应用：在检查过程中平静呼吸，勿张口及做吞咽动作；扫描技术，颈部常规序列为矢状位 T_1WI，冠状位 T_1WI（T_2WI），或 T_2WI-STIR；线圈，颈部表面线圈、头颈联合相控阵线圈；增强扫描一般采用 T_1WI-FS 序列。不包括扫描技术颈部常规序列为矢状位 T_2WI，冠状位 T_2WI（T_1WI），或 T_1WI-STIR。

25. C。解析：①3D-TOF-MRA 主要用于流速较快的动脉血管成像。成像层面取横断位，与多数血管垂直。在颅顶设定饱和带。一般采用多个 3D 块重叠采集，以减小流体的饱和效应。成像序列采用 3D-FISP

或 3D-FLASH 序列。所得原始图像行 MIP 后处理。②2D-TOF-MRA 主要用于矢状窦、乙状窦的静脉血管成像。成像层面取冠状位或斜矢状位，与多数血管垂直或成角。在颅底设定饱和带。成像序列采用 2D-FLASH 序列。所得原始图像行 MIP 后处理。

26. A。解析：磁共振内耳膜迷路造影技术：相关准备，注意体位摆放标准，所有重建图像标准化；分别在冠状和矢状位图上脑桥小脑角处设定横断面内耳成像图；线圈，用头部正交线圈、环形表面线圈；图像后处理，原始图像经 MIP 重建，显示内耳的立体形态。

27. E。解析：生殖系统及盆腔 MRI 扫描技术：常规扫描序列为矢状位 TSET$_1$WI（T_2WI）或加 FS-T_1WI；横轴位 TSET$_1$WI（T_2WI）或加 FS-T_1WI；冠状位 TSE-T_1WI（T_2WI）；矢状位 FLASH-FS-T_1WI。序列应用技术要点：盆腔受呼吸运动影响较小，采用 TSE 高分辨、多次平均扫描，可获得良好的图像质量。呼吸运动较严重的患者，可使用屏气扫描，屏气扫描时，T_1WI 采用梯度回波（FLASH）或快速梯度回波（Turbo-FLASH）序列；T_2WI 采用 HASTE 序列或 TIR 序列，均可获得满意的图像效果。骨性骨盆扫描常使用脂肪饱和或脂肪抑制序列。

28. C。解析：显示慢流血管，采用 2D-TOF 或 2D-PC 二技术；显示快流血管，采用 3D-TOF 或 2D-PC 技术，但后者时血管病变可使血流缓慢而显影欠佳。CE-MRA 技术可不同时相较好地显示动脉或静脉血管和狭窄区域。

29. E。解析：MR 胰胆管造影适用于：①胆道系统病变，如肿瘤、结石、炎症等；②肝癌、胰腺癌等占位性病变与胆道系统的关系；③上消化道手术改建者。受检者空腹 8 小时，检查前 3 天素食；检查前 20 分钟，口服葡萄糖酸铁 500ml。图像后处理多层扫描序列的原始图像无需经 SSD 重建。

30. D。解析：MR 水成像的优点：获得多层面、多方位图像，适应证广，凡不适于做 ERCP、排泄性尿路造影、逆行肾盂造影等患者均可用此方法，为无创性技术，无需插管，也无操作技术问题，安全，不用对比剂，无对比剂副反应问题，技术简单，临床应用方便。

31. A。解析：不能显示跟骨影像的摄影体位是足正位。

32. A。解析：在 DSA 检查过程中，患者本身自主和不自主的移动、心脏跳动、吞咽、呼吸或胃肠蠕动等，可形成运动性伪影。因此，术前对患者要进行训练，争取配合；对意识差或无意识的患者，应给予镇静剂或适当麻醉，并对受检部位施行附加固定等，并正确把握曝光时机，以避免 DSA 图像模糊。

33. D。解析：MRI 检查的操作程序正确的是检查前准备－录入患者信息－选择线圈－摆位－开始扫描－结束扫描。

34. A。解析：肘关节 CT 检查的体位是仰卧位，两手上举，手心向上，两侧肘关节尽量靠拢以缩小扫描野。头先进，标准扫描模式。2～3mm 层厚，层距连续扫描。

35. E。解析：装有心脏起搏器是 MRI 检查技术的绝对禁忌证。

36. B。解析：HU 是 CT 的单位，DAS 是数字减影血管造影，CPU 是硬盘，FOV 是视野。

37. A。解析：最早应用的 DSA 是外周静脉 DSA。

38. C。解析：与血管造影和血管内介入治疗相比，非血管系统的各种造影发生感染的概率更高。经皮胆道引流属于非血管介入治疗。

39. A。解析：鼻窦正位体层摄影的层间距 0.3～0.5cm，采用标准头颅的后前正位，可了解窦腔和窦壁骨质的情况，用小圆轨迹 8°～10°，用直线轨迹 30°。

40. C。解析：四肢注入对比剂后 45 秒时为静脉期；50 秒～60 秒为门脉期。

41. D。解析：增强扫描是指经静脉内注入对比剂后的 CT 扫描，目的是使血管增强和增加组织与病灶间的密度差。增强扫描能动态观察不同脏器或病灶中对比剂的分布与排泄情况，发现平扫难以发现的小病灶、等密度病灶或显示不清的病灶，以及观察血管性病变。

42. C。解析：因心脏解剖位置靠近前胸壁，采用后前位投照，心脏影像放大率小，并可减少心脏影像对肺脏的遮盖。RAO 为右前斜位，又称第一斜位。正常人胸部正位摄影，主动脉弓投影于左上肺野内侧。吸气时，肺内含气量增加，横膈下降。

43. E。解析：掌下斜位片，拇指显示为外斜位影像。

44. D。解析：行心脏 DSA，显示二尖瓣瓣口的最佳投射位置是左前斜 75°～85°和头足 40°。

45. D。解析：临床怀疑颅底骨折的患者，应选择的摄影位置是头颅颏顶位＋常规侧位。

46. C。解析：侧斜位乳腺摄影时，被检侧上臂充分展开且抬高，可以使腋窝部充分暴露，因此，侧斜位乳腺摄影可同时最佳显示腋下淋巴结。

47. E。解析：体表可触摸到的突出骨性标志包括髂前上棘、第 11 肋前端、坐骨结节、耻骨联合，但不包括桡骨小头。

48. E。解析：为减少心脏影像的放大，降低测量误差，心脏摄影一般采用远距离（200cm）摄影。

49. E。解析：数字减影血管造影需要制备的检查方法是蒙片。

50. A。解析：锁骨在人体前侧，基本与冠状面平行，故不能采用侧位摄影。

51. B。解析：乳腺摄影时对腺体适当加压易于病变显示、可降低摄影条件、防止腺体组织移动、使重叠的乳腺结构分离，但不能提高密度分辨率。

52. E。解析：子宫输卵管造影的禁忌证：①急性和亚急性子宫输卵管炎症以及盆腔炎症；②严重全身性疾病不能忍耐手术者，如全身性发热和严重的心肺疾病；③妊娠期内；④月经期前3天或后7天；⑤碘过敏者。

53. D。解析：逆行肾盂造影的禁忌证：尿道狭窄、泌尿道急性炎症、严重血尿和肾绞痛发作期间、严重心血管疾病及全身情况衰竭者。

54. B。解析：空气是阴性对比剂；空气在器官内吸收较慢；空气易产生气体栓塞；二氧化碳的溶解度较大；二氧化碳不易产生气体栓塞。

55. B。解析：对于颅脑外伤，CT颅脑扫描是首选的检查方法，CT能迅速准确定位颅内血肿及脑挫伤。

56. C。解析：乳腺摄影采取单层乳剂胶片与单张软线增感屏组合使用的方法。

57. A。解析：高渗对比剂主要是指离子单体对比剂，早期的对比剂基本上浓度都在300mg/ml，渗透压在1500mOsm/L以上，随着较高浓度的对比剂的开发，高渗对比剂的渗透压随着浓度的提高而增加。

58. A。解析：根据摄影体位的命名原则，X线自被检者的前方射向后方为前后方向。

59. D。解析：肺的弥漫性、间质性病变可采用高分辨率扫描；支气管扩张可采用高分辨率扫描；常规层厚设为2mm；常规层间隔设为2mm；采用高分辨算法重建。

60. C。解析：床面升降直接影响图像显示位置的上下偏移。

61. C。解析：诊断缩窄性心包炎的可靠X线征象是心缘僵直，正常弧形消失。增厚的心包可呈盔甲样包绕心脏，此时常伴有钙化，称为"盔甲心"，可限制心脏舒张和收缩功能。心脏增大主要表现为单侧或双侧心房增大。

62. E。解析：继发蠕动于主动脉弓水平开始，将钡剂推送向下。第一蠕动波又称为原发蠕动；第二蠕动波又称为继发蠕动；第三收缩波是非推进性蠕动；第一蠕动波由吞咽动作诱发。

63. C。解析：对于听神经瘤，特别是小听神经瘤，MRI比CT敏感，CT检查阴性并不能完全排除小听神经瘤。

64. E。解析：肺结核"原发综合征"的病灶经淋巴道吸收缩小，X射线显示边缘模糊、密度不均的阴影逐渐缩小或被分割成片导致完全消失。

65. C。解析：结石发生在肾盏肾盂时可呈鹿角状。

66. C。解析：垂体微腺瘤放大动态扫描能清楚地观察微腺瘤及其与周围组织结构的关系。在增强扫描的早期阶段，在增强的垂体组织内微腺瘤呈局限性低密度影，边界多数清楚；在晚期阶段，微腺瘤可呈等密度或高密度病灶。总之，动态扫描可观察微腺瘤血供的全过程，有利于对微腺瘤的诊断。

67. E。解析：颅脑增强扫描分为平扫后增强（平扫基础上加做的增强扫描）和直接增强扫描（注入对比剂后逐层连续扫描）两种方法。增强后的扫描时间依据病变的性质而定。与血管有关的病变，如脑血管畸形、动脉瘤等，可在注射对比剂50ml时开始扫描；颅内感染、囊肿等，可在注射对比剂60秒后开始扫描；颅内转移瘤、脑膜瘤等，可在注射对比剂6~8分钟后开始扫描。头部增强扫描可用平扫参数，也可只对病变部位进行薄层扫描。

68. D。解析：肝癌介入采用Seldinger技术，行股动脉或肱动脉穿刺插管，先行选择性腹腔动脉造影，再行超选择性肝动脉造影；造影选择对比剂浓度50%~60%的离子型对比剂。

69. E。**解析**：肝癌灌注化疗+栓塞术通常将导管置于肝固有动脉或肝总动脉。

70. D。**解析**：肝右支发出胆囊动脉分布于胆囊。

71. E。**解析**：腹腔动脉造影常用参数：腹腔动脉流速为6~8ml/s，量/次为18~24ml/次，一般行股动脉穿刺。

72. D。**解析**：胸骨后前斜位摄影时探测器上缘超出锁骨6cm；应采用立位后前位体位，两臂内旋置于身旁，身体矢状面与探测器长轴垂直，且中心线从右侧肩胛骨下角向左侧倾斜，对准右侧肩胛骨内缘与第四胸椎水平射入探测器中心。

73. C。**解析**：胸部后前位标准影像上，肺尖充分显示，肺门阴影结构可辨。

74. C。**解析**：心脏大血管造影是临床诊断心血管疾病金标准之一。冠状动脉造影对比剂浓度为50%~60%，冠状动脉造影一般手推造影剂，先行测压或试注造影证实导管在冠状动脉口内，选择性左心室造影经股动脉、桡动脉、肱动脉等穿刺。

75. B。**解析**：左冠状动脉造影体位包括右肩位、肝位、左肩位、蜘蛛位；正位、侧位可作为补充位，但不包括长轴斜位。

76. E。**解析**：MRI检查的绝对禁忌证：①装有心脏起搏器者；②人工瓣膜置换术后患者；③体内有铁磁性血管夹者；④眼球内有金属异物者；⑤高热惊厥患者。相对禁忌证：被检部位或附近含有铁磁性物品，有金属假牙者不能做头部、鼻咽、口腔MRI检查；有宫内节育器者不能做盆腔MRI检查；体内有治疗泵者；幽闭恐惧症患者；不能平卧20分钟以上、神志不清、严重缺氧、烦躁不安需要抢救的患者。

77. C。**解析**：不可带入磁体间的物品：①一切铁磁性物品，如硬币、打火机、钢笔、铁钉、轮椅、平台车、发夹、钥匙、文胸、皮带等；②带磁性物品、电子产品、医疗器械，如银行磁卡、手机、手表、电子监护仪、抢救设备等。

78. D。**解析**：金属异物为MRI检查禁忌证。

79. D。**解析**：MRI检查前准备：认真核对MRI检查申请单，明确检查目的和要求；确认患者没有禁忌证；患者和陪同者进入扫描室前除去随身携带的任何金属物品；按检查部位要求训练患者呼吸、闭气或平静呼吸；婴幼儿、烦躁不安及幽闭恐惧症患者，应给适量的镇静剂。

80. E。**解析**：MRI检查的优点包括：多参数成像；多方位成像；无骨伪影；流动效应。检查费用高不属于MRI的优点。

81. A。

82. E。

83. B。

84. B。

85. C。**解析**：胸部正位片中心线对准第5~6胸椎高度垂直射入。

86. A。

87. C。**解析**：通过体表标志确定的脊柱平面：环状软骨下缘平对第6颈椎体下缘。

88. C。**解析**：颈静脉切迹约平对第2~3胸椎间。

89. A。

90. C。

91. D。

92. A。

93. A。**解析**：子宫输卵管碘油造影的造影剂一般选用碘化油。

94. E。

95. E。**解析**：动态增强扫描图像需后处理。

96. E。

97. E。

98. D。

99. C。

100. E。

模拟试卷（二）答案与解析

基础知识

1. A。**解析**：食管的肌层，上1/3段为骨骼肌，下1/3为平滑肌，中段由骨骼肌和平滑肌混合组成。

2. E。**解析**：正常蝶鞍的形状以椭圆形常见。蝶鞍位于颅底的中央，前面以鞍结节为界，后面以鞍背为界，垂体窝多为圆弧形陷窝。

3. D。**解析**：体循环又称大循环，起自左心室。全身的静脉分为肺循环的静脉和体循环的静脉。

4. E。**解析**：通过胸骨两侧最宽处的两条垂线是肋骨线。

5. A。**解析**：脑和脊髓的表面包有三层被膜，脑的被膜自外向内依次为硬脑膜、蛛网膜和软脑膜。

6. E。**解析**：膀胱是储存尿液的肌性囊状器官，其形状、大小、位置和壁的厚度随尿液充盈程度而异。通常，正常成年人的膀胱容量平均为350～500ml。膀胱三角区位于两输尿管口与尿道内口之间，其形状、大小随尿液充盈程度变化。

7. C。**解析**：脾脏位于左季肋部，上缘前部有2～3脾切迹。脾脏是腹膜内器官，贴于膈肌穹隆下面，其脏面近中央处有脾门。

8. B。**解析**：输尿管起自肾盂末端，终于膀胱，其走形全长可分为输尿管腹部、输尿管盆部、输尿管壁内部，其中，输尿管腹部沿腰大肌下降，输尿管口开口于膀胱底内面，输尿管属腹膜外位器官。

9. B。**解析**：肝固有动脉、门静脉、肝管、神经和淋巴组织共同包于肝十二指肠韧带的右侧，构成肝蒂。

10. B。**解析**：椎弓连结椎体的部分称椎弓根，其上、下缘的切迹共同围成椎间孔，有脊神经通过。

11. B。**解析**：细胞是一切生物体形态结构、生理功能和发育分化等生命现象的基本单位。

12. A。**解析**：肾单位是肾结构和功能的基本单位，由肾小体和肾小管两部分组成。

13. E。**解析**：胸骨为长方形扁骨，由胸骨柄、胸骨体和剑突组成。胸骨位于前胸壁皮下，与锁骨组成胸锁关节。剑突扁而薄，形状变化较大，下端游离。

14. A。**解析**：人体有运动、消化、呼吸、泌尿、生殖、内分泌、脉管、感觉器和神经系统。

15. A。**解析**：纵隔前界为胸骨，后界为脊柱胸段，上达胸廓上口，向下至膈，两侧界为纵隔胸膜。纵隔是两侧纵隔胸膜间全部器官、结构和结缔组织的总称。纵隔稍偏左，上窄下宽、前短后长呈矢状位。

16. C。**解析**：椎体粗大，棘突呈垂直板状的椎骨是腰椎，且其横断面呈肾形。

17. D。**解析**：肺门是主支气管、肺动脉、肺静脉、支气管动静脉及淋巴管和神经出入肺之处。

18. E。**解析**：角膜、房水、晶状体和玻璃体构成眼的折光系统。

19. D。**解析**：内分泌腺没有排泄管，称无管腺，包括甲状腺、肾上腺、垂体、松果体、胸腺、胰岛、生殖腺内的内分泌组织。唾液腺有排泄管道。

20. B。**解析**：环状软骨位于会咽部，是人体内唯一一块完整的环形软骨,对咽喉部形态保持有重要意义。

21. A。解析:寰枢关节连接的是第1颈椎和第2颈椎,包括3个滑膜关节,2个在寰椎侧块。

22. E。解析:中枢神经系统内有对物质在毛细血管或脑脊液与脑组织间转运过程中进行一定限制或选择的相应结构,该结构即脑屏障。脑屏障由3个部分组成,包括血-脑屏障、脑脊液-脑屏障、血-脑脊液屏障。

23. B。解析:右心室居心脏最前部,有1个入口和1个出口,共2个口。其入口为右房室口,右房室口周缘附有三尖瓣,出口部为肺动脉口。

24. C。解析:口咽与喉咽分界的标志为会厌上缘。软腭位于腭的后1/3,主要由腭腱膜、腭肌、腭腺、血管、神经和黏膜构成。

25. B。解析:环状软骨位于甲状软骨下方,形似一带印章的戒指,为喉软骨中唯一呈环状的软骨,对保持呼吸道畅通有极为重要的作用。

26. E。解析:膈肌有三个裂孔,主动脉裂孔在第12胸椎水平,膈肌食管裂孔在第10胸椎平面,膈肌腔静脉孔在第8胸椎水平。膈肌起于胸廓下口和腰椎前面的膈脚,位于胸、腹腔之间。

27. C。解析:前庭蜗器包括前庭器和听器,二者虽功能不同,但在结构上关系密切。前庭蜗器又称耳,包括外耳、中耳和内耳3部分。中耳的结构包括乳突窦、乳突小房、鼓室、咽鼓管。

28. D。解析:视锥细胞分布于视网膜的中央部,可感受强光并具有辨色能力。

29. A。解析:临床影像学常把松果体钙化作为颅内定位标志。松果体钙化最常见于20岁以后。

30. A。解析:眼动脉与视神经一起经过视神经管入颅腔形成视交叉。

31. E。解析:中空性器官呈管状或囊状,内部均有空腔,如消化道、呼吸道、泌尿道和生殖道(输卵管、子宫)等。胃、小肠、胆囊、膀胱属于中空性器官。

32. B。解析:大脑半球的前2/3和部分间脑由颈内动脉供应,大脑半球后1/3及部分间脑、脑干和小脑由椎动脉供应。

33. D。解析:左心室腔以二尖瓣前尖为界,分为左后方的左心室流入道和右前方的流出道两部分。

34. A。解析:胃张力、体位、幽门功能、精神状态与胃的排空时间长短有关。与胃的排空时间无关的是贲门功能。

35. B。解析:肺实质包括肺泡、主支气管等,血管、神经、淋巴、结缔组织均属于肺间质。

36. E。解析:鼻窦是指鼻腔周围的颅骨内含气的空腔。鼻窦中不包括矢状窦。额窦、蝶窦、筛窦、上颌窦均属于鼻窦。

37. B。解析:颅骨间的矢状缝、人字缝等连接方式是纤维连接,而不是骨性结合。指关节属于多轴关节;相邻椎骨间的椎间盘属于纤维软骨结合;幼儿的蝶枕结合属于透明软骨结合。

38. B。解析:输尿管是位于腹膜外位的肌性管道,有3个生理狭窄。

39. E。解析:在细胞内液与组织液之间,组织液与血浆之间,水分和一切可以透过细胞膜或毛细血管壁的物质进行交换。

40. B。解析:肝总管和胆囊管共同汇合成胆总管。肝外的胆道系统包括胆囊和输胆管道(肝左管、肝右管、肝总管和胆总管)。

41. E。解析:筛窦在筛骨内。鼻窦是颅骨不规则骨内的气腔。上颌窦为一对最大的鼻窦,底朝鼻腔,上颌窦的顶壁即眶底。

42. E。解析:软骨由胚胎期的间充质分化而来。软骨是外耳、呼吸道、躯干和四肢的主要支架成分，成年后躯干和四肢存在关节软骨、关节盘、椎间盘和肋软骨，本身没有血管、淋巴管和神经，软骨细胞的营养依赖软骨基质的可透性，从软骨外的血管取得。

43. E。**解析**：受激吸收的特点：受激吸收的过程不是自发产生的，必须有外来光子的激发才会发生，并且外来光子的能量应等于原子激发前后两个能级间的能量差。受激吸收对激发光子的振动方向、传播方向和位相没有任何限制。

44. D。**解析**：呼吸运动受神经性反射调节，呼吸肌节律运动受控于中枢神经系统的呼吸中枢，呼吸中枢的神经细胞群产生和调节呼吸运动。刺激呼吸加速的两点为二氧化碳含量增加、血液中pH降低。

45. D。**解析**：视觉器由眼球和眼副器共同构成。眼球从外向内依次分为眼球纤维膜、血管膜和视网膜3层。眼球外膜有角膜、巩膜。眼由眼球及其附属的眼睑、眼肌等组成，眼球内容物有房水、晶状体、玻璃体。眼球由眼球壁及其内容物构成。

46. C。**解析**：左心房有左肺上、肺下静脉，右肺上、肺下静脉四个入口和一个出口。出口为通向左心室的左房室口。左心房是最靠后的一个心腔，其前部突向右前方的部分称左心耳，肺静脉进入左房开口处无瓣膜。

47. B。**解析**：胃型分为钩型、长型、牛角型、瀑布型四型，没有横型。

48. C。**解析**：左肺只有上、下两个叶支气管，分别进入左肺上、下叶。气管在胸骨角平面分为左、右主支气管，主支气管即第一级支气管，入肺后的主支气管一再分支，直到最细，形似树枝分支，称支气管树。叶支气管再分为第三级支气管，称为段支气管。每一个段支气管和与它相连的肺组织合称为一个支气管肺段，简称肺段。

49. A。**解析**：解剖学常用四分法在胸骨角水平面将纵隔分为上纵隔和下纵隔。下纵隔以心包为界，分为前、中、后纵隔。

50. C。**解析**：小骨盆的骨盆入口与骨盆出口之间的空腔称骨盆腔。骨盆由骶骨、尾骨与左右髋骨连结而成，上部为大骨盆，下部为小骨盆，两侧坐骨支与耻骨下支连成耻骨弓。骨盆具有承受、传递重力和保护盆内器官的作用。

51. E。**解析**：咀嚼肌包括咬肌、颞肌、翼内肌和翼外肌，属于骨骼肌。

52. E。**解析**：胸锁关节是上肢骨与躯干骨连结的唯一关节，由锁骨的胸骨端与胸骨的锁切迹及第一肋软骨的上面构成，属于多轴关节。

53. C。**解析**：复层扁平上皮主要分布于皮肤表面、口腔、食管、阴道等器官的腔面。

54. C。**解析**：观察者操作特性曲线也称为ROC曲线，是一种以信号检出概率方式，对成像系统在背景噪声中的微小信号检出能力进行解析与评价的方法。

55. B。**解析**：多平面重建可显示任意横断方向的二维图像。表面阴影显示是在三维容积数据中包含的物质表面上，依照光学模型确定的算法，给物质表面附加明、暗不同的阴影，再将三维物体沿视线呈现在二维平面上。

56. C。**解析**：数模转换属于CT扫描成像的过程，而不是后处理。属于图像后处理的方法有灰阶处理、曲面重组、平滑处理、边缘切割。

57. D。**解析**：颈干角具有性别和年龄的差异，男性平均132°，女性127°，儿童150°~160°。颈与体连接处上外侧的方形隆起，称大转子；内下方的隆起，称小转子，有肌肉附着。

58. D。**解析**：容积再现是采用扫描统计数据的所有体素,并通过计算机的组重新投影,并以二维图像的形式显示。容积再现技术原理最常使用的是光线追踪法。优点是能同时显示被照体组织的空间结构和密度信息,对于肿瘤组织与血管空间关系显示良好。但不能进行体积和面积测量,并且运算数据量大,显示速度较慢。

59. A。解析:"窗口技术"调窗目的是为了观察病变组织、正常组织的图像密度的对比度调节技术。利用窗口技术可将任一范围的 CT 值调到人眼可识别的 16 个灰阶显示。包括窗宽和窗位。窗位就是窗中心,窗位是指窗宽上限与下限 CT 值的平均值(中点)。视不同组织影像,应适当地调整窗宽/窗位。

60. D。解析:如果使用窄的窗宽,则显示的 CT 值范围小,每一灰阶代表的 CT 值幅度小,对比度强,适于观察密度接近的组织结构(如脑组织)。窗宽加大,显示图像原灰阶层次增多;窗宽决定显示 CT 值范围的大小;组织的 CT 值大于窗宽规定范围时呈白色;调节窗宽可改变图像的密度差。

61. E。解析:唾液腺是口腔内的腺体,不属于内分泌腺。内分泌腺包括垂体、甲状腺、甲状旁腺、肾上腺等。

62. B。解析:组成图像矩阵中的基本单元的是像素,像素又称为像元。

63. A。解析:"512×512"表示矩阵,矩阵是一个数字概念。

64. D。解析:数字量和模拟量二者可以互换,所以数模转换和模数转换是可逆的,模数转换需要 ADC,同一幅图像既可用模拟信号也可用数字信号表示。

65. D。解析:自由空气电离室是对照射量进行直接绝对测量的标准仪器,其应用技术较为复杂,不能作为现场使用的剂量仪。吸收剂量的基本测量方法是量热法。常用的热释光剂量片为 LiF。半导体探测器又称为固体电离室。

66. A。解析:影响电离辐射生物效应的因素主要来自电离辐射和受照机体两个方面。

67. C。解析:当量剂量 H = DQN,公式中 Q 为线质系数,N 为修正系数,在 X 线诊断能量范围内,Q = 1,N = 1。

68. B。解析:照射量——库伦每千克,原有单位为伦琴;吸收剂量——焦耳每千克(J/kg);比释动能率——戈瑞每秒(Gy/S);吸收剂量率——焦耳每千克秒。

69. D。解析:物质的线性吸收衰减系数与 X 线的能量,物质的原子序数、厚度、密度有关,与扫描时间的长短无关。

70. D。解析:脂肪 CT 值约为 -100HU,而水的 CT 值为 0HU。骨的 CT 值大于钙质;凝血的 CT 值大于血液;血液的 CT 值大于水。

71. A。解析:最大光子能量等于高速电子碰撞靶物质的动能,而电子的最大能量又取决于管电压的峰值。

72. D。解析:在 X 线管中产生的 X 线能与加速电子所消耗电能的比值,称为 X 线的产生效率(η)。η = KZU,U 是管电压(V),故 X 线产生的效率与管电压有关,与原子序数成正比。诊断用 X 线的产生效率只有 0.4% ~ 1.3%。

73. A。解析:中心线是摄影方向的表示。中心线的投射方向、角度、射入点均影响着解剖部位的显示,以及影像的放大与变形程度。

74. C。解析:于左右方向将人体纵断为前后两部的纵切面称为冠状面。

75. D。解析:第 4 腰椎和脐在同一平面;第 9 胸椎和胸骨体剑突关节在同一平面;第 1 腰椎和剑突末端与肚脐连线中点平面平齐;第 2 骶椎和髂前上棘连线中点在同一平面。

76. B。解析：摄影体位的命名原则：根据中心线与被照体入射关系命名；根据被照体与胶片的位置关系命名；根据被照体与摄影床位置关系命名；根据发明人名字命名。不包括根据中心线与病灶的入射关系命名。

77. E。解析：红宝石激光器是最早于1960年研制成功的激光器，次年医学上应用于视网膜凝固，1963年开始用于肿瘤的治疗，其发出波长为694.3nm的脉冲激光。

78. D。解析：移走原子中某壳层轨道电子所需要的最小能量，称为该壳层电子在原子中的结合能。原子能级是结合能的负值，它们绝对值相等，符号相反。

79. D。解析：同一原子中，电子结合能最大的壳层是K壳层，O壳层电子结合能力最小。

80. D。解析：按照玻尔理论，核外电子因离核远近不同而具有不同的壳层，主量子数为n的壳层可容纳的电子数为$2n^2$。

81. D。解析："不索取和非法收受患者财物；不收受医疗器械、药品、试剂等生产、经营企业或人员以各种名义、形式给予的回扣、提成；不违规参与医疗广告宣传和药品医疗器械促销"体现了廉洁自律，恪守医德。

82. C。解析：医疗机构从业人员行为规范的实施与监督：医疗机构行政领导班子负责本规范的贯彻实施，相关职能部门应积极协助；各级卫生行政部门对于辖区内各级各类医疗机构及其从业人员贯彻执行本规范的情况负有监督检查的责任；对于违反规范的从业人员，视情节严重程度，应给予批评教育、通报批评等处理；对于违反规范的从业人员，严重时可以解聘。

83. A。解析：慢性胰腺炎时CT扫描可见胰管结石，胰实质散在钙化，胰腺实质密度改变，胰管扩张等。典型表现为胰腺腺体萎缩，胰管扩张，约34%病例同时有假性囊肿存在。

84. C。解析：肺源性心脏病X线的主要表现是右心室肥大。慢性支气管炎可继发肺源性心脏病。

85. C。解析：黏膜集中多见于慢性胃溃疡或十二指肠溃疡的周围。胃肠道病变基本X线表现：先天性管腔狭窄，边缘光滑、局限；肌紧张力低下或梗阻性病变可引起管腔扩张；逆蠕动常见于胃肠道梗阻的近端；龛影是溃疡的直接征象。

86. B。解析：在信息科学中，能够计数的离散量称为数字信号。

87. A。解析：在信息科学中，不能计数的连续信号称为模拟信号。模拟信号可转化为数字信号。

88. A。解析：决定轨道量子数的是磁量子数。磁量子数代表每个亚层的轨道。

89. C。解析：原了核外的电子云是分层排布的，电子壳层可用主量子数表示，电子离核越远，能级越高，故决定原子能级的主要因素是主量子数。

90. C。解析：细胞是人体基本结构和功能单位，体内的一切活动都是在细胞功能的基础上进行的。

91. D。解析：由细胞通过细胞间质构成的组织分为4类，包括上皮组织、结缔组织、肌组织和神经组织，统称为基本组织。

92. C。解析：胃壁细胞的泌酸活动一方面接受神经系统的直接调节，另一方面，神经反射传出通路的分支还可作用于G细胞引起胃泌素的释放，间接作用于壁细胞引起胃酸分泌。

93. A。解析：内因子由胃黏膜的壁细胞产生，它与维生素B_{12}结合后通过回肠黏膜上特异受体的介导，促进维生素B_{12}在回肠远端的重吸收。

94. B。解析：肾上腺皮质由外向内依次分为球状带、束状带和网状带。束状带与网状带分泌以皮质醇为代表的糖皮质激素和极少量的雄激素。

95. D。**解析**：肾上腺髓质细胞在功能上相当于无轴突的交感神经节后神经元，分泌的激素主要为肾上腺素和去甲肾上腺素，还有少量的多巴胺。

96. A。

97. D。**解析**：男性附属腺体由精囊、前列腺、尿道球腺组成。

98. B。**解析**：暂时储存精子的器官是附睾。

99. B。**解析**：二尖瓣即左房室瓣，位于左房室口的纤维环。2个近似三角形的瓣叶，分为前瓣、后瓣。

100. C。**解析**：肺动脉瓣位于右心室漏斗部的顶端，由3个半月形瓣叶组成（后瓣、左前瓣、右前瓣）。

相关专业知识

1. D。解析：肺部X线表现为锁骨下区纤维条索状阴影，应属于浸润型肺结核。肺结核的浸润阴影多位于上叶后段和下叶背段。

2. E。解析：空气进入胸膜腔内为气胸，空气进入胸腔是因脏层或壁层胸膜破裂所致，胸膜腔内液体与气体同时存在为液气胸。张力性气胸，纵隔可向健侧移位。胸腔积液立位胸片示外高内低致密影。MRI对本病的诊断价值不高，气胸区域不可见到肺纹理。

3. A。解析：MRI对检查钙化不敏感。CT平扫极高密度，T_1、T_2加权极低信号见于钙化。

4. B。解析：儿童长骨分为四部分，包括骨干、骨骺、骨骺板、干骺端，但不包括骨端。

5. A。解析：心左缘下段的构成结构为左心室和左心耳。

6. B。解析：伴随阴影为胸膜在肺尖部的反折处，以及胸膜外肋骨下的软组织所形成。

7. B。解析：心脏X线解剖中左第一弓为主动脉弓，左第二弓为肺动脉干，左第三弓为左心耳，左第四弓为左心室，右第一弓为升主动脉，右第二弓为右心房。

8. A。解析：空气进入胸膜腔内为气胸。空气进入胸腔是因脏层或壁层胸膜破裂所致，胸膜腔内液体与气体同时存在为液气胸。产生液气胸的常见病因是胸腔积液并发肺气肿。

9. A。解析：大叶性肺炎好发于青壮年的右上肺，往往是因疲劳、受凉等诱因而引起。

10. C。解析：脊椎压缩性骨折时，椎间隙一般正常，X线上椎体压缩变扁、呈楔形改变，多发生在活动度较大的胸椎下段和腰椎上段，严重时常并发脊椎后突成角，侧移，以单个椎体多见。

11. C。解析：肾胚胎瘤是婴幼儿最常见的肾肿瘤。肾肿瘤一般的首选检查方式为超声。

12. C。解析：X线平片只能识别骨性关节面，解剖关节间隙、关节软骨、关节囊、滑膜均未必能在X线平片上识别。

13. D。解析：右心房、主动脉结、肺动脉段、左心室均可在正常心脏前后位上观察到，右心室在正常心脏后前位不易观察到。

14. D。解析：CT和MRI对脑挫裂伤的诊断均十分有效。脑挫伤病理上指脑内散在出血灶、静脉淤血、脑水肿和脑肿胀；脑裂伤病理上指脑膜、脑或血管撕裂，CT检查一般出现占位效应，但是增强时更明显，CT图像上，损伤区局部低密度改变。

15. D。解析：肺内良性肿块边缘锐利无毛刺；CT增强扫描CT值升高在20HU以下；肿块多为圆形，其内密度均匀；肿块直径多在4cm以下。恶性肿块周围有卫星灶。

16. E。解析：分析与观察异常X线表现时应考虑部位与分布、数量与大小、形状与边缘、密度及其均匀性等，胶片与荧屏的敏感度可以不考虑。

17. C。解析：正常充气的肺野上，可见自肺门向外呈放射分布的树枝状影，称为肺纹理。肺纹理由肺动脉、肺静脉等组成，其中主要是肺动脉分支，支气管、淋巴管及少量间质组织也参与肺纹理的形成。

18. A。解析：第1骶椎的横断层面出现盲肠、回肠、盲肠、乙状结肠、小肠系膜。

19. B。解析：胃黏膜脱垂是异常疏松的胃黏膜逆行突入食管或通过幽门管脱入十二指肠球部，以后者多见。胃窦部黏膜厚而长，比较松弛，排列紊乱，可出现消化道出血，同时伴有胃炎或溃疡。X线表现为幽门管增宽，十二指肠球底呈伞缘状。

20. D。解析：右侧肾上腺位于肝的内后方，右膈肌脚外侧，下腔静脉后方，右肾内上方。

21. B。解析：左侧位心前缘影像解剖中段由右心室的漏斗部与肺动脉主干构成，左侧位心影呈椭圆形，上段为升主动脉，下段为右心室。

22. B。解析：颈动脉鞘内包绕的解剖结构为颈总动脉、颈内静脉、迷走神经。颈内静脉于颈静脉孔处续于乙状窦，在颈动脉鞘内沿颈内动脉和颈总动脉外侧下行。

23. E。解析：每日开机后，CT机球管预热是保护球管的一项举措。通过预热提高球管内真空度，开机后3小时没做患者亦应重新训练，避免可能导致球管内部的放电而影响其寿命或损坏。

24. B。解析：颅脑正中矢状面上出现的脑血管包括大脑前动脉、大脑后动脉、基底动脉、大脑大静脉，不包括大脑中动脉。

25. C。解析：在脊柱横断层面上，黄韧带最厚的部位在腰段。在椎间孔处，脊神经有如下重要毗邻：其前方为椎体及椎间盘，后方为关节突关节和黄韧带。

26. D。解析：胰头的横断层面上会出现肝右叶、脾、十二指肠降部，第2腰椎椎体前面可见胰头断面。钩突前方可见肠系膜上动脉、静脉等。

27. C。解析：经第二肝门的横断层：膈穹隆下方和内侧为腹腔，而胸腔则居其上方和外侧。食管左移至胸主动脉前方，于下一断层穿膈食管裂孔。在腹腔内，肝占据右侧。第二肝门出现是本断面的重要特征。第二肝门是指肝腔静脉沟上份肝左、中间、右静脉出肝处，多出现于第10胸椎体上份水平。

28. E。解析：肺段影像解剖：肺段尖端指向肺门，左肺有8个肺段，右肺有10个肺段，肺段呈圆锥状，X线片不显示肺段的边界。

29. E。解析：经环状软骨和声门下腔的横断层经第7颈椎体，喉咽和甲状软骨消失，食管和完整的环状软骨及其内的声门下腔的断面出现。声门下腔呈圆形，向下通连气管，且被环状软骨环绕。环状软骨后方的咽腔已延续为食管。

30. C。解析：豆状核位于岛叶深部，借内囊与内侧的尾状核和丘脑分开，此核在水平切面上呈三角形，并被两个白质的板层分隔成三部，外侧部最大称壳核，内侧两部分合称苍白球。

31. C。解析：在肩关节横断层面上，腋窝内会出现的结构有腋动脉、腋静脉、腋淋巴结、臂丛，但不会出现腋神经。

32. B。解析：脊柱棘突重叠于其椎体中下部，呈圆点状致密影；椎体呈长方形，骨皮质密度均匀；椎体上下缘的致密线影为终板；椎体间的透亮间隙为椎间隙；椎弓根的上下方为上下关节突的影像。

33. D。解析：钩突位于肠系膜上静脉和下腔静脉之间；十二指肠降部内侧可见胰头，胆总管下行于胰头后缘；胰头位于下腔静脉；下腔静脉在断层影像上是寻认胆总管的标志。

34. A。解析：前纵隔位于胸骨后方，心脏、升主动脉和气管前方，呈倒立的狭长三角形区，内有胸腺。上水平线是胸骨角至第4胸椎下缘连线。食管前缘是中、后纵隔的分界线。中纵隔内有主动脉弓。纵隔前界是胸骨。

35. A。解析：椎前间隙是指枢椎体和椎前筋膜之间。

36. A。解析：走行于圆孔、卵圆孔、棘孔的解剖结构分别为上颌神经、下颌神经、脑膜中动脉。脑膜中动脉沟自棘孔向外上方走行，弓状隆起与颞鳞之间的薄骨板为鼓室盖，岩部尖端的浅窝称三叉神经压迹。

37. B。解析：管电流量大小对增感屏的增感率无直接影响。对增感率大小有直接影响的包括荧光转换效率、增感屏反射层、荧光体的颗粒和厚度。

38. D。解析：天轨悬吊式X线管组件支架的组成包括天轨、伸缩吊架、移动横轨、横臂，但不包括遮线器。

39. C。解析：高压注射器由注射头、操作面板、多向移动臂、移动支架，以及主控箱组成。

40. B。解析：500mA FSK302-1A 型程控X线机，当发现副床小焦点摄影管电流的实际值与设定不一致时，需调节灯丝板上相应的电位器，即通过改变灯丝加热电压波形脉宽来进行微调。

41. C。解析：在DSA的TV摄像机中，目前使用较多的摄像管是固体摄像管（CCD）。传统的摄像管包括光导式摄像管，如氧化铅摄像管、硫化锌-硫化镉光导摄像管等，以及光电式摄像管。

42. B。解析：乳腺摄影X线机使用的数字摄影系统用平板探测器代替暗盒仓的位置。

43. D。解析：CR是计算机X射线，是医学影像疾病诊断的一种。它使用数字化影像，方便接入PACS系统，可结合计算机技术处理图像，提高影像质量。CR价格相对低廉，一套CR即可实现全院X线设备的数字化。

44. B。解析：考虑到绝缘油本身的热胀冷缩，在管套内阴极端设有膨胀鼓。

45. A。解析：高压变压器绕组的匝与匝间、匝与地间、高压电缆的芯线与地网之间，都存在较大电位差，实际上形成了潜在的电容，管电压变大时，电容电流变大。

46. B。解析：高压注射器的参数设置主要包括调节对比剂注射流率、总量、压力，以及选择注射时机等。

47. E。解析：SENSE技术系一种利用局部较高的梯度场，使部分相位编码与敏感编码平行进行，再以阵列线圈测量编码数据，去掉包绕伪影后快速成像的技术。

48. A。解析：在MR仪的主要硬件中，对成像速度影响最大的是主磁体。

49. B。解析：自动曝光控制装置的作用是追踪观察X线吸收随时间变化的血管影像，并使其在显示器上辉度或照片上密度保持稳定。它并不能降低患者的辐射剂量。

50. B。解析：滑环与电刷技术解决了CT的馈电技术，使螺旋CT成为可能。

51. E。解析：乳腺摄影配套设备暗盒采用吸收系数较小的材料制成，使用单页增感屏、高分辨率胶片，使用压迫装置。

52. A。解析：与常规CT扫描相比较，螺旋CT因为采用了滑环技术，大大提高了扫描速度。

53. A。解析：X线管的灯丝加热电压不是高电压；工作时灯丝电压先于管电压加至X线管；X线管产生X线的效率很低，不足1%；X线管消耗的电能大部分变为热；X线管透视时阳极可以不旋转。

54. A。解析：医用影像显示器按照荧光屏的可显示像素的数量分类，可分为2MP、3MP、4MP和5MP显示器。MP表示百万像素（megapixel）。

55. D。解析：相位编码将导致相位编码方向上的像素相位不同，频率相同。

56. C。解析：双向摄影DSA装置的机架之间应设有防撞传感器，可避免碰撞的发生。摄影过程中，术者能按无菌要求操作机架。机架具有按预设角度自动复位功能，术者从各个方向操作导管时均不受机架干扰，架电缆表面应有覆盖物，方便清洁。

57. D。解析：乳腺摄影总滤过的种类包括管壳铍窗滤过、油层滤过、附加滤过、窗口材料，但不包括倾斜滤过。

58. E。解析：旋转阳极热传导能力差，适于短时功率使用，有效焦点面积小，功率大，结构复杂，造价较高，曝光时间短。

59. C。解析：乳腺机专门软件的优点包括平板探测器校验软件包、组织均衡、影像自动对位功能、直方图显示功能，但不包括曝光量最优化评价。

60. D。解析：对于医用平板液晶显示器，偏光板、彩色/单色滤光片决定了有多少光可以通过液晶层，以及生成何种颜色或灰阶的光线，从而显示出彩色或灰阶影像。

61. D。解析：流空现象的范畴包括某些状态下，流动液体还可表现为高信号，施加90°脉冲，流空的血管呈黑色，流动血液的信号还与流动方向有关，但不包括使用对比剂。

62. B。解析：我国电视标准规定的扫描方式是隔行扫描。

63. C。解析：数字采集系统由X线管、滤过板、准直器、探测器、A/D转换器构成。

64. D。解析：乳腺机直臂式活动支架安装有X线管组件，下端安装摄影平台，通常人们称作C臂，是多数厂家采用的形式。镜像记忆单侧乳腺内外斜位X射线摄影后，支架装置及X射线管自动旋转到对侧对称位置。

65. C。解析：保持机房恒定的温度和湿度是对设备工作环境的基本要求，最适宜温度为18℃～22℃。

66. B。解析：1989年螺旋CT诞生，1972年CT问世，1985年滑环CT问世，1991年双排螺旋CT问世，1998年多层螺旋CT问世。

67. C。解析：平板探测器的对比度传递能力在中低频区域高于屏/片系统，其DQE比屏/片系统高，有直接转换型和间接转换型，其极限分辨率比屏/片系统低，DQE比

CR系统高。

68. A。解析：DICOM是医学影像设备和软件间通用的通讯标准，为规范医学影像及其相关信息的交换，美国放射学会和美国国家电子电器制造商协会联合推出DICOM。目前的DICOM 3.0标准已经由1993年发布之初的9部分扩展到2007年的18部分，涵盖了医学影像的采集、存储归档、传输通信、显示、打印、工作表、成像工作流程及查询等几乎所有信息交换的协议，结构化地定义了制造厂商的兼容性声明。

69. B。解析：影像存储管理系统是PACS的核心，影像存储管理系统具有查询/取回服务，将图像自动发送至临床医生图像诊断工作站，负责图像的存储、归档、管理与通信，主要功能是控制PACS图像数据流程。

70. E。解析：无线网络接口不是DICOM的功能服务。DICOM的服务功能包括存储、发送/接收、查询/检索、工作列表。

71. A。解析：由某种传输介质所连接的一组计算机和其他设备称为网络。在计算机领域中，网络是信息传输、接收、共享的虚拟平台，通过它把各个点、面、体的信息联系到一起，从而实现这些资源的共享。网络是人类发展史来最重要的发明，提高了科技和人类社会的发展。

72. D。解析：5W1H中，1H指的是how，怎样做、方法。

73. C。解析：B/S架构模式即浏览器/服务器架构，主要运算在服务器端完成，常用广局域网中，信息安全性较弱，但有利于信息的发布，客户端只要打开浏览器就可以使用，软件升级容易。

74. B。解析：计算机辅助诊断是利用计算机解释医学图像的内涵，弥补影像学科医生凭肉眼观察图像发现异常征象、主观分析影像学表现时作出判断失误的不足，为医生作出正确的影像学诊断提供帮助，提高工作

效率，降低乳癌的漏诊率，提醒并帮助医生进行诊断，提高了微小钙化乳癌的检出率。

75. E。解析：废片率是指总废片张数/总使用胶片张数。重拍片率是指总重拍片数/总使用胶片张数。

76. D。解析：全面质量管理简称是TQM。全面质量管理就是为了最经济地生产、销售令用户充分满意的合乎质量标准的产品，将企业内所有部门为质量开发、质量保证、质量改进所付出的努力统一、协调起来，从而能达到效果的组织管理活动

77. B。解析：影响图像质量的重要因素是空间分辨力，而空间分辨力主要由像素的大小决定。

78. C。解析：改善DSA图像质量的措施包括正确使用遮线器、密度补偿器；正确匹配相机，并定期检测；充分利用DSA设备的图像后处理功能，使影像符合诊断要求；定期做好设备质控检测，但不包括争取患者家属的配合。

79. B。解析：质量管理的目标包括实现代价、危害、利益三方面的最优化；改善专业人员管理水平；建立标准化及评价方法标准；改善人员间的横向联系，达到全面质量管理共识，但不包括达到全面的组织管理。

80. A。解析：以最低辐射剂量，获最高像质，为诊断提供可靠依据，是质量管理的最终目的。质量管理的目标就是体现代价-危害-利益三方面的最优化。

81. E。解析：TQM的意义包括明了影像质量患者的期望，明了影像质量是影像学科全员的存在价值，结果是质量提高，树立全员的质量意识，但不包括达到患者的意愿。

82. D。解析：脑实质出血由脑动脉、静脉和（或）毛细血管坏死破裂所致，多继发于高血压、动脉瘤、血管畸形和脑肿瘤等。

83. D。解析：箭头所指位置准确的解剖描述为胰腺。胰腺位于上腹部，横跨于第1~2腰椎前方，有时低至第3腰椎水平，除胰尾外，胰腺属于腹膜后器官。

84. E。解析：周围型肺癌的主要征象有分叶征、毛刺征、强化征和胸膜凹陷征。次要征象有结节征、空泡征、支气管充气征、空洞征和血管集束征。

85. B。解析：正常胃壁的CT表现，用造影剂扩张开来的正常胃壁厚度为2~5mm，大于5mm可视为异常，正常胃皱襞变化多端，但厚度不超过10mm，超过10mm，即为胃壁增厚。

86. A。解析：肝血管瘤的首选诊断方法是US。二维超声检查，肿瘤多表现为圆形界清高回声，内部回声均匀或呈蜂窝状表现；CDFI示瘤内无血流，周围有点状或短线。

87. C。解析：肝脓肿的首选诊断方法是CT。CT能直观显示肝脓肿位置、大小、数目，并为其诊断与鉴别诊断提供有利信息，直接征象平扫，脓腔可表现为肝实质内低密度区，其内可有分隔，也可有小气泡或气液平面；脓肿壁环绕脓腔周围，密度低于肝而高于脓腔；增强检查，脓肿壁呈环形明显强化，分隔也表现明显强化，而脓腔无强化。

88. D。解析：胃肠穿孔的首选诊断方法是X线，当胃肠道穿孔至腹腔时，腹部平片的主要异常表现为气腹、腹腔积液、胁腹线异常和肠麻痹等，还可继发腹腔脓肿形成。

89. A。解析：脾破裂的首选诊断方法是US。

90. D。解析：室管膜瘤好发于第四脑室。椎管内肿瘤的病理类型与其部位有关：髓内肿瘤，以室管膜瘤和星形细胞瘤常见；髓外硬膜内肿瘤，多为神经源性肿瘤和脊膜瘤；硬膜外肿瘤，常见为转移瘤。

91. C。解析：儿童胶质瘤好发于小脑。视神经胶质瘤是来源于视神经胶质细胞的肿瘤，儿童多见，发生在成人则具有恶变倾向，女性多于男性，本病伴有神经纤维瘤病者达15%。

92. B。解析：经胼胝体压部层面上第三

脑室后方为胼胝体压部。

93. D。解析：经视交叉层面的断层中部是鞍上池，鞍上池后方为脑桥。

94. B。解析：肿瘤坏死区在 SE 序列 T_1WI 是低信号。肿瘤内出血、钙化、囊变则致其信号不均，肿瘤中央坏死则 T_2WI 表现明显高信号，增强表现与 CT 类似。

95. B。解析：肿瘤骨在 SE 序列 T_1WI、T_2WI 均为低信号。骨肿瘤少见，其中原发性骨肿瘤占全部肿瘤的 2%～3%，而恶性骨肿瘤约占全身恶性肿瘤的 1%。世界卫生组织（WHO）2013 年版分类中，明确将每种组织来源的骨原发性肿瘤分为良性、局部侵袭中间型、偶有转移中间型和恶性 4 种类型。

96. B。解析：翼腭窝下方经翼腭管通口腔。

97. C。解析：翼腭窝是位于上颌窦后壁与蝶骨内外翼板联合之间，结构复杂而又十分重要的裂隙状结构，窝内主要有上颌神经、翼腭神经节、上颌动脉及其分支，该窝前上方经眶下裂与眶内相通，内侧经蝶腭孔通鼻腔，后上经圆孔通颅底、经翼管通破裂孔，外侧通颞下窝，下方经上颌腭管通口腔。

98. B。

99. E。解析：典型的肺脓肿在 X 线上表现为巨大团块状阴影，其中有空洞。

100. A。解析：陈旧性肺结核的主要 X 线表现以增殖性表现为主。患者胸部可表现为钙化灶、纤维灶，出现乏力、潮热等结核中毒的症状。

专业知识

1. D。解析：滤线栅的特性包括栅比、栅密度、栅焦距、铅容积，不包括栅面积。

2. A。解析：X线束中心部分的那一条X线被称为中心线。中心线是摄影方向的标志射线。

3. D。解析：机械摆杆以一点为轴心，转动的支轴（体层面轴）合称支点，由它确定被摄体层面深度，在体层摄影过程中，保持位置不动。

4. D。解析：具有一定能量的X线光子及与原子外层轨道电子或物质内部自由电子相互作用时，光子将部分能量传递给该电子后，频率发生改变且与入射方向成某一角度散射，光子波长变长，这种现象称为康普顿效应，又称散射吸收。其产生的散射线向四周传播，到达胶片的散射线产生灰雾。

5. A。解析：滤线栅铅条会聚线到栅板的垂直距离称为栅焦距；滤线栅栅比是铅条高度与铅条间距之比；栅密度是单位距离内的铅条数。没有栅距和周长的概念。

6. A。解析：在X线摄影中，应将滤线栅置于胶片和被照体之间；焦点到滤线栅的距离与栅焦距相等；X线中心线对准滤线栅的中心；原射线投射方向与滤线栅铅条排列间隙平行；原发X线与滤线栅铅条平行。

7. D。解析：散射线几乎全部来自康普顿散射。

8. D。解析：高千伏摄影散射线较多，需选用高栅比的滤线栅。胸部高千伏摄影的管电压为120kV，常用滤线栅的栅比为12：1。

9. D。解析：X线强度的扩散遵循平方反比定律，所以作用在X线胶片上的感光效应与摄影距离（FFD）的平方成反比。

10. D。解析：聚焦滤线栅反置使用导致的滤线切割效应最严重。

11. E。解析：调整运动滤线栅，运动时间与曝光时间应相适应，一般运动时间长于曝光时间的1/5。

12. D。解析：呼吸系统中，肺在具有生命力时是个充气组织，气体与血液、肌肉的组织密度差别很大，对X线的吸收差别也就很大，产生X线对比度最好。

13. B。解析：显示软组织合适的窗宽是350~600、窗位是0~60。

14. B。解析：激光胶片的使用注意事项：温度以20℃为宜，防额外的热源，注意有效期，防潮，片盒应立式储存。

15. A。解析：被称为CT图像硬拷贝的是激光成像照片。

16. A。解析：患者身上携带的金属物可产生放射状伪影。

17. B。解析："视野"的英文简写是FOV。视野是指实施扫描的解剖区域，亦称为扫描野。视野是面积的概念，大多数情况下为正方形，磁共振系统的最大视野由于磁场均匀度的影响而受到限制。

18. B。解析：CT成像的物理基础是X射线的吸收衰减。X线的衰减是指射线通过物体后强度的减弱，一些光子被吸收，而另一些光子被散射，衰减的强度大小通常与物质的原子序数、密度、每克电子数和源射线的能量大小有关。X线通过人体组织后的光子与源射线呈指数关系。

19. D。解析：CT值的单位（即豪斯菲尔德单位）的英文简写为HU。一般0是水的密度，而空气是-1000，骨头是1500到2000。

20. C。解析：CT与常规X线检查相比，突出的特点是密度分辨率高。X线检查的特点包括病变定位、定性明确、曝光时间短、空间分辨率高、适于全身各部位检查。

21. A。解析：X线管窗口射出的是锥形线束。X线束入射于曝光面的大小称照射野，摄影时照射野应适当，锥形X线束的中心部位为中心。

22. B。解析：X线放大摄影的焦点≤0.3。

23. D。解析：根据几何学定理，锥体中各正截面面积之比等于各正截面到锥顶距离的平方比。

24. A。解析：欲获得相同密度的照片，其他条件不变时，管电压的N次方与管电流成反比。由于X线管容量的限制，管电流的选择不是任意的，应从X线管规格表中找出对应于管电压和摄影时间的最大管电流。其他条件不变时，管电流与摄影距离的平方成正比，管电流与增感屏的增感率成反比。

25. D。解析：当管电压在35kV左右时，钼能产生K系特征辐射，其平均能量为20keV。

26. E。解析：放大摄影的注意事项：应尽量减少运动模糊、熟练掌握解剖知识、依焦点尺寸计算允许放大倍数、计算放大率以病灶至胶片的距离为准，被照体不同，层面距X线管距离不同，病灶放大倍数也不同。

27. A。解析：影像放大提高了空间分辨率。放大摄影时增加肢体与胶片之间的距离；影像放大率必须在允许的范围内，以保证影像照片的质量；几何学模糊控制在0.2mm以内，细微结构显示清晰。

28. D。解析：管电压升高时，强度曲线向短波移动。管电压升高时，X线能量以管电压的二次方比例增大。阳极靶原子序数大时，X线能量增大。管电压升高时，最短波长向短波移动，最强波长向短波移动。

29. C。解析：栅密度是指单位距离内铅条与其间距形成的线对数，常用线/厘米表示。

30. C。解析：管电压值是影响X线对比度的最重要因素。影响X线对比度的因素有X线吸收系数μ、物体厚度d、人体组织的原子序数Z、人体组织的密度ρ、X线波长λ。

31. D。解析：减少或抑制散射线的方法有多种，包括利用X线多叶遮线器控制照射野，减少散射线的发生；利用滤线栅消除散射线；使用金属后背盖的暗盒，减少到达胶片的散射线量；利用空气间隙法（Groedel法）减少到达胶片的散射线的方法等。其中，最有效的方法是滤线栅。

32. E。解析：滤线栅因子是指曝光倍数。曝光量倍数是曝光量增加的倍数，也称为滤线栅因子。

33. A。解析：应增加摄影管电压值的病变是骨质硬化。骨质疏松、肺气肿、骨囊肿、大量气胸均应适量降低电压。

34. A。解析：常用的显影液的抑制剂有KBr、有机防灰雾剂等。

35. D。解析：一般摄影用X线胶片有感蓝胶片、感绿胶片、乳腺摄影用正色胶片、高清晰度摄影用胶片。

36. D。解析：胶片特性曲线中横坐标为曝光量的对数，由足部、直线部、肩部、反转部构成。足部曝光不足，产生反转是由于潜影溴化的结果。

37. B。解析：由米吐儿和对苯二酚组合的显影液称为MQ型显影液。

38. E。解析：灰雾与时间成正比，时间越长，灰雾越大。

39. D。解析：在自动洗片机中，只有循环系统可加速显影、定影进程，维持槽内药液温度及化学成分分布平衡。

40. D。解析：促进剂是显影液的成分。定影液的成分包括定影剂、保护剂、中和剂、坚膜剂等。

41. C。解析：胶片乳剂层主要由卤化银和明胶组成。卤化银颗粒的平均直径约1.71μm。明胶是一种吸卤剂，能提高乳剂的感光度。卤化银是产生影像的核心。

42. E。解析：显影液保护剂的作用包括防止污染、防止氧化、稳定显影、微粒显影，不包括坚膜作用。

43. A。解析：心电图采集和 CT 扫描是同时进行的；心脏解剖数据与搏动资料同步；可任意选取重建时相；可获取不同时相的图像；当心率较快、心律不齐时，冠脉 CTA 可采用回顾性心电门控技术。

44. C。解析：Gd-DTPA 的毒副反应包括呼吸急促、喉头水肿、肺水肿、支气管痉挛，不包括血压骤升。

45. B。解析：阳性对比剂原子序数高、比重大、X 线不易透过、X 线衰减系数大、碘制剂都是阳性对比剂。

46. B。解析：用于数字乳腺成像的 FPD，其像素尺寸不能超过 $100\mu m$。

47. B。解析：人体 MRI 最常用的成像原子核是氢原子核。任何物质都是由分子组成的，分子是由原子组成的。人体内最多的分子是水，水约占人体重量的 65%。氢原子是人体中含量最多的原子。

48. C。解析：MRI 信号通常是指自由感应衰减信号。MRI 机中使用的接收线圈探测到的电磁波具有一定的相位、频率和强度，根据这个信号的相位、频率和强度的特征，结合它出现的时间先后次序，可以用来进行计算机空间定位处理和信号强度数字化计算及表达，在 MRI 图像上反映出不同组织的亮暗特征。

49. E。解析：CT 重建的方法有傅立叶重建法、反投影法、滤波反投影法、迭代法，没有扫场法。

50. E。解析：CT 图像的放射状伪影通常产生于被检者身体上的高密度结构或异物。

51. D。解析：扫描是为重建图像而进行的数据采集所使用的物理技术。

52. E。解析：X 线检查程序：X 线-被照物-检测-信号-图像形成。

53. E。解析：菲尼酮和对苯二酚组合的显影液的显影特点：具有明显超加合性、具有良好的保存性、显影中着色污染少、照片处理的容量大。

54. C。解析：X 线对比度是 X 线透过被照体时，由于被照体组织密度的不同，对 X 线的吸收就不同，形成了 X 线信息影像。

55. B。解析：影像与实物不相似称为影像失真。照片影像的变形是同一被照体的不同部位产生不等量放大的结果。一般地说，对影像大小的判断是比较容易的，可通过放大率的计算得出结论。

56. D。解析：因为散射线的能量不比原发射线的能量大，所以也就不会比原发 X 线波长短。

57. D。解析：肺组织在活体时是个充气组织，因此，平片中与其他组织可形成较高的对比。低电压技术提高乳腺等各种软组织的对比。骨骼与肌肉间的对比度高。消化道必须通过对比剂，才能形成组织对比。高电压摄影的照片，对比度较低。

58. E。解析：根据公式 $E = kV^nQ$（其中 Q 代表管电流量），感光效应与 kV^n 成正比。

59. B。解析：栅密度的单位是线/厘米。栅比值小的滤线栅，吸收散射线能力越弱；栅比值大的滤线栅，吸收散射线能力越强。散射线透过率越小，吸收散射线能力越强。选择能越大，滤线栅质量越好，对比度改善系数值越大越好。

60. E。解析：普通 X 线照片是由模拟量构成的。模拟图像的像点在二维坐标系中是连续变化的。模拟图像的密度值是无限稠密的。X 线照片上具有 16 个灰度级。

61. C。解析：与透过被照体形成的 X 线信息有关的包括被照体的密度、被照体的厚度、X 线的线质、X 线的线量，但不包括胶片的感光度。

62. B。解析：国际放射学界公认的半影模糊阈值是 0.2mm。当照片上的半影模糊值 <0.2mm 时，人眼观察影像毫无模糊之感；当半影模糊值 =0.2mm 时，人眼观察影像开始有模糊之感，故 0.2mm 的半影模糊值就是模糊阈值。

63. A。解析：部分对比剂可以注入血液，另外，注入体内的气体可以吸收入血。部分阴性对比剂和阳性对比剂可混合使用，如胃肠气钡双重造影。

64. D。解析：硫酸钡不可入血，是难溶性固体对比剂，以原形从粪便中排出，其混悬剂可涂布于胃肠道黏膜上。

65. E。解析：泛影葡胺是经肾脏排泄的离子型对比剂。胆影葡胺经肝脏排泄，优维显虽经肾脏排泄，但它是非离子型对比剂。碘苯酯与碘帕醇不能用于血管造影。

66. C。解析：MRI 矢状面可见 T_{12}、L_1 椎体破坏及楔形变，局部成角畸形后突。该病变最常累及的脊椎为腰椎。

67. B。解析：结合患者的年龄和病史，考虑胃肠道出血，故急救措施首选输血、补液，纠正休克。

68. D。解析：结合患者的年龄、病史和影像学表现，考虑骨肉瘤。

69. C。解析：结合患者的病史，多考虑眼球异物。

70. A。解析：结合病史和年龄，考虑脑出血。

71. D。解析：磁共振产生的条件包括磁性核、射频、恒定的磁场、^1H，不包括恒定的磁场。

72. A。解析：任何物质都是由分子组成的，分子是由原子组成的。人体内最多的分子是水，水约占人体重量的 65%。氢原子是人体中含量最多的原子。

73. D。

74. B。解析：干式激光胶片尚无通用类型，片基都一样，都是单面乳剂，都是热敏片，无需暗室技术冲印，简称干银胶片。

75. B。解析：X 线使胶片感光形成潜影是利用了 X 线的感光特性。

76. C。解析：线质越硬，穿透能力越强；线量影响影像密度；散射线导致照片对比度降低；射线量越多，照片密度越大；散射线是成像的无用信息。

77. B。解析：X 线对比度是指 X 线照射物体时，如果透过物体两部分的 X 线强度不同，就产生了 X 线对比度 K_x，也称射线对比度。

78. C。解析：被照体因素（原子序数、密度、厚度）所形成的对比度称为物体对比度。

79. D。解析：曝光后的成像板，由于吸收 X 线而发生电离，在光激励荧光体的晶体中产生电子-空穴对。

80. A。

81. A。

82. E。解析：扁平颗粒胶片的感光物质仅为溴化银。

83. C。

84. D。解析：肾功能不全的患者要慎用 Gd-DTPA，因为它会使肾小球过滤功能下降。

85. C。解析：Gd-DTPA 在使用低浓度时主要使 T_1 弛豫时间缩短并使信号增强；高浓度时则组织 T_2 弛豫时间缩短超过 T_1 效应，使 MR 信号降低。

86. A。解析：a 为焦-片距，b 为肢-片距，影像放大对像质的影响小于变形，有时要利用放大达到特殊目的。

87. C。解析：放大摄影能将细小结构显示清楚，其原因是将高频信号转换成低频信号。例如原细小结构为 8LP/mm，眼睛的视觉分辨率无法辨认，经放大后，将 8LP/mm 变成了 4LP/mm，此时眼睛可将其辨别出来。

88. C。解析：$H = F \times b/a$，H 表示几何模糊，F 表示焦点尺寸，a 表示焦-肢距，b 表示肢-片距。H=0.2mm 为模糊阈值。

89. D。**解析**：X线放大摄影中随着放大率的增加，焦点面积产生的半影对图像质量的影响也越趋明显。人眼可观察到的模糊界限一般为0.2mm，因此，设计各种焦点的最大放大率时应受该数值的制约。焦点最大放大率：$M = H/F + 1 = 0.2/F + 1 = 0.20/0.05 + 1 = 5$。

90. D。

91. C。

92. A。**解析**：管电压是决定X线"质"的最主要因素。

93. C。**解析**：骨骼中含有大量钙，故吸收X线最多。

94. B。**解析**：胶片上形成银颗粒的空间分布称为潜影。

95. C。

96. D。

97. E。

98. D。

99. C。**解析**：可见光形式即用于观察诊断的形式，是经数据采集系统逻辑放大后的数据。

100. D。

专业实践能力

1. E。解析：踝关节正侧位像要求周围的软组织层次分明、可辨。踝关节常规体位是正侧位片，正位片关节面是切线位，其间隙清晰可见，胫腓联合间隙不超过0.5cm，侧位腓骨下端重叠于胫骨正中偏后踝。

2. B。解析：颅底顶颏位显示外、中、内耳关系较好，故外耳道闭锁最佳的摄影体位为颅底顶颏位。

3. A。解析：泌尿系阳性结石应首选腹部平片检查，因其简便、经济、有效。

4. E。解析：颅骨穹窿内外板、蝶骨壁、颞骨岩部、颅骨小梁结构及血管沟均为颅骨侧位标准显示。

5. B。解析：头颅平片不能显示的是脑垂体，蝶鞍、前床突、后床突、鞍结节均可在头颅平片显示。

6. A。解析：泛影葡胺经肾脏排泄，碘番酸、碘阿芬酸、胆影钠、胆影葡胺均经肝脏排泄。

7. B。解析：因为胸部的组织器官中，心跳是不随意运动，摄影时间就要根据心跳的幅度与速度来确定。

8. B。解析：颈椎不稳、颈椎滑脱采用过伸过屈位，颈椎病可采用常规正侧位及双斜位。颈肋采用以第7颈椎为中心的前后正位。1～2颈椎半脱位采用1～2颈椎开口位及侧位的摄影方式。胸腔开口综合征采用包括下部颈椎及双侧锁骨的前后正位。颈椎结核采用常规正侧位。

9. C。解析：预测直肠距肛门的距离，生后20小时是适当摄片时间。腹部倒立前后位摄影常用来检查的疾病是新生儿肛门闭锁。

10. C。解析：膝关节前后正位，体位显示标准要求是腓骨小头前1/3与胫骨重叠。

11. D。解析：薄层靶扫描或高分辨率扫描，可清楚显示中耳及内耳结构。

12. C。解析：盆腔CT检查需分次口服稀释的对比剂1500ml，每次的用量为300ml。

13. D。解析：对脂肪肝、多发肝囊肿病变多采用窄窗（W 200～250，C 30～35）。根据不同的部位和病变，灵活选用窗宽和窗位，若病变和周围组织密度接近时，可适当调窄窗宽；若伪影较多或需观察局部组织的丰富层次，可调低窗位，并适当调宽窗宽。

14. D。解析：静脉团注法做肾脏CT增强，采用手推或压力注射器，一般以每秒2～3ml的速度将60～100ml的碘水对比剂注入静脉。

15. C。解析：螺旋CT螺距为1，床速为10mm/s，层厚是10mm。

16. A。解析：CPR、MIP、SSD、VR均是CT血管成像常用后处理技术，MPR是MRA图像常用后处理技术。

17. C。解析：颅脑白质和灰质常用的窗宽是80～150。

18. C。解析：显示颅脑CT图像合适的窗宽是80～100HU，窗位是35HU左右。

19. D。解析：颞骨岩部病变CT扫描时用高分辨率扫描。

20. A。解析：腹部摄影时，性腺多包括在射野内，应注意对性器官的防护。除急腹症及孕妇外，其余均应先行腹腔清洁准备；检查前1日睡前服轻泻剂。新生儿腹部摄影免用滤线设备。

21. D。解析：主动脉瓣关闭不全最佳的诊断应是彩超，单纯增强扫描诊断困难。

22. B。解析：循环系统MRI扫描技术门控不应期：其值选择决定于TR，门控不应为（0.7～0.9）×N，N为TR内包含的R-

R 间期个数。

23. C。解析：2D-PC-MRA 常用于慢流静脉及静脉窦成像，由于 2D-PC-MRA 能够准确反映流动自旋的流速和方向，结合 ECG 同步技术，常用于流体的流量分析。3D-PC-MRA 的流动背景抑制较好，但其采集时间较 TOF-MRA 约长一倍。

24. B。解析：颅脑 MRI 技术：层厚 4～8mm，层间距取层厚的 10%～50%；增强检查，注射对比剂后行 T_1WI 成像；常规颅脑扫描横断位成像应在正中矢状位像上定位；增强扫描常用对比剂为顺磁性对比剂 Gd-DTPA，血管性病变常做平扫加血管成像。

25. A。解析：MRA 与其他一些临床血管造影检查方法相比，MRA 具有以下优点：①是一种无损伤的检查技术；②患者无需注射对比剂，特别适用于静脉血管弹性差、肝肾功能障碍的老人；③可做三维空间成像，也能以不同角度成像，360°旋转观察；④可部分替代有创伤性的血管造影检查，相比之下 MRA 费用低且检查时间短。不足表现为对于垂直大血管走行的分支血管容易产生假象，特别是颈动脉分叉部血管最明显。

26. D。解析：线圈用颈部表面线圈、头颈联合相控阵线圈。扫描技术：TOF-MRA 用横断位，PC-MRA 用冠状位扫描，亦可采用 CE-MRA 技术。TOF-MRA 动脉成像，预饱和带设置于扫描范围外的动脉远端，即扫描野的上方；静脉成像预饱和带设置于扫描范围外的静脉近端，即扫描野的下方。

27. A。解析：MR 脑波谱成像技术的适应证：①颅内肿瘤：脑内外肿瘤的鉴别，如脑膜瘤、胶质瘤、转移瘤；良恶性肿瘤的分级，如胶质瘤的分级。②颈髓、脑的损伤：如放射性脑坏死，急性颈髓损伤，中脑损伤；脑梗死各期改变，脑白质病。③癫痫，新生儿缺氧缺血性脑病，早老年性痴呆症等。

28. D。解析：膀胱扫描和卵巢所用的扫描序列：膀胱扫描采用梯度回波加脂肪饱和 T_2WI 序列，采用高分辨、多次平均扫描；观察卵巢病变采用 T_2WI 横断面或冠状面扫描最佳；膀胱扫描采用梯度回波加脂肪饱和 T_1WI 序列。

29. C。解析：MRI 灌注加权成像技术用于脑梗死及肝脏病变的早期诊断、肾功能灌注。对比剂引起的 T_1 增强效应适应于心脏的灌注分析，因为对比剂能够进入组织间隙，而且每次成像所需要的对比剂浓度较少，可以多次重复扫描观察整个心脏的灌注情况。T_2 成像所需要的对比剂剂量较大（0.4ml/kg）。目前，磁共振 Gd-DTPA 灌注成像是半定量分析，定量研究还需获得供血动脉内的对比剂浓度变化、Gd-DTPA 的组织与血液的分配系数等。

30. D。解析：MR 尿路造影（MRU）需要训练吸气-呼气后闭气；空腹 8 小时，留尿中度；扫描前肌注 654-2，剂量 10mg；线圈用体部相控阵线圈、局部表面线圈和体线圈。检查前 30 分钟口服呋塞米 4 片。

31. E。解析：因强直性脊柱炎最先对称地侵犯两侧骶髂关节，而后向上发展侵犯脊柱，故早期强直性脊柱炎，首选摄影体位是骶髂关节正位。

32. C。解析：MRI 检查前应做的准备：给患者讲述检查过程，消除恐惧心理；认真核对 MRI 检查申请单；进入扫描室前嘱患者除去随身携带的金属物品；确认患者没有禁忌证，婴幼儿、烦躁不安及幽闭恐惧症患者，应给适量的镇静剂等。

33. A。解析：静脉团注法给药使扫描对病变的血管特征和病变范围、性质、血供均有良好显示，现已成为常规 CT 增强扫描给药法。

34. A。解析：CT 检查前患者的准备工作：做盆腔扫描检查的患者，需提前一天做好口服对比剂的准备；做增强的患者，应详细询问有无药物过敏史；做腹部检查的患者，事先做好口服对比剂或水等的准备；对于胸腹部检查的患者，做必要的呼吸训练。

35. C。解析：CT值是根据图像显示和诊断的需要设置的一组数值，是重建图像中一个像素的数值，单位为HU。

36. E。解析：肝总动脉一般起源于腹腔动脉右侧，分出胃十二指肠动脉后改名为肝固有动脉。肝固有动脉是肝营养性血管，在肝门处分左、右肝动脉和胃右动脉。

37. A。解析：头部和心脏冠状动脉DSA摄影需要9英寸的影像增强器。胸腹部和四肢DSA摄影需要12英寸、14英寸或16英寸的影像增强器。

38. C。解析：眼球异物定位眼眶正位平片应采用柯氏位；听眶线与台面成67°；鼻根下1cm处对应胶片中心；中心线经检查侧眼眶中心垂直射入胶片；观察眼眶内有无不透过性异物。

39. C。解析：薄层扫描部分不需增加扫描剂量。目标扫描可对兴趣区作放大扫描，对兴趣区层面采用薄的层厚/层距，需采用超高分辨率算法成像，兴趣区以外部分采用较大的层厚/层距。

40. D。解析：注入对比剂后的CT扫描称为CT增强扫描，其作用是增强体内需观察的物体对比度和某些病变组织的血液供应情况。

41. E。解析：CT增强技术，观察影像密度变化的参照物是所在器官组织。增强扫描是指经静脉给予水溶性碘造影剂后再行扫描，使病变组织与邻近正常组织间的密度差增加从而提高病变显示率。

42. D。解析：显示范围计算式：C－W/2（下限）~C＋W/2（上限）。CT值的范围一般是从－1000HU到＋1000HU。CT值是人体组织密度的反应，一般是以HU作为单位来表达的。空气的CT值最低，接近于－1000HU，颅脑图像的窗宽为80，窗位为40，那么它显示的CT值范围为0~80。

43. B。解析：肺后前位和侧位为肺部的常规摄影体位。

44. E。解析：DSA的注射方式分静脉法和动脉法。静脉法又分外周静脉法和中心静脉法。动脉法又分为选择性动脉法和超选择性动脉法。

45. B。解析：患者体厚是客观存在。摄影条件设置参数包括摄影距离、摄影时间、管电压、管电流。

46. B。解析：乳腺导管造影的适应证是除分泌性溢乳外，所有病理性乳头溢液，包括血性、水样、油样、牙膏样、乳汁。禁忌证是乳腺炎、哺乳期，以及对造影剂过敏者。

47. E。解析：与静脉注射对比剂发生副作用有关的因素包括对比剂的剂量大小、对比剂注射速度、患者的个体差异、对比剂药品的质量，但不包括患者的检查部位。

48. A。解析：腕关节正位摄影中心线对准桡骨茎突垂直射入，手成半握拳状或伸直，可用于观察小儿发育情况，多用于外伤检查，桡腕关节面清晰。

49. E。解析：眼球异物定位的检查方法包括角膜缘定位环法、巴尔金定位法、薄骨位定位、无骨摄片定位，但不包括非金属定位法。

50. E。解析：腹部前后位摄影，骨盆、肾脏边缘、腹膜外脂肪线、腰大肌、两侧膈肌、腹壁软组织，以及骨盆腔均对称性的显示在照片内，椎体棘突位于照片正中。

51. C。解析：在DSA检查室内，应充分消毒伤口、充分消毒穿刺部位，本着先无菌手术，后有菌手术的原则，检查室内不直接参与操作的工作人员也要戴帽子和口罩，以保持清洁。

52. D。解析：脑血管畸形因颅脑平扫无法明确显示畸形血管，应做增强扫描。脑梗死、脑萎缩、颅内出血、先天性无脑适宜颅脑平扫。

53. E。解析：乳腺摄影局部压迫器面积较小，也称作点压迫器，可以施以较大压力，常结合放大摄影使用。

54. E。解析：头颅摄影的常规扫描是正位和侧位，被检者俯卧于摄影床上，身体长轴与床面中线平行，头部侧转，被检侧靠近床面，矢状面与床面平行，瞳间线与床面垂直，被检侧上肢内旋置于身旁，下肢伸直，对侧上肢曲肘握拳垫于颏下，下肢屈曲以支撑身体。头颅侧位摄影应采用平静呼吸下屏气的呼吸方式。

55. D。解析：胸部摄影曝光方式选用AEC；屏/片组合多选用大宽容度胶片；应用小焦点；中心线经第6胸椎垂直射入；呼吸方式为胸式深吸气后屏气。

56. E。解析：乳腺摄影时，双侧乳腺同时对照，取侧斜位［也称内、外侧斜位（MLO）］和轴位［也称头尾位（CC）］，可满足临床诊断占93%，仅7%需要辅加另外体位或放大摄影。因此，MLO位与CC位可作为乳腺摄影的常规体位选择。

57. E。解析：口服胆囊造影碘番酸常规成人一次量为6g（0.5g×12），肥胖者可用双倍剂量。

58. B。解析：髋关节前后位摄影，被检测下肢的体位是足尖稍内旋。

59. D。解析：功能位是用X线摄片来观察人体某些组织的功能，如颞下颌关节侧位的张口位、闭口位。

60. D。解析：X线束中心部分的那一条X线被称为中心线。

61. B。解析：CT扫描急性化脓性骨髓炎最优越处在于可显示小的骨破坏和小死骨。MRI检查软组织病变有优势，但对钙化不敏感。

62. E。解析：膀胱病变的一般异常病变是膀胱壁增厚或膀胱肿块，膀胱壁厚度一般不超过2~3mm。膀胱癌的好发部位是膀胱三角，其次是两侧壁。

63. B。解析：骨性赘生物是骨质增生的表现之一。

64. E。解析：肺癌起源于支气管黏膜上皮；中央型肺癌以鳞癌多见；周围型肺癌起源于段及段以下支气管，可有钙化；中央型肺癌偶尔可见局限性肺气肿或阻塞性肺炎。

65. E。解析：原发性肝癌肿瘤的部位、大小、数目的MRI表现与CT相同，T_1WI呈稍低信号，T_2WI呈稍高信号，出现混杂信号提示肿块内有出血、坏死，血管内可有门脉留空信号消失，可伴腹水，增强扫描病灶边界更清晰。

66. E。解析：心脏摄影常规取站立后前位，右前斜位应服钡，摄影距离200cm，侧位常规取左侧位，采用平静呼吸下屏气。

67. D。解析：心脏右前斜位摄影，身体冠状面与胶片夹角为45°~55°。

68. A。解析：情绪激动，片刻后不明原因倒地不起，伴随有呕吐等症状，查体示意识障碍、出现脑膜刺激征，以颈强直最明显，多考虑颅脑源性疾病。

69. B。解析：颅脑源性疾病首选CT平扫。冠状动脉CTA适用于检查可疑冠状动脉狭窄及血流动力学异常者。可疑冠心病，但运动试验结果不确定者，可疑冠状动脉存在解剖变异者，长期不明原因胸痛，其他检查无异常者，可行主动脉、肺动脉冠状动脉联合CTA检查等。心动图、心电图适用于检查心脏疾病。

70. D。解析：头部的扫描范围是从听眦线平面到头顶，层厚5~10mm，扫描像可在定位像上设置。扫描基线是听眦线，头部的常规扫描是横断位扫描。

71. B。解析：瓦氏位的标准影像为两侧上颌窦对称显示眼眶之下，呈倒置的三角形，颞骨岩部的投影位于上颌窦影的下方。

72. C。解析：瓦氏位是检查上颌窦的首选位置，体位要点包括头部后仰，听眦线与床面呈37°，鼻根部置于探测器中心，中心线经鼻根部垂直射入。

73. D。解析：逆行肾盂造影对比剂用量是一侧注射8～15ml。

74. C。解析：静脉尿路造影时，检查前12小时禁食、禁水的原因是防止过敏反应时呕吐造成窒息。

75. D。解析：肝肾功能严重受损不能进行静脉尿路造影检查的原因包括不能正常显影、机体抵抗力低下、不能正常排泄对比剂、损伤肝肾功能，但不包括必然发生过敏反应。

76. B。

77. B。

78. C。

79. A。解析：钙化积分扫描一般采用前瞻性心电门控轴位扫描。

80. A。解析：重建时间取决于机型硬件配置与算法，与图像质量无直接关联。其余选项均影响成像质量。

81. D。解析：晶状体损伤包括晶状体浑浊和脱位，晶状体浑浊可用裂隙灯诊断，晶状体脱位可用眼部超声检查诊断。由于晶状体对射线较敏感，常规不用CT检查。

82. E。解析：神经性耳聋是由各种原因引起的听力下降，不会出现外耳道淡血性液体流出。

83. C。解析：颅脑MRI扫描的适应证：颅脑肿瘤、脑血管病、颅内感染与炎症、脑白质病变。

84. D。

85. B。

86. C。解析：乳腺内侧及后侧组织在常规拍摄时，有可能包不全，故疑该区域病变，可在常规拍摄位置后加拍乳沟位。

87. C。解析：腹部CTA检查前不宜口服对比剂，一般用量80～100ml，延迟时间15～20s，层厚1～2mm，对比剂流速4～5ml/s。

88. D。解析：一般采用双期（动脉期、静脉期）扫描增强检查的为胰腺。

89. D。解析：浅表性胃炎不是腹部CT的适应证，应行电子胃镜检查。

90. E。

91. C。解析：临床疑诊脑出血用CT检查可快速准确得到诊断。

92. E。

93. A。

94. E。解析：颈椎和颈段脊髓MR横断位扫描频率编码方向为前后。

95. D。

96. D。解析：胸椎MR矢状位扫描频率编码方向为前后。

97. B。

98. B。解析：CT图像后处理技术中，将三维容积数据中蕴含物体表面上的明暗阴影进行显示的方法为表面阴影显示，英文缩写为SSD。

99. A。解析：可以把轴位二维图像重组为以体素为单位的三维数据，再用断面截取三维数据重组为二维图像的CT后处理技术是MPR。

100. E。

模拟试卷（三）答案与解析

基础知识

1. E。解析：在胃内，食物很少被吸收，仅有乙醇和少量的水分以及某些药物可在胃内被吸收。

2. A。解析：输精管管道包括附睾、射精管、输精管、尿道，不包括精囊腺排泄管。输精管的末端与精囊腺排泄管汇合成射精管。

3. D。解析：上腔静脉由左、右头臂静脉在胸骨柄后方汇合而成，上腔静脉沿升主动脉右侧下行注入右心房，在注入前尚有奇静脉注入。

4. A。解析：肩关节是全身最灵活的关节，也是创伤性关节脱位发生率最高的关节。

5. D。解析：淋巴系统是心血管系统的辅助系统，其功能是协助静脉引流组织液，同时，淋巴器官和淋巴组织具有产生淋巴细胞、过滤淋巴液和进行免疫应答的功能。此外，淋巴系统可吸收消化系统中的脂肪和脂溶性维生素，并将它们运送到静脉循环。淋巴系统是脉管系统的一部分，且淋巴系统不是腺体。

6. C。解析：十二指肠的水平部在肠系膜上动脉和腹主动脉夹角内通过；升部走向左上方，连于空肠。

7. C。解析：深呼吸时两肺下缘可向上下各移动2~3cm，临床上称肺下缘移动度。

8. E。解析：下丘脑又称丘脑下部，位于大脑腹面、丘脑的下方，是调节内脏活动和内分泌活动的较高级神经中枢所在。

9. E。解析：肝呈不规则的楔形。肝膈面上有镰状韧带和冠状韧带附着，镰状韧带呈矢状位，肝借此分为左、右两叶。

10. B。解析：毛细血管是连接动、静脉末梢间的管道，彼此吻合成网，除软骨、角膜、晶状体、毛发、牙釉质和被覆上皮外，遍布全身。毛细血管管壁薄、通透性大、血管内血流流速缓慢，是血液与血管外组织液进行物质交换的场所，其分布密度和代谢有关。

11. E。解析：肝外胆道的管道与肝内胆道一起，将肝分泌的胆汁输送到十二指肠腔。胆囊为贮存和浓缩胆汁的囊状器官，呈梨形，肝左、右管分别由左、右半肝内的毛细胆管逐渐汇合而成，走出肝门之后即合成肝总管。

12. B。解析：平静呼吸时，两肺下缘各沿第6肋向外后走行，在锁骨中线处与第6肋相交，在腋中线处与第8肋相交，在肩胛线处与第10肋相交，最后终于第10胸椎棘突的外侧。

13. B。解析：平滑肌存在于消化系统、呼吸系统、泌尿系统、生殖系统，以及血管的管壁。皮肤竖毛肌、眼瞳孔括约肌等也是平滑肌。心肌不属于平滑肌。

14. A。解析：听觉性语言中枢位于颞上回后部，视觉性语言中枢位于角回。

15. D。解析：肾是实质性器官，左、右各一，位于腹后壁，形似蚕豆。肾脏内侧缘凹陷为肾门，是肾血管、淋巴管、神经和肾盂出入的部位。肾门诸结构为结缔组织所包裹，称肾蒂，因下腔静脉靠近右肾，故右肾蒂较左肾蒂短。

16. D。解析：肺动脉起源于右心室，右心室是肺循环的起点。

17. D。解析：呼吸道包括鼻、咽、喉、气管、支气管。鼻、咽、喉为上呼吸道,气管、支气管为下呼吸道。

18. E。解析:成人有206块骨,骨质分骨松质和骨密质两种。骨由骨质、骨膜和骨髓构成。骨膜主要由纤维结缔组织构成,被覆于关节面以外的骨表面,含有丰富的神经、血管和淋巴管,对骨的营养、再生和感觉有重要作用。5岁以后,长骨骨干内的红骨髓逐渐被脂肪组织代替,呈黄色,称黄骨髓,失去造血能力。

19. D。解析:视细胞分为视杆细胞和视锥细胞。视杆细胞能够感受弱光,不能辨色;视锥细胞分布于视网膜的中央部,可感受强光并具有辨色能力。

20. A。解析:松果体一般7岁开始逐渐萎缩,成年后不断有钙盐沉着,松果体为内分泌腺。

21. A。解析:脊髓血供主要来源于椎动脉,脊髓的动脉有两个来源,即椎动脉和节段性动脉。

22. E。解析:出入肾门的结构合称肾蒂,包括肾动脉、肾静脉、肾盂、神经和淋巴管。

23. C。解析:右心房有出、入4个口,出口为右房室口。右心房是最靠右侧的心腔,突向左前方的部分称右心耳,其上有上腔静脉口。

24. D。解析:胆汁的生成量与蛋白质的摄入量有关,高蛋白质食物可使机体生成较多胆汁。

25. A。解析:气管位于食管前面,上接环状软骨,下行入胸腔。气管在胸骨角平面分为左、右主支气管,气管隆嵴位于气管杈内面,气管软骨呈"C"形。

26. C。解析:成人正常呼吸频率为12~18次/分。肺通气量是指每分钟吸入或呼出的气体总量。

27. D。解析:上段(舌段)分布于肺的左肺上叶,肺借叶间裂分叶,左肺的叶间裂称斜裂。

28. B。解析:由掌骨头和近节指骨底构成的关节称为掌指关节。掌指关节属于球窝关节。

29. C。解析:眼副器位于眼球周围或附近,包括眼睑、结膜、泪器、眼球外肌、眶脂体和眶筋膜等,对眼球起支持、保护和运动作用。

30. A。解析:甲状旁腺分泌甲状旁腺素,主要作用是调节体内钙和磷的代谢。在甲状旁腺素和降钙素的共同调节下,维持机体血钙的平衡。

31. E。解析:脑回间嵴与脑沟相对应;密度较高的骨嵴即脑回间嵴。脑回压迹是脑回压迫颅骨内板形成的弧形凹陷区域,X线片切线位观为局限性边缘光滑的弧形凹陷,X线片正面观为局限性圆形骨密度减低暗区。

32. C。解析:椎弓间的连结包括椎弓板、棘突、横突间的韧带连结和上、下关节突间的滑膜关节连结,不包括椎间孔。椎弓由椎弓根、椎弓板、棘突、横突和关节突组成。

33. D。解析:实质性器官多属于腺体,表面包以结缔组织的被膜,如肝、胰、肾及生殖腺等。

34. A。解析:右心房的入口和出口分别有3个、1个。入口为上腔静脉、下腔静脉、冠状窦口,出口为房室口。

35. B。解析:咽鼓管为连通鼻咽部与鼓室的通道,斜向前内下方,咽鼓管分为骨部和软骨部,两部交界处,称咽鼓管峡,是咽鼓管管腔的最窄处。

36. A。解析:人字缝是两顶骨与枕骨之间的缝;矢状缝连接两侧顶骨;颅底部构成三个颅窝(颅后窝、颅中窝、颅前窝);蝶鞍位于颅中窝;舌下神经孔位于颅后窝。

37. C。解析:脑室是脑内的腔隙,共有4个,分别是双侧侧脑室、第三脑室、第四脑室,侧脑室借室间孔与第三脑室相通,第四脑室位于脑桥、延髓和小脑之间。

38. D。解析：男性尿道海绵体部称为前尿道。临床上将尿道前列腺部和膜部合称为后尿道。输尿管与髂总动脉交叉处有一狭窄。膀胱三角区由两侧输尿管入口及尿道内口构成。肾脏分为皮质和髓质。肾皮质位于浅层，富有血管，主要由肾小体和肾小管构成；肾髓质由肾锥体构成。

39. A。解析：三尖瓣位于右心房与右心室之间，主动脉瓣位于左心室与主动脉相连，肺动脉瓣位于右心室与肺动脉之间。

40. E。解析：消化系统由消化管和消化腺组成。通常把口腔到十二指肠这一段称为上消化道，空肠以下的部分称下消化道。

41. B。解析：左右主支气管出纵隔进入肺门后分为肺叶、肺段支气管，因此，出入肺门的是左右主支气管。

42. E。解析：维持血钙平衡不是血液的功能。血液的功能：供给机体所需的氧和搬运二氧化碳到体外；运输营养素和组织分解产物；运输体内各内分泌腺分泌的激素；维持机体内环境，保持酸碱度的相对恒定；调节人体的体温；防御和保护功能。

43. C。解析：中耳包括鼓室、咽鼓管、乳突窦和乳突小房。听小骨位于中耳。

44. A。解析：临床上测定基础代谢率主要可反映甲状腺的功能。甲状腺激素对能量代谢的影响最为显著，可提高绝大多数组织的耗氧量和产热量。

45. C。解析：脊神经共31对，颈神经有8对，胸神经有12对，腰神经有5对，骶神经有5对。

46. E。解析：左右大脑半球间有大脑纵裂。胼胝体是大脑的白质。大脑半球表面的灰质为大脑皮质，皮质深面的白质是髓质，大脑髓质中包藏的灰质核团为基底核。

47. D。解析：胃液 pH 0.9～1.5。胃液的成分包括盐酸、氯化钠、氯化钾等无机物，以及黏蛋白、消化酶和内因子等有机物。胃底腺的主细胞分泌胃蛋白酶原，胃黏液起到润滑和保护胃黏膜的作用。

48. D。解析：右肺上叶分3段，中叶分2段，下叶分5段，共包括10个段。

49. C。解析：肺尖位于锁骨内侧1/3段上方2.5cm处。肺尖为肺的上端，钝圆。

50. D。解析：肋骨呈细长的弓形，与胸骨、胸椎构成胸廓。肋骨的第1～7条肋软骨与胸骨相连，称真肋。第11～12条肋前端游离，称浮肋，第8～10肋与上一条肋软骨相连。

51. C。解析：神经胶质细胞遍布于神经元胞体之间和突起之间，参与神经元的一些生理活动，对神经元有支持、营养、保护、绝缘和引导作用。神经元受损时，参与神经组织的再生。

52. C。解析：骨环绕矢状轴旋转时，骨的前面向内旋转为旋内，向外旋转称旋外。

53. C。解析：疏松结缔组织有连接、支持、传送营养物质和代谢产物，以及防御等功能，但无储存能量的功能。

54. E。解析：物理学评价包括密度、对比度、锐利度、颗粒度的评价。肺野第2前肋间最高密度1.7±0.05属于物理学评价指标。

55. B。解析：滑膜关节的分类：单轴关节（肩关节、髋关节）、双轴关节（肘关节、膝关节等）、多轴关节（如腕骨间关节、掌指关节等）。

56. E。解析：客观评价法包括MTF、RMS、DQE、NEQ。ROC属于主观评价的方法。

57. D。解析：DQE为70%时较为适宜。量子检出率（DQE）为入射X线S/N与输出面S/N之比，表示有效X线的效率，与输入荧光面厚度相关，与分辨力成反向关系。

58. C。解析：MTF介于0与1之间，大焦点的MTF低于小焦点，越接近1越好，表示分辨力，为0时影像消失。

59. E。解析：窗口技术调节图像的显示效果是以观察正常组织或病变组织为目的的图像密度、对比度调节技术，所选用的灰度级范围称为窗宽。窗宽窄，图像对比度强。窗位对应于灰度级的中心位置。

60. B。解析：数字图像处理技术能够弥补医学影像设备在成像上的某些不足。窗口技术调节图像的显示效果，其对观片者视觉感受有影响。窗位对应的是灰度级的中心位置，窗宽是指显示灰阶的范围。

61. C。解析：DICOM图像一般能达到4096级灰度，则每像素的位数为12。

62. D。解析：某图像的每个像素由8位组成，则该图像的灰度级数为256。

63. A。解析：像素大小=视野大小/矩阵大小。当视野大小固定时，矩阵越大，像素尺寸越小；矩阵不变时，视野增大，像素尺寸随之增大。

64. C。解析：将图像中每个小区域中影像密度的平均值用一个整数表示的过程称为量化。量化是指将连续变化的灰度或密度等模拟信息，转化成离散的数字信息的过程。

65. B。解析：对原始图像信息采样时，所用的采样频率必须为原始图像信息中所含的最高频率的2倍以上，即满足采样定理。

66. E。解析：空间分辨率又称为高对比分辨率，指在密度对比大于10%的情况下，鉴别细微结构的能力。

67. B。解析：吸收剂量的基本测量法是量热法。其他测量方法有热释光剂量计测量法、胶片剂量测量法、半导体剂量仪测量法。

68. C。解析：X线物理效应包括非带电、穿透性、电离作用、热作用、不可见，化学特性包括荧光作用。

69. A。解析：常以量与质的乘积表示X线强度，故X线强度的国际单位是$J/m^2/S$。

70. D。解析：吸收剂量是指单位质量物质吸收任何电离辐射的平均能量，也就是说，$E = 2×1 = 2Gy×1g$，$D = E/m = 2Gy×1g/5g = 0.4Gy$。

71. A。解析：在Lambert-Beer吸收定律中$I = I_0 e^{-\mu d}$，其中μ为X线吸收系数，d为物体的厚度。

72. B。解析：连续放射又称轫致放射，是高速电子在接近原子核时，偏离方向而产生的一束波长不等的混合线。连续放射与X线光子能量与电子能量有关，与核电荷多少有关。

73. E。解析：X线强度是垂直于X线束传播方向的单位面积上，在单位时间内通过的光子数和能量的乘积，即光子数乘以每个光子的能量，故表示X线强度的是mAs×kV。

74. E。解析：X射线"质"即X射线的强度，由X射线的频率（波长）决定。X射线波长越短，穿透力越强；X射线波长越长，X射线质越弱。

75. E。解析：摄影条件的基本因素包括摄影距离、增感屏、管电压、管电流，但是不包括冲洗时间。

76. B。解析：胶片的γ值是指胶片特性曲线直线部的斜率。由于曝光量通常用H表示，特性曲线的横标就是lgH，所以HD曲线实际是一语双关，既是指Hurter-Driffield曲线，也可以理解为曝光量（H）-密度（D）曲线。

77. B。解析：正常胸廓呈前后略扁的圆锥形，圆桶形胸廓可见于肺气肿患者。剑突平第10胸椎；胸骨位于胸前壁的正中；胸骨角平第4胸椎下缘；剑胸关节相当于第9胸椎水平。

78. A。解析：左侧卧位是依被检体与摄影床位置关系命名。后前位、左侧位、前弓位、颏顶位的命名与摄影床位置关系无关。

79. E。解析：左侧在下方为左侧卧位，右侧在下方为右侧卧位。俯卧位是腹部向下的卧位。半坐位是坐位姿势背部向后倾斜。前斜位是一侧向前倾斜与床面成角。

80. E。解析：激光手术是以激光束代替金属的常规手术器械对组织进行分离、切割、焊接、截骨等以祛除病灶以及吻合组织、血管、淋巴神经等。

81. C。解析：光电效应在X线摄影中的应用中：患者接受的照射量比其他效应多；不产生散射线；可扩大图像对比度；不同组织密度能产生明显的影像对比；低kVp摄影可以增加脂肪与肌肉的影像对比。

82. C。解析：原子处于最低能量状态叫基态。当原子吸收一定大小的能量后电子将自发从低能量到高能量，这一过程称为原子激发。n=2的能量状态称为第一激发态。当原子中壳层电子吸收的能量大于其结合能时，电子将脱离原子核的束缚，离开时原子称为自由电子，这个过程称为电离，和激发不一样。

83. B。解析：L层能容纳8个电子，K层只能容纳2个电子，M层最多时能容纳16个电子，越外面的壳层可容纳的电子数越多。

84. B。解析：纪检监察纠风部门负责对《医疗机构从业人员行为规范》实施情况进行监督检查。

85. A。解析：CT平扫显示脑桥左侧低密度灶，脑桥无明显变形，结合病史多考虑为脑梗死，故行MRI可进一步明确检查。

86. C。解析：线衰减系数又称线吸收系数，SI单位是m^{-1}。

87. A。解析：质量衰减系数的SI单位是m^2/kg，通常情况下质量衰减系数比线衰减系数运用更方便。

88. A。解析：由不同组织构成，具有一定形态和功能的结构是器官。内脏器官的形态各不相同，按其构造可分为中空性器官和实质性器官。

89. B。解析：由彼此相互关联的器官共同构成的结构称为系统。其中，消化、呼吸、泌尿、生殖四个系统称为内脏系统。

90. A。解析：肩关节是全身最灵活的关节，关节囊薄而松弛，囊内有肱二头肌长头腱通过，其下壁薄弱，是肩关节脱位最常见的部位。

91. C。解析：椭圆关节即关节头呈椭圆形凸面，关节窝呈相应椭圆形凹面，可沿冠状轴作屈、伸运动，沿矢状轴作内收外展运动，并可作环转运动，如桡腕关节和寰枕关节等。

92. E。解析：左侧肾上腺似呈半月形，右侧肾上腺呈三角形，肾上腺实质由周边的皮质和中央的髓质两部分构成。

93. D。解析：松果体一般在7岁左右开始退化，青春期后松果体可有钙盐沉积，出现大小不一的脑砂，随年龄增长而增多，故成年后腺组织易钙化，X线片可作为定位标志的是松果体。

94. C。解析：肾上腺皮质由外向内依次分为球状带、束状带和网状带，由于各带区细胞所含酶系的不同，合成的肾上腺皮质激素不同，肾上腺皮质网状带分泌性激素。

95. A。解析：肾上腺皮质球状带分泌以醛固酮为代表的盐皮质激素。

96. C。

97. D。解析：舒张压加1/3脉压称为平均动脉压。

98. E。

99. A。解析：连续X线的最短波长仅与管电压有关，管电压越高，产生的X线最短波长越短。

100. D。

相关专业知识

1. D。**解析**：乳腺 X 线摄影机中使用的钼靶 X 线管的特点是功率小、焦点小、几何尺寸小、管壳的射线输出部位使用铍窗。

2. B。**解析**：X 线管是 X 线机主机部分的核心部件，不属于外部设备。X 线机主要由主机和外部设备组成；X 线机控制台属于主机设备；影像增强系统属于外部设备；高压发生器属于主机设备。

3. C。**解析**：左心室扩大的胸片表现包括反向搏动点上移；呈靴形心；左前斜位，心后间隙变小甚至消失；心尖向左下方延长，但不包括心尖圆钝，上抬。

4. E。**解析**：正位胸片，心脏最大径是指左心缘最突出点至中线的距离与右心缘最突出点至中线距离之和。

5. B。**解析**：肺气肿是指肺部终末细支气管远端气腔出现异常持久的扩张，并伴有肺泡和细支气管的破坏，而无明显的肺纤维化。肺气肿时上叶肺血增加，可有肺大疱，膈顶变平，少数正常人也出现肺气肿类似表现，当胸部 X 线片正常并不能排除肺气肿。

6. C。**解析**：女性盆腔显示阴道、子宫颈和子宫体的最佳断层是矢状面，特别是正中矢状面。

7. A。**解析**：骨骺为长骨出生后未完成发育的一端。长骨分为四部分，包括骨干、干骺端、骺板和骨骺。

8. B。**解析**：X 线影像分析时需要阅读申请单，必须了解检查的目的，确认照片是否符合诊断要求。掌握正常与变异的表现是判断病变的基础，影像分析必须结合临床。

9. B。**解析**：骨干与骺相邻的部分称干骺端，幼年时保留透明软骨成分，称骺软骨，骺软骨细胞不断分裂增殖和骨化，使骨不断加长。

10. D。**解析**：多囊肝的囊壁很薄，内衬分泌液体的上皮细胞，囊内充满澄清液体，常合并肾脏等其他脏器的多囊性病变。

11. D。**解析**：儿童的脊椎结核以胸椎最多，成人好发于腰椎。脊椎结核时，相邻椎体及其间的椎间盘均被破坏，出现后凸畸形，不是弧形后突。

12. A。**解析**：胫骨中下 1/3 骨折，滋养动脉断裂后，远侧骨折段丧失大部血液供应，所以骨折愈合缓慢。

13. B。**解析**：骨质呈膨胀性破坏属于良性骨肿瘤的 X 线表现。骨肉瘤的 X 线表现：好发于长骨的干骺端或骨端、可见皮质旁骨膜反应、有瘤骨形成、局部有软组织肿块。

14. E。**解析**：X 线影像上，关节间隙包含滑膜、关节腔、关节囊、关节软骨。关节软骨在 X 线片上一般不显示。

15. E。**解析**：在正位 X 线片上，椎体的影像学表现包括呈长方形、骨皮质密度均匀、轮廓光滑、中间为骨松质。

16. D。**解析**：左心缘上段呈球形向左突出的弓状影为主动脉弓与降主动脉的起始部构成的主动脉结。

17. D。**解析**：硬膜外血肿多由脑膜血管损伤所致，脑膜中动脉常见；血液聚集硬膜外间隙，由于硬膜与颅骨内板附着紧密，故血肿较局限，呈梭形。CT 平扫表现为颅板下方梭形或半圆形高密度灶，多位于骨折附近，不跨越颅缝，中线结构移位较轻。

18. C。**解析**：肿块内可有爆米花样钙化属于肺错构瘤的特征性表现。肺内恶性肿块特点：肿块边缘多数有分叶或切迹；肿块周围可有放射状短毛刺；肿块近胸膜处可见脏层胸膜向肿块凹陷；肿块内可见偏心空洞。

19. D。**解析**：病理学诊断只能通过病理切片，活体组织细胞学检查等做到，常规 X 线检查不能做到。常规 X 线检查诊断结果能做的包括定性诊断、骨龄分析、可能性诊断、排除某疾病。

20. E。解析：眼内木屑、塑料等，属于透过性异物。

21. B。解析：黄韧带的附着部位在椎弓板和关节突内侧。黄韧带协助围成椎管，并有限制脊柱过度前屈的作用。

22. B。解析：咽是消化管上端扩大的部分，是消化管与呼吸道的共同通道，咽呈上宽下窄、前后略扁的漏斗形肌性管道。

23. E。解析：腹膜后间隙内除有丰富的疏松结缔组织外，还有肾、肾上腺、输尿管、胰腺、腹主动脉等重要器官，但不包括胆总管。

24. D。解析：肺小叶支气管分出3～5支末梢细支气管；肺小叶间由疏松结缔组织分隔；每个肺段有若干肺小叶组成；次级肺小叶的直径为10～25mm；小叶静脉和淋巴管分布在小叶间隔内。

25. A。解析：两侧的颈总动脉均经胸锁关节的后方，沿食管、气管和喉的外侧上行，至甲状软骨上缘的高度，分为颈内动脉和颈外动脉。

26. B。解析：腮腺内有颈外动脉穿过；内有下颌后静脉穿过；位于下颌支后方；内有面神经穿过。动眼神经不经过腮腺。动眼神经根连于脚间窝的下部，大脑脚的内侧。

27. B。解析：胸椎关节突的关节面呈冠状位，上关节突关节面朝向后，下关节突关节面则朝向前，棘突较长，向后下方倾斜，各相邻棘突呈叠瓦状排列。

28. A。解析：下腔静脉在胰头后方，是确定胰头的标志。钩突至肠系膜上静脉后方。胰的前面与胃后壁相邻。

29. D。解析：胃的出口处称为幽门。胃在平第11胸椎体高度与胃的贲门连接。贲门附近的部分称贲门部，界域不明显；贲门平面以上，向左上方膨出的部分为胃底，站立时胃底的含气部分称为胃泡，贲门周围约2.5cm范围称贲门区。胃的出口处称为幽门，胃小弯的转角处称角切迹。

30. A。解析：上纵隔内自前向后有胸腺、左头臂静脉、右头臂静脉、上腔静脉、膈神经、迷走神经、喉返神经、主动脉弓及其3大分支，以及后方的气管、食管、胸导管等。

31. C。解析：经喉和会咽的横断层经第4颈椎体，以舌骨体上缘为标志，其前方为颌面结构，后方是上颈部。颌面结构及下颌骨即将消失，口咽向下移行为喉咽。

32. C。解析：在肱尺关节横断层面上，尺神经居肱骨内上髁内侧。此断面经肘关节上份，肱骨内、外上髁平面，肱骨切面后缘中部的凹陷为鹰嘴窝。

33. C。解析：在经枢椎体上份的横断层上，鼻咽居断面中央，其前部为固有口腔、舌和牙龈。固有口腔与鼻咽之间可见软腭、腭垂和扁桃体窝及其内的腭扁桃体。

34. B。解析：盆腔区照片避孕环的正常位置是耻骨联合上2～6cm，中线两旁3cm以内。

35. B。解析：膀胱肿瘤易发生在膀胱三角区和两侧壁。

36. C。解析：经肝门静脉左支角部的横断层，肺消失，仅剩下肋膈隐窝。腹腔内的结构由右至左表现为肝、胃底和脾，脾首次出现于胃底左后方，呈"新月"状。肝门静脉左支先出现角部，是本断面的重要特征。

37. E。解析：空肠黏膜可呈环状，而回肠常显示为纵行。回肠的X线解剖特点：回肠位于中、下腹部；蠕动比较缓慢；黏膜皱襞较浅；轮廓呈空管状。

38. B。解析：肺副叶包括奇叶、下副叶、后副叶、左中副叶，但不包括上叶。

39. E。解析：第四脑室外侧隐窝经外侧孔开口于脑桥小脑角池，前外界为颞骨岩部内侧壁，内侧界为脑桥基底部或延髓上外侧部，后界为小脑中脚和小脑半球。

40. D。解析：探测器探测透过人体的X线光子并将其转换成电信号。材料应具备的

模拟试卷（三）答案与解析

性能包括 X 线转换效率高；余晖少，荧光脉冲时间短；稳定性好，重复性好，使用寿命长；几何性能好等。

41. A。解析：X 线控制装置的一钮控制方式中需要调整的参数是管电压，管电压用 kV 表示。

42. D。解析：高压注射器的电加热器使注射药液的温度保持在 37℃。

43. B。解析：探测器系统在接收到足够的射线衰减数据后，必须将模拟的信号转换为数字信号，然后由 DAS 送给计算机做图像处理，故 CT 图像重建主要由计算机完成。

44. A。解析：乳腺 X 线摄影机由 X 线发生系统、专用支架、影像检出系统和辅助系统等构成。

45. E。解析：X 线管阳极热容量是 CT 机连续工作时间长短的关键指标，要求 X 线管阳极能承受连续使用下的热量积累。

46. E。解析：与普通电动式高压注射器相比，微机控制电动高压注射器控制的精度更高、性能更稳定、更安全可靠、操作运用更方便。

47. A。解析：在 MR 成像过程中，三个梯度磁场启动的先后顺序是层面选择－相位编码－频率编码，层面选择主要是梯度磁场完成。

48. C。解析：DSA 设备中 X 线高压发生装置所需具备的性能包括短时间内能多次曝光、能长时间连续摄影；高频交流电频率高；X 线有效能量高；具备脉冲透视功能。

49. A。解析：准直器中内置滤过装置的目的是减轻 X 线低吸收部分产生的晕影。补偿滤过常设计为楔形，目的是防止滤过片形成影像。

50. C。解析：当乳腺摄影 X 线机采用自动曝光控制中的预曝光方式进行曝光时，在探测到乳腺的组织密度后需要据此修正的曝光条件有 kV、靶－滤过类型等。

51. E。解析：影像增强器的光放大倍数是 6000~10000，影像增强器由影像增强管、管套和电源组成。

52. A。解析：单相全波整流 X 线机，流过 X 线管的电流是脉动直流，流过高压变压器次级中心点的电流是交流电，在次级中心点测管电流时必须先经过整流，再用直流毫安表来测量。

53. A。解析：电源容量就是专供变压器的容量，单位千伏安（kVA）。

54. B。解析：旋转阳极 X 线管的特点是功率大，焦点小。用于在曝光之前将 X 线管阳极快速启动到额定转速，以便投入使用。

55. E。解析：TV 显示器上显示图像的对比度是由影像增强器、TV 摄像机、γ补偿、TV 显示器等构成单元的输入、输出特性总和决定的。

56. A。解析：MR 成像速度慢，所以易受运动伪像影响。

57. C。解析：下肢血管摄影时，应使用具备步进功能的导管床。

58. C。解析：钼靶钼滤过适用于低密度乳腺；钼靶铑滤过适用于中等密度乳腺；铑靶铑滤过适用于较高密度乳腺；铑靶铝滤过适用于极高密度乳腺。

59. A。解析：固定阳极 X 线管阳极包括阳极头、阳极柄、阳极帽。固定阳极 X 线管的阳极中不含转子，靶面也不能代表阳极头的组成。

60. B。解析：X 线机接地装置由接地极和连接导线组成，总接地电阻要求小于 4Ω。

61. B。解析：高亮度已成为衡量阴极射线管及液晶板品质的重要参数之一。

62. B。解析：流动血液的 MRI 信号为极低信号或极高信号。

63. A。解析：DSA 影像检测器应具有 30 帧/s 以上的显像能力，具有理想的光敏性、足够的亮度、较高的分辨力，较高的对比度，最小的失真度。

64. D。解析：与摄影用 X 线管相比，CT 用 X 线管的突出特点是阳极热容量大。

65. D。解析：乳腺机组合机头安装于支架上端，内含高压变压器，内含 X 线管，射线输出窗口位置设有滤过板，其内无阳极启动器。

66. C。解析：CT 值定标为 -1000HU 的组织是空气。骨的 CT 值定标为 1000HU。

67. E。解析：发射电子经聚焦后在阳极靶面上实际撞击面积称为实际焦点。实际焦点面积大于有效焦点面积。标称焦点是有效焦点的特例近似为长方形。旋转阳极管阳极倾角为 12°～19°。实际焦点越大，输出功率越大。

68. A。解析：以诊断要求为依据，用物理参量作为客观评价手段，以成像的技术条件作保证，三者有机结合的评价方法是综合评价法。主观评价的方法有对比度清晰度曲线法、模糊数学评价法、ROC 法。

69. A。解析：DICOM 在各种设备间主要传送的是医学图像及其信息，其对于医学图像的支持范围也远不止于放射学领域内的各种影像。

70. D。解析：从 RIS 到影像采集设备的通信采用 DICOM 工作列表协议。HIS 到 RIS 的通讯采用 HL7 标准进行编码。HIS 收集、存储、处理、提取和交换患者诊疗信息数据。RIS 是医学影像信息化环境和一部分，且对影像生产工作执行过程进行管理。

71. D。解析：为规范医学影像及相关信息的交换，美国放射学会和美国国家电子电器制造商协会联合推出了 DICOM（医学数字成像与传输）标准。

72. E。解析：网络及通讯系统主要是一个基于局域网的网络体系。PACS 的网络及通讯系统目前较多采用的是星形总线结构；网络传输协议标准是 TCP/IP，DICOM。DICOM 通讯是基于 TCP/IP 基础之上的，TCP/IP 是可跨平台通讯协议。

73. E。解析：PACS 的中文名称是图像存档与传输系统。PACS 系统的基本组成部分包括数字影像采集、通讯和网络、医学影像存储、医学影像管理五个部分。

74. D。解析：PACS 的影像数据安全管理原则：以患者为中心的医疗记录，确保影像数据安全性，数据内容不可随意更改，对数据内容的修改应当留下修改痕迹，数据内容不可随意删除。

75. B。解析：临床信息系统（CIS）是指支持医院医护人员的临床活动，收集和处理患者的临床医疗信息的信息管理系统。

76. E。解析：质量保证体系的建立包含制订质量保证计划，实行管理工作的标准化、程序化，建立质量信息系统，成立组织机构，但不包括尽快程序化。

77. D。解析："如何减少废片率"属于质量管理活动程序中的对策的探讨。对策的探讨（改善方案）是从质量管理问题的主要原因出发，依次向前推进直到找出改进对策，从而提出改善措施。

78. D。解析：一次写入光盘的容量为 650 兆，可存储图像约 1250 幅，那么一幅 CT 图像的大小为容量 650 兆÷1250 幅＝0.52 兆/幅。

79. E。解析：标准影像必须遵守的规则包括影像显示能满足诊断学要求，影像注释完整、无误，无任何技术操作缺陷，对检查部位之外的辐射敏感组织和器官加以屏蔽，各种检查的 X 线诊断密度值不同。

80. E。解析：TQM 是指全面质量管理；影像质量是对诊断的价值；管理是指导和控制各组织的相互协调活动，质量管理是指订质量计划并为实现该计划所开展的一切活动的总和；质量管理包括 QA 和 QC 一切活动的全部过程。

81. C。解析：符合要求的照片密度应适当，且层次丰富。一张照片影像的最低密度部分，不低于人眼能辨别的最低密度；而影像密度高的部分又能清晰地显示出细节来，其范围为0.2~2.0。

82. C。解析：CT平扫示肝密度明显降低，低于脾脏的密度，结合患者长期酗酒史及体征，考虑脂肪肝的可能。

83. D。解析：CT增强扫描动脉期肿块表现明显均匀强化，静脉期密度逐渐下降，最终呈较低密度，多考虑肝局灶性结节性增生。肝局灶性结节性增生（FNH）为肝内少见的良性病变，女性多见，也可见于儿童。

84. B。解析：箭头8所指位置准确的解剖描述是竖脊肌。此图为经第1骶椎上份的横断层，第1骶椎体位居盆部后壁中央。

85. D。解析：脑膜瘤的CT表现：平扫脑膜瘤多表现为宽基底靠近颅骨或硬脑膜，可有颅骨的增厚、破坏或变薄等脑外肿瘤征象；多表现为较高密度或略高密度的肿块影，多数病灶密度均匀，边界清楚，少数大的病灶可出现出血、囊变、坏死；有时可见钙化灶；大部分瘤有瘤周水肿；增强扫描肿瘤明显强化，常为均匀一致的强化，边界多锐利。囊性脑膜瘤表现为低密度肿块影，邻近颅骨有压迫性吸收或增生表现，增强扫描呈环形强化，可见壁结节，实性成分呈明显强化。

86. B。解析：X线发生装置由X线管（阴极、阳极靶、管电压及玻璃、外壳）、变压器与控制台三部分组成。在X线管中，从阴极发射的电子经阴、阳两极间的电场加速后形成高速电子，此高速电子与靶物质相互作用造成能量损失，其中电子与原子核的外层电子作用而损失的能量称为碰撞损失，而高速电子与原子核的内层电子或原子核作用而损失的能量称为辐射损失。

87. C。解析：遮线器安装在X线管组件窗口，用于屏蔽不必要的原发射线，使患者的受照射面积减到最少。分为简易遮线器、多层遮线器、圆形遮线器、手动遮线器、电动遮线器、全自动遮线器等。

88. D。

89. D。解析：垂体位于断面前份中部，其前方有蝶窦，垂体两侧是海绵窦，海绵窦的外侧为颞叶，两者之间隔以海绵窦外侧壁，垂体后方为鞍背，鞍背后方是脑桥。颅后窝内的小脑借小脑中脚连于脑桥，其间有不规则的第四脑室，小脑半球内有齿状核；外侧为连于横窦与颈内静脉之间的乙状窦，是颅内血液回流的主要途径。

90. E。解析：鼻咽居断面中央，前方借鼻后孔与鼻腔相通，鼻咽后方依次可见咽后间隙、椎前筋膜、椎前间隙和椎前肌的断面；后外侧为咽隐窝。咽侧方的咽旁间隙较宽大，呈三角形，位于翼内肌、腮腺、脊柱与咽侧壁之间，上至颅底，下达舌骨平面，呈潜在性漏斗状的疏松结缔组织区域。

91. B。解析：大脑外侧沟分隔前方额叶及后方的颞叶，小脑在断面后方。中脑位居断面中央，其后部左右稍隆起者为上丘，中脑水管形似针孔样位于顶盖前方，黑质颜色较深位于前外，红核位于其后内。

92. A。解析：按照显示荧光屏的可显示像素数量分类的是3MP显示器。

93. E。解析：常见的液晶面板类型有4种，目前广泛使用的是TFT-LCD型液晶显示器，它采用"背光"原理，使用灯管作为背光光源，通过辅助光学模组和液晶层对光控制来达到理想的显示效果。

94. A。解析：流动的血液MRI的表现为T_1WI为低信号、T_2WI为低信号。

95. A。解析：骨皮质、脑膜组织的MRI表现为T_1WI为低信号、T_2WI为低信号。

96. D。解析：影像显示标准用可见程度来表征其性质，隐约可见是指解剖结构可探知，但细节未显示，只特征可见。

97. E。**解析**：解剖结构的细节能清晰辨认，从而有助于作出准确的诊断，符合清晰可见的特点。

98. B。**解析**：解剖结构的细节可见，但不能清晰辨认，符合可见的特点。

99. A。**解析**：经半卵圆中心的横断层上，断面经胼胝体上方。大脑镰位居左右半球之间，其前、后端仍可见上矢状窦的断面，大脑半球断面内的髓质形成半卵圆中心，髓质和皮质分界明显。

100. C。**解析**：经视交叉的横断层，中部可见五角形的鞍上池，由交叉池和桥池组成。

专业知识

1. C。解析：滤线栅特性：n 大的滤线栅吸收散射线能力强；栅比增加，$f_1 \sim f_2$ 范围缩小；栅比（R）= 铅板的高度/铅板的间隔；栅比值越高，消除散射线作用越好。

2. A。解析：在正确曝光下，照射量与照片密度值成正比，但在曝光过度或不足时，相对应的密度变化小于照射量变化。

3. E。解析：保存图像数据不可变换重建参数进行图像重建。计算机接受探测器输出的数字信号。

4. E。解析：胶片有效期一般确定为出厂日期后18个月；储存条件要标准；避免有害气体接触；胶片在10~15℃保存。

5. D。解析：照片透光率是指照片上某处的透光程度，在数值上等于透过光强度与入射光强度之比。如果照片密度值为2.0，则其阻光率为100，所以该照片的透光率为1/100。

6. A。解析：摄影时照射野应尽量小；X线管发射锥束X线束；X线束中心部分的X线为中心X线；X线束入射肢体曝光面大小称照射野。

7. B。解析：X线影像放大中b不变，焦-片距越大，M越小。放大率M=S/G。X线摄影中焦-片距尽可能远。X线摄影中被检体尽可能接近胶片，会使得变形更小。心脏测量FFD要在200cm。

8. D。解析：影响X线照片密度的因素中，密度随被照体的厚度、密度增加而降低；密度的变化与管电压的n次方成正比；感光效应与摄影距离的平方成反比。增感屏与胶片组合使用后照片密度大，密度与照片的显影加工条件有密切关系。

9. E。解析：照片上两个相邻X线吸收不同的组织影像，其影像界限的清楚明了程度称照片锐利度，亦即两部分影像密度的转变是逐渐的还是明确的程度。被照体越靠近胶片，半影就越小，影像也就越锐利。

10. B。解析：X线照片影像的5大要素包括密度、对比度、锐利度、颗粒度及失真度，不包括照片的感度。

11. D。解析：X线影像信息的传递中，被照体作为信息源，X线作为信息载体，经显影处理形成可见密度影像；X线诊断是X线影像信息传递与转换的过程；第一阶段的形成取决于被照体因素，原子序数、密度、厚度和射线因素等。

12. D。解析：切线投影就是使中心线从被检部位的边缘通过，获得局部的切线影像，其目的是避免病灶本身与其他部位重叠。

13. D。解析：根据焦点放大率的最大值 M = 1 + 0.2/F，F 为焦点面积，当使用 0.05mm 超微焦点放大摄影，允许的最大放大率为5倍。

14. A。解析：滤线栅的栅比为栅条高度与栅条间隙的比值，即 R = h/D，栅比越大，透过的散射线越少。

15. C。解析：在 H = F×b/a = F×(M-1) 中，b 表示肢-片距，H 表示半影模糊，F 表示焦点大小，M 表示放大率，M = 1 + 0.2/F。

16. E。解析：肢体震颤是能使影像产生运动模糊的因素。管电流大、管电压低、肢-片距小、显影时间长均不会产生运动模糊。

17. C。解析：被照体尽量靠近胶片可减少放大率。在焦点面积一定的前提下，肢-片距越小，则放大率越小，几何学模糊就越小。

18. E。解析：放大摄影时肢-片距扩大，透过X射线衰减与距离平方成正比，必须增大曝光量，才能达到良好的感光效应。

19. A。解析：多能谱 X 线中只有单能窄束 X 线才符合指数衰减规律，其过程既有质的变化，也有量的变化。多能谱 X 线衰减射线会使得平均能量增加，总的光子数减少，射线出现硬化。

20. B。解析：固定阳极 X 线管的代表容量是指单相全波整流电路中，曝光时间为 1s 时能承受的最大负荷。

21. D。解析：影响 X 线机电源内阻的因素为电源变压器容量、电源线材质、电源线截面积、变压器到 X 线机的距离，但不包括 X 线机的功率。

22. D。解析：旋转阳极 X 线管定子的极数一般是二极。

23. B。解析：三相全波整流方式下，管电流平均值与峰值的比例是 1:1.2。

24. D。解析：半波整流方式中，管电流的平均值与峰值的关系是 1:2.3。

25. E。解析：宽容度是产生密度 0.25～2.0 对应曝光量范围；胶片感光度为产生密度 1.0 所需曝光量倒数；反差系数大，宽容度小，而不同组之间的影像锐利度越高。反差系数为照片对比度与射线对比度之比，反差系数大，组织间影像锐利度高。

26. C。解析：CT 成像过程中需要测量体素的线性衰减系数，CT 的扫描数据与最终形成图像的空间分辨率、伪影等密切相关。

27. C。解析：以 CT 值形式反映组织密度高低程度的是 CT 影像，CT 图像除了用不同的黑白灰度来表示组织器官的密度高低外，还可以利用 X 线的吸收系数表示密度高低。

28. E。解析："部分容积效应"中的"部分容积"是包含所有像素的乘积。CT 图像像素的 CT 值仅代表相应体素中各种组织的平均密度。

29. C。解析：ROC 曲线是观测者操作特性曲线；RMS 曲线是照片斑点；HD 特性曲线是屏－片体系感度；MTF 可评价影像清晰度；WS 曲线可以评价影像颗粒度。

30. A。解析：散射线受管电压、被照体厚度、照射野影响，与增感屏无关。管电压高，散射线多。一定厚度内，被照体越厚，散射线越多。照射野越大，散射线越多。滤线栅可很好地吸收散射线。

31. D。解析：散射线量与被照射组织的多少成正比；被照体厚度越大；被照面积越大，被照体体积越大，被照体组织密度越大，散射线的产生量越大，与被照体移动无关。

32. E。解析：高千伏摄影是指用 120kV 以上管电压产生的能量较大的 X 线，获得在较小密度值范围内显示层次丰富的 X 线照片影像的一种摄影方法。

33. C。解析：管电压在 90kV 摄影时，最低滤线栅的栅比应为 8:1。

34. E。解析：X 线摄影条件应考虑的因素是管电压、管电流、焦－片距、曝光时间。

35. A。解析：被检肢体厚度超过 15cm 或使用 60kV 以上管电压摄影时，应使用滤线器摄影技术。使用滤线器摄影时，必须熟悉所用滤线器的特性及使用注意事项。

36. E。解析：氦氖激光型胶片属于激光相机成像胶片，盲色片、蓝敏片、直接反转胶片、荧光电影胶片均属于红外激光胶片。

37. C。解析：自动冲洗机起动液中保护剂常用无水亚硫酸钠，中和剂为冰醋酸，抑制剂常用溴化钾。自动冲洗机起动液可使冲洗影像始终稳定，降低显影液开始时的 pH。

38. A。解析：水洗程度的检验，主要是检测从照片上流下来的水中有无定影剂（硫代硫酸钠）。

39. E。解析：自动冲洗机动态管理界限：DD 超出管理限制范围 ±0.15，则必须在正式冲洗临床照片之前，找出问题所在，并加以纠正；本底灰雾上限为 +0.03；中间密度（MD）界限为 ±0.10；密度差（DD）

界限为±0.01。

40. D。解析：胶片特性曲线由足部、直线部、肩部和反转部组成。

41. C。解析：促进剂应是碱性溶液。显影剂是菲尼酮-海得；保护剂包括无水亚硫酸钠；缓冲剂包括偏硼酸钠；抑制剂包括5-甲基苯并三唑。

42. A。解析：显影的作用是用化学（或物理）的方法将已感光的卤化银还原成Ag原子而形成光密度影像。

43. B。解析：水洗流率大、温度高、定影液pH适当，以及定影液的活性强，均可加快胶片的水洗速率。水洗目的是去除胶片乳剂中含有的大量硫代硫酸盐及其络合物。胶片水洗速度快慢与摄影条件无关。

44. B。解析：干式激光胶片的感光成像层中，非感光物质占20%~70%，感光物质占总重量的0.75%~15%，银离子还原剂占0.2%~5%，黏合剂可使用天然树脂，可以添加促进剂。

45. D。解析：湿式激光打印机的构造包括激光扫描系统、胶片传输系统、信息传输与存储系统、洗片机，但不包括CRT曝光控制系统。

46. D。解析：前瞻性心电门控技术在受检者心律整齐，心率低于70次/分时，冠脉CTA可用。前瞻性心电门控是利用预先采集的心电图波形标定R波，目的是减小搏动伪影和降低剂量。

47. D。解析：颅脑增强MRI扫描一般在注射对比剂5分钟后开始进行扫描，脑血管性疾病一般做增强。

48. D。解析：阴性对比剂的特点包括密度低、成本低、重量轻、X线易穿过。

49. B。解析：泛影葡胺为离子型含碘对比剂，主要经肾脏排泄。硫酸钡为阳性对比剂；碘化油有机碘化物；优维显可用于心血管造影；碘化钠为离子型对比剂。

50. A。解析：40kV以下管电压产生的X线能量低，波长较长，穿透能力较弱，称软X线。

51. A。解析：控制截断伪影的措施包括加大采集矩阵；减小FOV；过滤原始资料；变换相位和频率编码方向；改变图像重建的方法。

52. D。解析：MR图像质量指标包括对比度、噪声、信噪比、对比度、噪声比、空间分辨率、伪影，不包括扫描时间。

53. E。解析：信噪比是指平均信号强度与平均噪声强度的比值。信噪比是衡量图像质量最重要的指标，它受多种因素影响，如磁场强度、像素大小、重复时间、回波时间、反转时间、层厚、FOV大小、矩阵以及信号平均次数等。

54. E。解析：多层螺旋CT重建预处理方法包括扫描交叠采样的修正、Z轴滤过长轴内插法、扇形束重建单排探测器扫描所获得的数据、多层锥形束体层重建，但不包括360度线性内插。

55. C。解析：多排螺旋CT的特点包括提高了X线利用率、扫描速度快、图像分辨率高、可以进行更薄层扫描，但不包括可以多参数成像。

56. D。解析：CT扫描中常用的FOV是指扫描野。成像技术条件包括层厚、层距、视野、曝光参数、重建算法、窗技术、检查体积、机架角度等。

57. B。解析：乳腺摄影用软X线，管电压为20~40kV。软X线能量低，波长较长，穿透力较弱，主要发生光电效应。

58. D。解析：管电压升高，摄影条件的宽容度增大。X线摄影条件选择的基本因素之一是管电压的选择，要尽量减少移动造成的影像模糊。必须考虑管电压与X线照片形成的关系。高电压摄影，信息量和细节可见度增大。

59. C。解析：栅板在每厘米范围内含有的铅条数定义其栅密度。一般使用的栅板栅密度在 40～65 线/cm。

60. E。**解析**：构成照片影像的几何因素是失真度。密度、对比度、锐利度和颗粒度为物理因素。

61. D。**解析**：被照体与照片影像对比度相关因素有胶片因素、射线因素、灰雾对照片的影响，以及被照体本身的因素。被照体本身的因素包括原子序数、密度、厚度。

62. E。**解析**：影像的放大率 M = S/G = 1 + b/a 中，b 为（肢－片距）；a 为（焦－肢距）；S 是被照体在胶片上的影像大小；G 是被放大了的影像；M 是放大率。

63. E。**解析**：滤线器中的滤线栅能有效地吸收散射线，提高影像的对比度。

64. E。**解析**：滤线栅铅条高度与填充物幅度的比值为栅比（R），R 是一无单位的数，其值越大，消除散射线作用越好。n 的单位是线/厘米。栅比值相同，密度 n 值大的滤线栅，吸收散射线的能力强。

65. C。**解析**：X 线焦点小，其分辨率就大；反之，若 X 线管焦点大，其分辨率就小。焦点上线量分布为单峰时，分辨率大；焦点上线量分布为多峰时，其分辨率小。

66. A。**解析**：肺部疾病影像学检查首选胸片。X 线胸片经济简便、应用广泛、整体感强，是胸部疾病诊断的基本方法。

67. E。**解析**：查体左大腿远端前份局部肿块样突起，质硬，表面皮温升高，伴浅静脉怒张。左股骨骨质破坏区邻近左膝关节，X 线显示骨质破坏止于骺线，病史提示可能损伤软组织，故放射科医生应建议进一步行 MR 检查了解骺线有无破坏。

68. C。**解析**：结合患者的病史和年龄多考虑脑出血，故患者最可能的昏迷原因是颅脑源性。

69. C。**解析**：病史提示患者眼球有异物，眼部疾病一般首选 CT 检查。

70. E。**解析**：结合患者的病史、年龄和影像学表现，提示脑出血可能，故治疗 7 天

复查 MR，最可能的表现为 T_1WI 和 T_2WI 中心信号略低，周围呈高信号。

71. B。**解析**：90° 射频脉冲激发后，组织中将产生宏观横向磁化矢量，射频脉冲关闭后，由于主磁场的不均匀造成了质子群失相位，所产生的回波称为自旋回波。

72. B。**解析**：自旋回波是磁共振成像中最基本的脉冲序列，信号由 180° 射频脉冲产生。

73. B。**解析**：该序列中 90° 脉冲的作用是产生横向磁化。

74. A。**解析**：CR 成像过程中，IP 将 X 线转化为可见光，IP 是 CR 成像系统的关键元件。

75. B。**解析**：CR 成像时，将光信号转化为电信号的是光电倍增管。CR 信息转换部分主要由激光扫描器、光电倍增管和 A/D 转换器组成。

76. D。**解析**：闪烁体只能将高能 X 射线转化为可见光信号。非晶硒、非晶硅、光电二极管、CCD 相机均能将光信号转化为电信号。

77. D。**解析**：CR 将透过人体的 X 线影像信息记录于影像板（IP）上，而不是记录于胶片上；影像的数字化信号经图像处理系统处理，可在一定范围内调节图像；CR 的数字化图像信息可用磁带、磁盘和光盘长期保存；IP 能重复使用；IP 上的潜影经激光扫描系统读取，并转换为数字信号。

78. B。**解析**：CT 成像利用 X 线，以组织的密度差为基础进行成像，故 X 线是 CT 成像的物理源。

79. C。**解析**：CT 图像的基本特征是数字化和体积信息。

80. D。**解析**：CT 图像以像素为基本单位，HU 是 CT 值的单位。

81. D。**解析**：根据 S = ($D_2 - D_1$)/H，得 S = (1.5 - 0.3)/1 = 1.2。

82. D。**解析**：锐利度与对比度成正比，

与模糊度成反比,根据 S =（$D_2 - D_1$）/H 得 H 越大,锐利度越小,焦点大的模糊度大,锐利度差。

83. B。

84. D。

85. B。**解析**：MRI 具有软组织高分辨的特点,而不是高空间分辨率。

86. D。**解析**：妊娠 3 个月以内的早孕患者是 MRI 检查的相对禁忌证。

87. D。**解析**：MRI 水成像的优势是可获得多层面、多方位图像。MR 水成像的优点：①无创性技术,无需插管,也无操作技术问题；②安全,不用对比剂,无对比剂不良反应问题；③多层面、多方位图像显示；④适应证广,凡不适于做 ERCP、排泄性尿路造影、逆行性肾盂造影的患者均可用此方法。

88. B。

89. C。**解析**：磁共振利用射频脉冲带宽不变,梯度场加大斜率梯度进行层面选择时,可以减小层厚。

90. A。**解析**：频率编码是通过施加梯度场,使不同位置磁矢量的频率不同而进行编码定位。

91. C。**解析**：常规 DSA 设备一般设计 3 个焦点,即微焦点、小焦点、大焦点。

92. E。**解析**：目前 DSA 设备多采用金属陶瓷管壳。

93. E。**解析**：层厚越厚,被激发的质子数越多。

94. D。**解析**：三维采集模式可以从立体的方位收集数据信息,以提高图像信噪比。

95. D。**解析**：信噪比提高与层间距无关,与方位有关。

96. D。**解析**：医用感蓝胶片及感绿胶片均采用双乳剂层。

97. B。**解析**：扁平颗粒胶片又称感绿胶片。

98. A。**解析**：常用的医用特种胶片包括直接反转胶片、清洁用胶片。

99. C。**解析**：栅比越大,消除散射线能力越强；栅比值相同,栅密度越大,消除散射线能力越强；聚焦栅滤线栅反置时栅板中线部分密度高,两侧密度逐渐减低。曝光量倍数越小越好,滤线栅可提高影像对比度。

100. E。

专业实践能力

1. A。解析：颈椎俯卧斜位摄影，中心线应向足侧倾斜10°，经甲状软骨平面的斜位中线射入胶片中心。

2. D。解析：泌尿系造影检查常规包括静脉肾盂造影、逆行肾盂造影、膀胱造影、尿道造影、腹膜后充气造影、腹主动脉和肾动脉造影等，不包括髂总动脉造影。

3. E。解析：岩骨轴位为Mayer's，视神经孔为Rhese's，内听道为Schüller's，上颌窦为Water's，眼眶为Caldwell's。

4. D。解析：左前斜位可以同时观察到主动脉、肺动脉、右心房、左心室形态及解剖关系。

5. E。解析：膝关节髁间凹后前位片，髁间凹呈切线位投影，中心线向足端倾斜35°角经腘窝折线中点射入。

6. D。解析：心脏摄像时，心搏幅度与速度是胸部移动因素的主要矛盾，是曝光时间确定的依据。

7. E。解析：半月板由纤维软骨构成，在X影像中与软组织密度差异不大，缺乏对比，不易显影。膝关节间隙、股骨远端、胫骨近端、髁间隆起均能在膝关节平片中显示。

8. A。解析：喉部的CT扫描范围应该是舌骨平面向下至环状软骨下缘，如发现有肿瘤，应扫描至颈根部，以便了解淋巴结受累情况。

9. C。解析：耳部CT横断面扫描的基线通常有两条，它们是听眶线、听眉线。取扫描层面平行于外耳道至眶上缘的连线进行扫描。

10. D。解析：垂体冠状位CT扫描时机架倾斜角度使X射线与听眦线垂直。垂体冠状位CT扫描技术，患者仰卧，采用颏顶位；患者俯卧，采用顶颏位。垂体扫描层厚层距2mm、层距为2mm，垂体扫描前方达前床突根部、后方达鞍背。

11. D。解析：胸部连续扫描，个别层面CT图像出现重复，常见的原因是呼吸运动所致。

12. E。解析：因球管在9点或3点位置时才能得到侧位的定位像，故腰椎椎间盘定位相扫描，X线球管应该位于9点钟位置。

13. B。解析：眼及眼眶CT检查主要用于诊断球内和眶内肿瘤、炎性假瘤和血管性疾病等，CT扫描骨组织图像显示的窗宽、窗位分别是W 1500～2000HU，C 350～500HU。

14. C。解析：CT的普通扫描包括普通扫描、目标扫描、薄层扫描、高分辨力扫描、重叠扫描等；增强扫描包括常规增强扫描、动态增强扫描。所有扫描方式不包括动感扫描。

15. C。解析：注射对比剂后，由于肝组织密度提高，CT值增加约20～30HU，所以窗位也要相应增加20～30HU。

16. D。解析：静脉内注入对比剂后的CT扫描，称为增强扫描。增强扫描的目的是使血管增强和增加组织与病灶间的影像对比度，且发现平扫难以发现的小病灶、等密度病灶或显示不清的病灶，以及观察血管性病变。常用注射方法有团注法和静脉快速滴注法，对比剂的用量一般按1.5～2.0ml/kg计算，儿童用量酌减。

17. E。解析：水模类型直径30cm代表成人体部水模，直径20cm代表成人头部水模；直径15cm代表小孩头部水模；直径10cm代表四肢水模。

18. B。解析：眼和眼眶CT扫描包括横断面扫描或冠状面扫描，层厚3～5mm，横断位扫描使用的范围一般从眶底至眶顶，冠状位扫描扫描范围从眼球前部至海绵窦。增强扫描时注射对比剂后延迟50秒。

19. E。解析：给胸腹检查患者作呼吸训练属于患者的准备。登记室职责范围内的工作包括审查申请单、安排检查时间、填写片袋和做索引、给患者检查须知并做好解释工作等。

20. D。解析：如果一个电子与原子核碰撞，其全部能量转换为X线光子，即为最短波长。

21. E。解析：心脏大血管MRA技术要点：采用超短TR，超短TE的三维梯度回波序列，静脉注射对比剂Gd-DTPA后，血液T_1值明显缩短，而血管周围背景组织的质子由于短TR而明显饱和，加上脂肪抑制技术，二者形成鲜明的对比。心脏大血管MRA通常采用CE-MRA，适应证包括先天性心脏病、主动脉瘤和主动脉夹层等，线圈一般可用体线圈或体部相控阵体部线圈，采用3D-FLASH或3D-FISP序列，一般采取冠状位扫描。

22. D。解析：MRI检查的绝对禁忌证包括装有心脏起搏器者，装有铁磁性或电子耳蜗者，中枢神经系统的金属止血夹。

23. C。解析：喉正位体层做深吸气后屏气曝光，可用于检查声门上、下区，喉结节前缘皮肤内2cm为起始层，其扫描参数的层间距一般为0.5cm。

24. A。解析：MR脊髓造影（MRM）扫描技术：采用2D-多层薄层HASTE序列。相关准备及线圈同脊柱MRI，扫描序列为单次屏气3D块重T_2WI-TSE，采集时间仅数秒/幅。先行脊椎MRI常规检查，根据平扫图像，定位做MRM检查，后处理作最大强度投影（MIP）重建。

25. D。解析：心肌灌注的图像分析基于冠状动脉血供分段的解剖特性，因此，心肌灌注成像多选择短轴位成像，分析的方法包括定性和定量分析。适应证为冠心病心肌缺血，手推或高压注射器注射对比剂。MRI心肌灌注成像时需训练患者屏气，线圈用体线圈或体部相控阵体部线圈。心脏是功能器官，功能成像分析是其必需的检查内容。

26. E。解析：肺部及纵隔MRI扫描技术常规做横断及斜冠状方位，必要时做矢状位。其扫描多采用快速序列屏气采集，或采用呼吸门控技术采集。肺部及纵隔MRI扫描中使用心电门控或周围门控技术，是为了使血管流空，与其他组织形成良好对比。

27. C。解析：脊髓MRI检查技术包括胸椎MRI常规在靠近胸椎前加局部饱和；相关准备为去除身上所有的金属物品；使用脊柱表面线圈；全脊柱扫描应用全脊柱表面线圈，在脊柱前设置预饱和带，但不包括颈椎MRI对颈左右应加局部饱和。

28. E。解析：肝、胆、脾MRI扫描技术：采用相控阵体部线圈或体线圈；增强扫描成像序列为2D-FLASH-FS；腹部增强扫描一般采用动态增强扫描；顺磁性对比剂如Gd-DTPA等，剂量为0.1~0.2mmol/kg；将呼吸门控感应器绑于或用腹带加压于受检者腹部或胸部随呼吸动作起伏最明显的部位。

29. D。解析：MR水成像（MRH）又称液体成像，是近年来发展迅速的磁共振成像技术之一，它是指使用重T_2WI技术，使实质器官及流动血液呈低信号，而长T_2静态或缓慢流动液体呈高信号，犹如直接注入对比剂后的造影像一样，形成鲜明影像对比图像的MR成像技术。MR水成像包括MR胆胰管成像（MRCP）、MR尿路成像（MRU）、MR脊髓成像（MRM）、MR内耳迷路成像、MR涎腺成像等。

30. D。解析：颅脑常规MRI使用头颅正交线圈/头颈联合线圈，扫描方位以横轴位为主，并辅以矢状位、冠状位。相位编码方向：横断位取左右方向，冠状位取左右方向，矢状位取前后方向。

31. C。解析：冠状动脉造影手术操作选用冠状动脉造影导管（Judkins导管），采用股动脉或桡动脉穿刺插管，将导管分别选择性插入左、右冠状动脉口部，先行测压或试注造影证实导管在冠状动脉口内即行造影。比剂浓度为50%~60%的离子型含碘对比剂或相应浓度的非离子型对比剂。

32. A。解析：胸部DSA检查能放置导管的血管是主动脉、肺动脉、支气管动脉、肋间动脉、上腔静脉。

33. B。解析：右心房、右心室及肺动脉造影技术：插入5~7F右心造影导管；经股静脉穿刺；常规选用50%~60%离子型或非离子型对比剂；插管过程中，应密切观察心电变化、血压及其他生命体征指标；心脏摄影常用体位有正位、侧位。

34. D。解析：DSA检查术前准备包括碘过敏和麻醉药过敏试验；检测心、肝、肾功能及出凝血时间、血小板计数；术前4小时禁食、前半小时肌注镇静剂；穿刺部位备皮等，但不包括儿童及昏迷者施行全身麻醉。

35. A。解析：MR水成像又称液体成像。MRI水成像的原理是使实质器官及流动血液呈低信号，而长T_2静态或缓慢流动液体呈高信号，犹如直接注入对比剂后的造影像一样，形成鲜明影像对比图像的MR成像技术。MRI水成像技术包括MR胆胰管成像（MRCP）、MR尿路成像（MRU）、MR脊髓成像（MRM）、MR内耳迷路成像、MR涎腺成像和MR输卵管成像、MR泪道造影、MR脑室系统造影等。

36. D。解析：阴性对比剂多用于肠道CT。脾脏CT扫描技术能区分良恶性肿瘤，采用软组织扫描模式，患者平静呼气后屏住呼吸，扫描范围自膈面向下扫完整个脾脏。

37. E。解析：CT扫描的注意事项：认真阅读审查申请单；CT室应配备常规急救器械和药品；在患者发生对比剂过敏或其他意外情况时急救；根据病情的轻、重、缓、急和本部门的工作情况合理安排患者的检查时间；根据病变部位、病变性质和临床要求确定扫描参数，但不包括不合作患者，拒绝CT扫描。

38. C。解析：胸骨体表标志自上而下排列为颈静脉切迹-胸骨柄-胸骨角-剑突；颈静脉切迹相当于第2、3颈椎水平。

39. E。解析：肝血管瘤血流丰富，不需采用较低的对比剂流率。动脉硬化、广泛夹层动脉瘤、脑出血、室壁瘤均采用低对比流率。

40. C。解析：发生针刺事故时，术者首先进行快速清洗。

41. C。解析：CT椎体扫描：颈椎椎体扫描采用5mm层厚，5mm重建间距；胸椎扫描采用5~10mm层厚，5~10mm重建间距；腰椎椎间盘扫描采用3mm层厚，3mm重建间距；腰椎及骶尾椎椎体扫描采用5mm层厚，5mm重建间距。以上扫描均采用非螺旋扫描，标准扫描模式。

42. D。解析：胆囊造影CT扫描通常口服碘番酸，服药后12~14小时进行CT扫描检查。

43. E。解析：所有选项中组织（物质）CT值最高的是甲状腺肿。

44. B。解析：颅内钙化有生理性钙化及病理性钙化。体位常规摄取头颅侧位，必要时摄取头颅正位。

45. B。解析：侧位可观察颞下颌关节的骨质，关节腔及功能。

46. B。解析：神经根型颈椎病由于突出的椎间盘、增生的钩椎关节压迫相应的神经根，引起神经根性刺激症状，临床上开始多为颈肩痛，短期内加重，并向上肢放射，故最有意义的摄影体位是颈椎双斜位。

47. C。解析：硫酸钡不溶于水、有机溶剂及酸碱性水溶液，不被胃肠道吸收，适用于消化道造影。

48. D。解析：全景曲面体层摄影能将上颌骨、下颌骨、颞颌关节及全口牙齿同时显示，为牙科病、牙齿矫形及牙槽骨、颞颌关节的骨折骨病提供重要信息。

49. B。解析：膝关节侧位摄影，被检者侧卧于摄影床上，被检侧下肢屈膝约呈135°角，外侧靠近探测器，髌骨下缘与腘窝皮肤皱褶连线中点置于照射野中心。中心线对准髌骨下后缘垂直射入探测器。

50. D。解析：腕关节正位一般是腕关节后前位。髋关节正位摄影，被检侧下肢伸直，足尖稍内旋。观察1、2颈椎摄影可采用颈椎开口位。腰椎正位摄影，两髋、膝屈曲，双足踏床面。消化道急腹症摄影一般采用站立正位。

51. E。解析：观察腹部肠梗阻气液平面应采用立位前后位摄影。腹部仰卧前后位摄影无法观察气液平面。观察腹部异物，观察泌尿系结石，观察造影显示，观察腹部钙化宜用腹部仰卧前后位摄影。

52. E。解析：医护人员被患者感染的主要原因是被针刺，也就是传染性疾病患者的血液或体液接触到工作人员，亦有患者血液或体液飞溅到工作人员口腔黏膜、皮肤伤口、眼睛等部位引起感染。

53. C。解析：头颅局部切线影像可显示软组织肿胀及颅骨骨质破坏。颅骨局部凹陷性病变应选用的摄影体位是切线位。

54. C。解析：口服胆囊造影剂系排泄性胆道对比剂，属生理排泄。胃肠道钡餐造影属于口服法引入对比剂。

55. A。解析：疑有肺尖处病变应选择的摄影位置是胸部前弓位。前弓位为胸部摄影时的一种特殊体位，X线中心线水平投射，摄影时被检者胸部前弓。

56. D。解析：乳腺摄影注意事项：采用近距离摄影；X线照片应有上、下、左、右标记；曝光时，乳腺皮肤应平坦，乳头呈切线位；应屏气曝光；且需要加压摄影。

57. A。解析：医用硫酸钡多用于食管、胃、肠、窦道及瘘管检查。

58. D。解析：解决三维组织影像重叠需采用前后和左右几个方向的摄影，多方向摄影以减少影像重叠和掩盖现象，使某些组织器官、病灶清楚地显示。

59. D。解析：心脏摄影体位为站立后前位。心脏站立后前位可用于观察左心房、肺动脉干、右心室漏斗部，以及右心房形态。

60. B。解析：颈椎右前斜位摄影观察的是左侧椎间孔。

61. C。解析：先天性法洛四联症是联合的先天性心血管畸形，包括肺动脉狭窄、室间隔缺损、主动脉右位（主动脉骑跨于缺损的室间隔上）、右室肥大四种异常。

62. B。解析：中心型肺癌由于肿块位于肺门部，易压迫周围的支气管，引起肺不张。中心型肺癌的阻塞性改变包括阻塞性肺气肿、阻塞性肺不张和阻塞性肺炎，这是中心型肺癌的间接征象。

63. A。解析：在正位胸部X线片上，青年、儿童右心缘上部为上腔静脉。

64. D。解析：舟状骨是近侧列腕骨中最大的一块，冲击力由舟状骨向上传导，舟状骨中腰部较细可被桡骨关节面背缘或茎突卡断，所以最容易发生骨折。

65. A。解析：星形细胞瘤的MRI信号特点：①弥漫性星形细胞瘤在T_1WI呈低信号，T_2WI呈高信号。②间变性星形细胞瘤T_1WI为混杂等信号、低信号；T_2WI为混杂高信号。③胶质母细胞瘤T_1WI为等信号、低信号；T_2WI为高信号伴瘤周中至重度水肿。④毛细胞型星形细胞瘤T_1WI为等信号或低信号；T_2WI为等信号或稍高信号。⑤大脑胶质瘤T_1WI为等信号或低信号，T_2WI为高信号。恶性度越高，T_1和T_2值越长，囊壁和壁结节强化愈明显。

66. A。解析：足球赛后右膝关节疼痛，行走时交锁。体检：右膝关节肿胀，外侧压痛明显。这些体征考虑软组织损伤，故MRI检查更具优势。

67. E。解析：关节镜是一种观察滑膜、软骨、半月板，以及韧带等关节内部结构的内镜，主要用于关节内疾病的诊疗。

68. C。解析：本病最可能损坏的结构是半月板。膝关节由股骨下端、胫骨上端和髌骨构成。关节囊宽阔松弛，周围有韧带加强，前壁自上而下有股四头肌腱、髌骨和髌韧带。关节囊内有前、后交叉韧带，防止胫骨向前、后移位。在股骨与胫骨关节面之间有内侧半月板、外侧半月板，以加强稳固性和灵活性。

69. B。

70. A。**解析**：血管成像最有效的方法为采用团注跟踪法。血管成像是指经周围静脉快速注入水溶性有机碘对比剂，在靶血管对比剂充盈的高峰期，用螺旋 CT 对其进行快速容积数据采集，由此获得的容积数据再经计算机后处理，即利用 3D 成像技术对血管进行重组。

71. D。

72. A。**解析**：骨关节病变的一般首选影像学检查方法为 X 线检查，故患者首选影像学检查方法为右小腿 X 线检查。

73. C。**解析**：交叉韧带损伤属于软组织损伤，因 MR 对软组织者更具有优势，故若患者可疑交叉韧带损伤，则进一步检查应选择右小腿 MR 检查。

74. B。**解析**：若患者可疑右膝关节撕脱骨折，则进一步检查应选择右小腿 CT 检查。

75. E。**解析**：患者的检查原则：包括膝关节；包括胫腓骨正侧位；包括右小腿周围软组织；包括踝关节。无需检查左小腿以对比。

76. E。

77. E。

78. D。**解析**：股骨粉碎性骨折，为避免进一步加重损伤，应采用仰卧水平侧位。

79. E。**解析**：髋关节正位中心线应对股动脉搏动点。

80. A。

81. D。

82. A。

83. B。

84. D。

85. B。

86. C。**解析**：定位线中心对准线圈中心

及剑突下 2～3cm。

87. E。

88. D。**解析**：MRCP 序列参数以长 TR（2000 毫秒以上）、长 TE（200～800 毫秒）为基础，以抑制背景组织信号，并获得重 T_2 加权对比。脂肪抑制技术抑制脂肪高信号。

89. E。**解析**：肾、输尿管及膀胱前后位摄影要点：受检者仰卧于摄影床上，下肢伸直，人体正中矢状面垂直床面并与床面中线重合，两臂置于身旁或上举；深呼气后屏气曝光。

90. A。**解析**：腹部立位前后位摄影的要点：受检者站立，背部贴近摄影架探测器面板，双上肢自然下垂稍外展。人体正中矢状面与摄影架探测器垂直，并与探测器中线重合。照射野和探测器上缘包括横膈，下缘包括耻骨联合上缘。中心线水平方向，经剑突与耻骨联合连线中点射入探测器中心。源-像距离为 100cm。深呼气后屏气曝光。

91. B。

92. E。**解析**：CT 增强扫描不能显示毛细血管。

93. A。**解析**：做椎间盘扫描时，应根据椎间隙角度使机架倾斜，与所扫描的椎间隙平行。

94. B。**解析**：腰椎前后位的中心线入射点为脐上 3cm。

95. B。**解析**：观察椎间孔时应加摄腰椎斜位。

96. C。**解析**：诊断椎弓峡部断裂正确的摄影体位是腰椎双斜位。

97. C。

98. E。

99. E。**解析**：交叠混淆伪影是假定在照射物体中不出现高于采样频率的空间频率而产生的。

100. A。**解析**：线束硬化伪影是因扫描范围内组织间密度差异较大产生的。

模拟试卷（四）答案与解析

基础知识

1. B。**解析**：咽鼓管连接中耳鼓室和咽部，使鼓室与外界大气压保持平衡，有利于鼓膜的振动。

2. D。**解析**：腰椎自上而下逐渐增大，或为一致的大小，但第5腰椎可能例外。下颈椎比上胸椎稍宽。胸椎椎体自上而下逐渐变宽，第1骶椎最宽，第1骶椎以下变窄。

3. A。**解析**：神经元分为胞体、突起两部分，树突是接受信息的装置。胞体的细胞质称为核周质；神经组织由神经元和神经胶质细胞组成；神经元是高度分化和具有传导信息作用的细胞。

4. D。**解析**：由肾门伸入肾实质的凹陷称肾窦。肾门是肾窦的开口，肾窦是肾门的延续。

5. A。**解析**：血液流经的途径应是冠状静脉——冠状窦——右心房。冠状窦口是右心房的三个入口之一，而不是左心房的。

6. C。**解析**：消化系统由消化管和消化腺两部分组成，主要功能为消化食物、吸收营养、排出残渣。

7. E。**解析**：两肺外形不同，右肺宽而短，左肺狭而长。肺呈圆锥形，包括一尖、一底、两面（肋面、内侧面）、二缘（前缘、下缘）。

8. A。**解析**：颞下颌关节属于联合关节。下颌骨可作上提、下降、前进、后退和侧方运动。下颌关节由于解剖位置容易脱位。

9. A。**解析**：人体基本组织分成肌组织、结缔组织、神经组织、上皮组织。骨组织不属于基本组织。

10. B。**解析**：肾属于腹膜外位器官，位于脊柱两旁，右肾较左肾略低，肾门约平第1腰椎。

11. E。**解析**：心脏传导系由房室结发出房室束。心脏传导系包括窦房结、房室结和房室束等，窦房结是心脏正常心跳的起搏点，窦房结多呈长梭形（或半月形），位于上腔静脉与右心房交界处的界沟上1/3的心外膜深面，从心外膜表面用肉眼不易辨认，结的长轴与界沟基本平行。房室束又称His束，起自房室结前端。

12. B。**解析**：气管在第4胸椎体下缘（相当胸骨角平面）分为左、右主支气管，分权处称为气管杈。

13. E。**解析**：第7颈椎又称隆椎，棘突长，末端不分叉，低头时易在体表看到或摸到，可用来确定椎骨的序数。颈椎中棘突最长的是第7颈椎。

14. C。**解析**：垂体分泌的激素包括生长激素、催乳素、黑色素细胞刺激素和促激素。

15. A。**解析**：脊髓的每对脊神经根的出入范围划分为相应的31个节段，即8个颈节、12个胸节、5个腰节、5个骶节和1个尾节。

16. B。**解析**：肾的表面有三层被膜包绕，由内向外依次是纤维囊、脂肪囊、肾筋膜。

17. D。**解析**：左心室的入口附有2个半月瓣。左心室位于右心室的左后方，呈圆锥形，锥底被左房室口和主动脉口所占据。左心室壁厚约是右室壁厚的3倍。

18. A。**解析**：贲门下缘水平线以上部分称为胃底。

19. C。**解析**：肺门由主支气管、肺动脉、肺静脉、支气管动脉、支气管静脉、神经、淋巴管构成，不包括叶支气管。

20. C。解析：人体中把不同细胞、组织和器官的活动统一协调起来的一套调节机构叫做神经系统。

21. B。解析：呼吸是指环境和机体之间的气体交换。呼吸系统的主要功能是从外界环境摄取机体新陈代谢所需要的 O_2，并向外界排出代谢所产生的 CO_2，因此，呼吸是机体维持正常代谢和生命活动所必需的基本功能之一，呼吸一旦停止，生命便将终止。

22. E。解析：乳突小房属于中耳。耳蜗、蜗管、半规管、椭圆囊均是内耳的结构。

23. D。解析：肾上腺位于肾脏上内方。肾上腺是腹膜后器官，是内分泌器官；肾上腺分皮质和髓质，与肾共同包在肾筋膜囊内。

24. D。解析：正常颅骨内板局限性弧形凹陷区形成的原因是脑回压迹。

25. C。解析：女性的生殖腺为卵巢，卵巢分泌女性激素。

26. A。解析：左心房位于右心房的左后方，构成心底的大部，是四个心腔中最靠后的一个腔。

27. B。解析：脑颅位于颅的后上部，有8块颅骨：成对的有颞骨和顶骨，不成对的有额骨、枕骨、蝶骨和筛骨。

28. B。解析：当肠的蠕动将粪便推入直肠时，刺激了直肠壁内的感受器，冲动经盆神经和腹下神经传至脊髓腰骶段的初级中枢，同时上传到大脑皮层，引起便意和排便反射。

29. C。解析：尿道因男女性别不同而有很大差异。男性尿道起自膀胱的尿道内口，终于尿道外口，长 16～22cm，分为前列腺部、膜部和海绵体部。临床上把前列腺部和膜部称后尿道，海绵体部称前尿道。

30. A。解析：腹主动脉脏支成对的有肾动脉、睾丸动脉（卵巢动脉），不成对的有腹腔干、肠系膜上动脉和肠系膜下动脉。

31. D。解析：胆囊只贮存和浓缩胆汁，分底、体、颈3个部分。胆汁由肝细胞产生，经肝内各级胆管收集，出肝门后再经肝外胆道输送到十二指肠。肝外胆道包括左肝管、右肝管、肝总管、胆囊管、胆囊、胆总管。

32. C。解析：骨分成长骨、短骨、扁骨、不规则骨。方骨不包括在骨分类内。

33. B。解析：上肢要完成复杂的运动功能必须有丰富的肌肉数量。上肢生理功能包括骨形态细短而轻巧；关节运动灵巧；有旋转功能；手有重要的触觉功能。

34. B。解析：眼球内膜是视网膜；眼球中膜包括虹膜、睫状体、脉络膜；眼球外膜包括角膜、巩膜。

35. B。解析：分泌生长激素的腺体是垂体。垂体是人体最复杂的内分泌腺，所产生的激素不但与身体骨骼、软组织的生长有关，且影响其他内分泌腺的活动。

36. D。解析：脉管系统是封闭的管道系统，分布于人体各部，包括心血管系统和淋巴系统。心血管系统由心脏、动脉、毛细血管和静脉组成，血液在其中循环流动。淋巴系统包括淋巴管道、淋巴器官和淋巴组织。

37. E。解析：口腔到十二指肠称为上消化道，空肠以下为下消化道。十二指肠介于胃与空肠之间，由于相当于十二个横指并列的长度而得名，全长25cm。十二指肠是小肠中长度最短、管径最大、位置最深且最为固定的部分。

38. B。解析：鼻是呼吸道的起始部，也是嗅觉器官。皮肤可以感受压力、感受疼痛、感受温度。味器分布在舌、会厌、腭处。

39. B。解析：鼻泪管开口于下鼻道内前上方。鼻中隔由筛骨垂直板、犁骨及鼻中软骨构成；嗅鼻黏膜有嗅细胞分布；鼻旁窦有上颌窦、额窦、筛窦和蝶窦；鼻腔外侧壁有3个鼻甲突向鼻腔。

40. A。解析：椎骨共26块，椎体是椎骨负重的主要部分，椎骨内部为松质骨。椎弓位于椎体后方，由一个椎弓根和一个椎弓板组成，椎弓后缘正中向后方伸出，形成棘突。

41. A。解析：疏松结缔组织常包围着血管、神经、肌肉等。血管内的血液与周围组织或细胞之间物质交换必须经结缔组织传递，所以，疏松结缔组织具有传送营养物质和代谢产物功能。

42. E。解析：组织分成上皮组织、结缔组织、肌组织和神经组织，统称为基本组织。结缔组织包括固有结缔组织、脂肪组织、软骨、骨与关节组织。

43. A。解析：屏-片系统调制传递函数在实际临床应用中以方波测试卡曝光，微密度计扫描方法简单易行。最初得到的是方波响应函数，加以修正后最终取得正弦波响应函数。

44. D。解析：仿真内窥镜的技术劣势是不能观察炎性充血水肿病变，不易于发现扁平病变，对渐近性狭窄的观察有局限性。从CT扫描到仿真内镜有数据采集、图像预处理、三维再现和仿真内镜显示4个步骤。采集仿真内镜处理用的扫描数据时，应注意扫描层厚、扫描间隔、螺距、辐射剂量等。

45. C。解析：颅中窝由蝶骨体及大翼、颞骨岩部构成。颅中窝内有卵圆孔、破裂孔等结构。

46. B。解析：表面阴影显示是在三维统计数据中包含的物质表面上，依照光学模型确定的算法，使其图像富有立体感、真实感。表面阴影显示的技术方法是采用阈值法成像，选择的阈值过低，则图像噪声增加，阈值过高，又会造成细小管腔的假性狭窄征象。表面阴影只能显示物体的表面特征，不能显示内部结构，也不提供物体的密度信息和CT值，但对于体积、距离、角度的测量准确。

47. B。解析：位于延髓、脑桥、小脑之间的是第四脑室。小脑位于颅后窝内。脑干由延髓、脑桥和中脑组成。间脑位于大脑半球之间。

48. B。解析：最大强度投影是按操作者观察物体的方向做一投影线，以该投影线经过的最大强度体素值作为结果图像的信号强度值，投影图像的重组结果是低密度组织结构都被去除。最大强度投影的方向是任意的。最大强度投影的空间分辨率高，组织结构缺失少，可以得到任意层面任意方位的二维图像，临床上常用于相对高密度的组织结构。

49. D。解析：显示器上呈现的黑白图像的各点表现的不同深度灰度称为灰阶，灰度级数影响着数字图像的密度分辨率。

50. C。解析：像素数量少则像素尺寸越大；像素越大，细节越少；像素越大，图像越模糊；像素越小，图像越清晰；像素越小，分辨力越高。

51. E。解析：12位（bit）的成像系统能提供的灰度级数为4096。灰阶级数越大，数字图像的空间分辨率越高。

52. D。解析：DICOM图像在存储时每像素实际占有的空间是16位。

53. A。解析：数字图像的形成过程是采集-分割-采样-量化，这四个过程连续进行，难以截然分开。

54. C。解析：量化是指将连续变化的灰度或密度等模拟信息，转化成离散的数字信息的过程。量化后的信号数值为整数；量化的级数越多，数字化过程的误差越小，信号表现能力越高，但图像数据量增加；量化不合适会造成伪轮廓状伪影。

55. C。解析：X线产生的三个基本条件包括电子源、加速电场、撞击阳极靶面。高速电子流灯丝放出的电子要高速冲击阳极，还必须具备两个条件：①在X线管的阴极和阳极间加以高电压，通过在两极间产生的强电场使电子向阳极加速；②为防止电子与空气分子冲击而减速和灯丝的氧化损坏，必须高度真空。

56. D。解析：生物体受X线照射后，在生物学阶段产生细胞坏死、癌、遗传效应等生物变化。

57. B。解析：当量剂量率是单位时间内组织或器官所接受的当量剂量。时间间隔内的比释动能的增量，称为比释动能率。吸收剂量是单位质量的物质吸收电离辐射能量大小的物理量。

58. D。解析：对于公众个人所受的辐射照射的年当量剂量，应低于下列限值：全身1mSv（0.1rem），单个组织或器官50mSv（5rem）。

59. E。解析：在辐射防护中，将个人或集体实际接受的或可能接受的吸收剂量根据组织生物效应加权修正，经修正后的吸收剂量在放射防护中称为当量剂量，无量纲。当量剂量的SI单位与吸收剂量相同，即焦耳/千克（J/kg），曾用单位雷姆（rem）。

60. D。解析：导致X线行进中衰减的原因是物质和距离。衰减主要是距离衰减和扩散衰减。

61. B。解析：影响X线衰减的因素：X线的能量，吸收物质的原子序数，物质的密度和每克物质的电子数。与光子的散射无关。

62. D。解析：应用于X线摄影的X线波长在$0.08 \times 10^{-8} \sim 0.6 \times 10^{-8}$cm，即在0.008～0.06nm之间。

63. E。解析：半值层指使入射X线强度衰减到初始值的1/2时，所需的标准吸收物质的厚度。通过4个半值层就是$1/2 \times 1/2 \times 1/2 \times 1/2 = 1/16$。

64. E。解析：无线电波、红外线、可见光线、紫外线、X射线、γ射线，波长由左向右渐减，频率则渐增，故波长由短到长排列的顺序是X线、紫外线、可见光、红外线、无线电波。

65. B。解析：原子处于最低能量状态（最稳定）叫基态。电子在各个轨道上的能量不连续分布。电子从低能级过渡到某一较高能级上称为原子的激发。跃迁产生光子的能量等于两能级结合能之差。

66. C。解析：在X线诊断能量范围内康普顿效应占25%，光电效应占70%。

67. E。解析：产生X线应具备的条件有：电子源、高真空、阳极靶、高速电子流。X线的产生与滤线器无关。

68. C。解析：管电压越高，X线的波长越短，穿透力也越强；管电压越低，X线的波长越长，穿透力也越弱，故连续X线最短波长与管电压成反比。

69. D。解析：光电效应在X线摄影中的意义：不产生胶片灰雾；不产生有效的散射；能减少X线对比度；低电压时发生概率大。

70. D。解析：X线是一种电磁波，不带电荷，肉眼不可见，可发生折射，具有穿透本领，荧光作用，电离作用。

71. E。解析：光电效应是X线光子与构成原子的内壳层轨道电子碰撞时，将其全部能量都传递给原子，原子中获得能量的电子摆脱原子核的束缚，成为自由电子（光电子），而X线光子则被物质的原子吸收的现象。

72. C。解析：疲劳显影液的变化：溴离子量增加；显影液量减少；保护剂量减少；显影液量减少；溶液pH下降。

73. B。解析：同等厚度，一个是体力劳动者，一个是体弱者，其摄影条件应不同，否则就得不到理想的影像效果。不随意运动器官的移动是主要矛盾。相同厚度的慢性骨髓炎与骨结核相比，需增加摄影条件。被照体构成组织比例是重要可变因素。病理因素对摄影条件的影响十分复杂。

74. E。解析：X线中心线从患者身体的右后方射入，由左前方射出为左前斜位。

75. A。**解析**：根据空间位置确立的体位是立位、坐位、仰卧位、俯卧位、侧卧位、前凸位、蛙形位，乳突劳氏位并不包括在内。

76. D。**解析**：解剖学姿势为身体直立，面向前方，两眼平视前方，两足并拢，足尖向前，双上肢下垂于身体两侧，掌心向前。

77. E。**解析**：空间分辨率是测试一幅图像质量的量化指标，其结果通常以毫米（mm）为单位或每厘米的线对数（LP/cm）表示。

78. E。**解析**：激光诊断的方法包括激光光谱分析法、激光干涉分析法、激光散射分析法、激光衍射分析法、激光透射分析法等，但不包括激光辐射分析法。

79. B。**解析**：根据玻尔理论 $Nn = 2n^2$ 可得，当某元素核外共有 14 个电子，可分为 3 个能级。

80. D。**解析**：根据玻尔理论 $Nn = 2n^2$ 可得，若某元素核外共有 3 层电子轨道，则其核外电子数最大可能是 18。

81. A。**解析**：弘扬高尚医德，严格自律，不索取和非法收受患者财物，不利用执业之便谋取不正当利益。

82. A。**解析**：遵守医学伦理道德，尊重患者的知情同意权和隐私权，为患者保守医疗秘密和健康隐私，维护患者合法权益。

83. A。

84. B。**解析**：急性出血坏死性胰腺炎是由急性水肿性胰腺炎病变继续发展所致。胰腺腺泡、脂肪、血管大片坏死，胰腺组织水肿，体积增大，广泛性出血坏死。腹膜后间隙大量血性渗出液。网膜、系膜组织被渗出的胰酶所消化。

85. D。**解析**：钙化一般是良性病变的愈合，故胰管不规则钙化表现可排除胰腺癌。

86. A。**解析**：颈外动脉在胸锁乳突肌深面上行，其主要分支包括甲状腺上动脉、舌动脉、面动脉、颞浅动脉、上颌动脉。

87. D。**解析**：腹主动脉的成对脏支有肾上腺中动脉、肾动脉、睾丸动脉（男性）或卵巢动脉（女性）；不成对的脏支包括腹腔干、肠系膜上动脉和肠系膜下动脉。

88. B。**解析**：锁骨下动脉的主要分支有椎动脉、胸廓内动脉等。

89. B。**解析**：照射量的 SI 单位为 C/kg（库仑每千克），原有单位为 R（伦琴）。

90. A。**解析**：吸收剂量的 SI 单位是单位为 J/kg（焦耳每千克），专用名称为戈瑞（Gy），原有单位拉德。

91. A。**解析**：对于给定的靶原子，各线系的最低激发电压最大的是 K 层。

92. A。**解析**：最内层电子被激发所产生的 X 线波长最短，K 层在最内层。

93. B。**解析**：运动关节绕矢状轴做的运动是内收、外展。运动关节末端远离正中面为外展，向身体正中面靠近为内收。

94. C。**解析**：关节沿垂直轴进行的运动是旋内和旋外。

95. D。**解析**：冠状轴运动，如肘关节、膝关节的伸直或屈曲运动。

96. E。

97. B。

98. D。**解析**：数字 X 线影像的形成过程大体要经过信息采集、量化、转换、显示。

99. A。**解析**：人体最大的消化腺是肝脏。

100. D。**解析**：胰腺钩突位于胰头部位，有一个向左的凸起的部分，属于胰头的一部分，与胰头无明显的分界线。

相关专业知识

1. C。解析：肺纹理由肺动脉、肺静脉、支气管及淋巴管组成，其中，主要是肺动脉分支。

2. C。解析：骨质软化的X线表现包括骨密度减低、骨小梁模糊、承重骨骼变形、可见假骨折线，但不包括骨皮质增厚。

3. D。解析：正常时颈部淋巴结的大小为3~10mm，CT值为20~30HU，通常不被对比剂增强。

4. D。解析：大骨节病是一种累及全身关节的慢性地方病。我国主要分布在东北和西北山岳地带。

5. B。解析：异物分类中，根据X线能否穿透异物，分为不透性、半透性、透过性3类。玻璃、石块属于半透性。

6. D。解析：骨髓炎病变多见于儿童，且下肢较上肢多见，可能因儿童下肢受到轻微外伤的机会较多，且儿童长骨干骺端与骨骺未联合，提供了细菌停留、繁殖的机会，故骨髓炎的好发部位是生长期的长管状骨。

7. A。解析：KUB标准片诊断要求：骨骼清晰可见；肾脏轮廓、腰大肌及腹壁脂肪线可见；腹部肠道清洁良好，对诊断无影响；影像细节显示指标为1.0mm的钙化点。

8. D。解析：大量胸腔积液及巨大肿瘤均可使纵隔向健侧移位。

9. D。解析：肺炎实变的X线表现包括肺炎实变区和肺小叶、肺段或肺叶相吻合；实变区的密度均匀增高；病变有融合扩大的趋势；抗感染治疗（1~2）周后病变完全吸收。

10. C。解析：颈椎结核寒性脓肿可向下蔓延，其原因是沿椎前间隙蔓延。颈椎结核形成咽后壁脓肿，可压迫食道和气管，引起吞咽困难和呼吸不畅。

11. E。解析：关节间隙是骨性关节面之间的透明间隙；为关节软骨、关节盘和关节腔等的投影；儿童的关节间隙较成人宽度大，随年龄增长而变窄，在影像上表现为低密度影。

12. D。解析：X线穿过胸部时，两肺与周围的组织形成天然的对比影像。

13. D。解析：超急性期脑梗死CT颅脑平扫可以是阴性结果。脑出血、硬膜外血肿、脑积水、脑萎缩CT颅脑平扫均为阳性结果。

14. C。解析：腔隙性脑梗死是指脑穿支动脉在长期高血压的基础上，血管壁发生病变，导致管腔闭塞，形成小的梗死灶，可发生于基底节、丘脑、小脑和脑干。

15. E。解析：脑膜瘤是起源于脑膜及脑膜间隙的衍生物，50%位于矢状窦旁，另外大脑凸面、大脑镰旁者多见，其次为蝶骨嵴、鞍结节、嗅沟、小脑桥脑角与小脑幕等部位，生长在脑室内者很少，也可见于硬膜外。其他部位偶见。

16. D。解析：肝癌CT增强扫描的全过程表现为"快进快出"的现象，肝海绵状血管瘤的CT增强扫描的全过程表现为"早出晚归"的现象。

17. B。解析：肺部右（或左）侧肺野末梢血管的追踪清晰可见φ2mm血管影，能明显追踪到φ1mm以下的末梢血管影。

18. D。解析：无菌性骨坏死最常见的部位是股骨头。

19. A。解析：十二指肠球部位于十二指肠上部近幽门处，十二指肠球部是溃疡的好发部位。

20. B。解析：腹段左、右输尿管分别跨过左髂总动脉末端和右髂外动脉起始部的前面，进入盆腔移行为盆段。

21. E。解析：纵断体层机是摄取与人体纵轴相平行的某一层组织的，无法断取与人体纵轴相垂直的尖部横断面。

22. B。解析：在横断层面上，股骨头位于股骨颈的前内侧。

23. D。解析：三叶形的椎管横断面见于脊柱下腰段。

24. B。解析：在横断层面上，肾窦内的结构不包括输尿管，肾窦内的结构包括肾盂、肾大盏、肾小盏、肾血管。

25. D。解析：腮腺位于下颌支后方；内有面神经、下颌后静脉和颈外动脉穿过，但无动眼神经穿过。

26. C。解析：脑外侧裂形成颞叶、额叶、顶叶的界缘，岛叶位于外侧沟的深面。

27. A。解析：在肩关节横断层面上，肱二头肌长头腱居肱骨前方。此断面经肩关节下份。在断面外侧部，三角肌呈C形由前、外、后三面包裹肩关节。肩胛下肌和小圆肌分别越过肩关节前方和后方终止于肱骨小结节或大结节。

28. A。解析：脚间池含有的动脉是基底动脉末端和大脑后动脉P1段。

29. C。解析：寰枢正中关节的横断层：鼻咽位居断面后方；下颌支后方有腮腺，腮腺呈楔形；下颌支深面是翼内肌与咽旁间隙。

30. A。解析：在横断层面上，构成腕关节的结构包括桡骨、腕舟骨、月骨、三角骨，但不包括尺骨。

31. D。解析：子宫矢状面长×厚为（4~5）cm×（3~4）cm；正中矢状面是显示子宫的最佳断层；子宫夹于膀胱和直肠之间；两侧可见含有大小不等卵泡的卵巢。

32. D。解析：在冠状面上，脑底面的颞叶与枕叶的分界标志为胼胝体压部。

33. E。解析：经肝门的横断层中，胆囊出现于肝门静脉右支前方，肝圆韧带裂是肝

左叶间裂的重要标志，右肾上腺首次出现，左肾上腺位于胃后壁、膈和脾所围成的三角内。在腹腔内，肝占据右侧，肝左外叶和胃底首次出现于膈左穹窿的下内侧。第二肝门的出现是本断面的标志。

34. B。解析：气管前间隙位于大血管和气管之间，由主动脉弓、上腔静脉、奇静脉弓和气管围成。间隙内有气管前淋巴结和心包上隐窝。

35. B。解析：鞍上池内结构由前向后依次为视交叉、漏斗、灰结节、乳头体。视交叉两侧为颈内动脉。额叶的断面进一步缩小，可见内侧的直回和外侧的眶回。

36. A。解析：单层螺旋CT图像重建预处理采用的方法主要是180°线性内插。

37. D。解析：较小视野充分利用了输出屏的分辨率，影像增强器的中心分辨力可高达50线对/cm。

38. B。解析：应用最多的立柱式X线管支架是天地轨式。立柱式X线管支架与滤线器摄影床或立位滤线器配合使用。

39. C。解析：探测器产生的图像质量由好到差的排序是非晶硒——非晶硅——CCD。

40. C。解析：输入屏标称尺寸表示影像增强器输入屏大小；量子检出效率DQE在70%以上较为适宜；对比度是指在影像增强器视野中心放置和移去不透X线物质时的输出灰度比；9英寸影像增强器的中心分辨力应≥50LP/cm。

41. C。解析：影响高压注射器各项参数设置的因素有对比剂的浓度和温度，靶血管的直径、走向、扭曲度，范围导管的尺寸、类型。对比剂用量为高压注射器需设定的参数，而非参数设置的影响因素。

42. C。解析：与X线、CT相比，MRI检查显示占绝对优势的病变部位为颅颈移行区病变。骨关节病变一般首选X线平片。

43. B。解析：CCD探测器X线成像原理是X线在荧光屏上产生的光信号由CCD探测

器接收，随之将光信号转换成电荷并形成数字X线图像。

44. A。解析：CT 1972年诞生，问世最早。

45. A。解析：会加大增感屏的光扩散的因素包括反射层的反射效率、荧光体颗粒、保护层厚度、荧光体涂布厚度，但不包括基板的厚度。

46. A。解析：同一对比剂在不同温度下所需的注射压力不同，如25℃比30℃所需注射压力大。高压注射器的导管越细，所需的压力越大；导管越长，所需的压力越大。选择注射速度越快，所需的压力越大；药物浓度越高，所需的压力越大。

47. C。解析：磁场的稳定性反映主磁场随时间或温度变化而发生变化的程度，其为主磁场的主要性能参数之一，与成像质量的高低密切相关，可以分为时间稳定性和热稳定性两种。

48. C。解析：DSA影像增强器或平板检测器具备最低的显像能力为30帧/秒。

49. B。解析：多叶遮线片由内、外二层组成。内层可除去焦点外X线；外层控制照射野，同时消除内层的半影。

50. B。解析：乳腺X线机采用钼靶，一般配有乳腺压迫功能的专用支架。

51. C。解析：30kW的X线机组，管电流的调节范围是10～400mA。

52. B。解析：X线机曝光条件控制：①三钮控制方式由kV、mA、sec三项单独调整；②两钮控制方式分为kV、mAs两种调整；③一钮控制方式kV需要人工调整，自动衰减负荷、自动曝光量控制；④零钮方式由透视信号检测体后，转换成摄影kV，结合使用自动曝光量控制。

53. E。解析：电视监视器的空间分辨力表现能力取决于电子应答特性、电子束光点大小和荧光体层内的散射，同时也与电视监视器本身亮度、对比度设定状态以及扫描线方向有关，但与屏幕尺寸无关。

54. D。解析：MRI的组织参数包括T_1值、质子密度、流空效应、T_2值，但不包括回波时间。

55. D。解析：非晶硅平板探测器点阵的密度决定了DSA装置的空间分辨力，空间分辨力会受到所使用的荧光板类型的影响。

56. B。解析：钼靶为双焦点，阴极端的尺寸小，其旋转阳极转速为2800转/分，阳极热容量为150～300kHU。双靶机可根据乳腺密度自动调整靶面，能有效降低射线剂量。

57. C。解析：固定阳极X线管起吸收二次电子作用的是阳极帽。固定阳极由阳极头、阳极帽、阳极柄构成。

58. E。解析：大型X线机的供电电源多数是三相380V。

59. E。解析：阴极射线管的主要组成部分为电子枪。CRT是一个电真空器件，由电子枪和荧光屏构成。

60. D。解析：飞跃时间法（TOF）MRA成像是用不饱和的质子流入层面。所谓流入相关增强效应是指高速流动的自旋流进被饱和的激发容积内而产生比静态组织高的MR信号，也称流入效应或时间飞跃效应（TOF）。

61. D。解析：影响体层面厚度的因素有照射角、焦点面积、焦点到体层面的距离、管电压、组织密度、病灶大小。

62. B。解析：摄影平台暗盒仓保护措施：未插入暗盒时禁止曝光，未更换暗盒禁止再次曝光，暗盒以正确方向才能顺利置入，照射野和暗合尺寸不相吻合时禁止曝光，未更换胶片可重复曝光。

63. B。

64. D。解析：空间电荷抵偿器属于X线机控制台内的低压部件。X线机的辅助设备包括X线管支架（天地轨方式、双地轨方式、附着轨道），遮线器，检查台（立位胸片架、检查床）、影像增强器、X线电视系统。

模拟试卷（四）答案与解析

65. C。解析：放射科质量管理的目标是以最低辐射剂量获得最高像质，为临床诊断提供可靠依据，就是体现代价-危害-利益3个方面的最优化。

66. E。解析：常规影像质量综合评价标准包括画面质量标准、影像显示标准、受检者辐射剂量限值、成像技术参数，但不包括操作者水平。

67. D。解析：支持DICOM的影像设备可以直接接入PACS。PACS系统根据其规模大小可划分为基于影像科室或某个部门的小型PACS系统；将影像服务扩展到医院的院级大型PACS系统；以及通过将某个地区的医疗资源应用信息网络技术整合在一起的区域PACS系统。

68. D。解析：DICOM的中文名称是医学数字成像与通信，DICOM标准同时也是国际标准，为ISO 12052。

69. D。解析：HL7标准是一系列在医院各信息系统之间传递临床及管理信息的国际标准。这些标准将关注点集中在"应用层"，也就是信息技术领域内的ISO开放式系统互联参考模型（OSI）的第七层。

70. C。解析：IHE中文为医疗机构信息集成规范。IHE参考性大于强制性，能优化医疗系统间的信息共享能力，其关注领域也包括临床医学中的其他学科。

71. B。解析：PACS的核心是影像存储管理系统。PACS系统的基本组成部分包括数字影像采集、通讯和网络、医学影像存储、医学影像管理、各类工作站五个部分。

72. E。解析：积极主动的应急方案要点包括及时判断、统一调度、病患疏导、事后处置，但不包括统计分析。

73. D。解析：以计算机为基础，通过通讯网络系统，以数字方式存贮、管理、传送医学影像信息和病历资料的医学信息管理系统。

74. D。解析：目前，DSA大多采用的矩阵为1024×1024，构成图像矩阵的单元是像素。

75. E。解析：QA计划主要包括功效研究、继续教育、质量控制、质量目标，但不包括目标明确。

76. D。解析：外周静脉法DSA易产生运动性伪影。外周静脉法DSA图像的特点包括图像分辨力低、血管影像模糊、血管影像相互重叠、影像质量差。

77. B。解析：在医学影像学中以空间频率为变量的函数，称为威纳频谱（WS）。

78. E。解析：X线照片影像质量的数学评价，目前进入一新领域。

79. E。解析：ROC指受试者操作特性曲线，是一种以信号检出概率方式，对成像系统在背景噪声中的微小信号检出能力进行解析与评价的方法。ROC最初用于雷达信号的分析，是研究观察者水平的理想手段，已应用于医学影像领域，是一种主观评价法。

80. B。解析：直线所指位置准确的解剖位置是豆状核，豆状核是大脑半球白质内的灰质核团，和尾状核合称纹状体，与维持肌张力及运动频率有关

81. C。解析：直线所指位置准确的解剖位置是肠系膜上动脉。肠系膜上动脉的分支有胰十二指肠下动脉、空肠动脉、回结肠动脉。

82. C。解析：图中3指的是三角肌。在此断面，肩胛下肌和小圆肌分别越过肩关节前方和后方终止于肱骨小结节或大结节。

83. B。解析：听神经瘤好发部位位于脑桥小脑角池内，是脑神经肿瘤中最常见的一种，多起源于听神经前庭支的神经鞘，绝大多数为神经鞘瘤。

84. A。解析：腔隙性脑梗死病灶直径为10～15mm。腔隙性脑梗死是脑穿支小动脉闭塞引起的深部脑组织较小面积的脑梗死；病因主要是高血压和动脉硬化，好发部位为基底核区和丘脑区，可多发。

85. B。解析：MRI 是鼻咽癌最有价值的影像学检查方法，有助于显示肿瘤侵犯深部软组织、肿瘤在黏膜下浸润、沿神经播散情况等。早期鼻咽癌 CT 表现为咽隐窝变浅、消失。

86. E。解析：由左、右椎动脉合成的动脉为基底动脉，在脑桥的基底沟内走形。

87. C。解析：连接颈内动脉和大脑后动脉的为后交通动脉。后交通动脉在视束下面向后行，与大脑后动脉吻合，是颈内动脉系与椎-基底动脉系的吻合支。

88. D。解析：钡餐示食管壁张力降低，蠕动减弱，钡剂排空延迟，并在食管下段见到串珠状充盈缺损影，应首先考虑食管下端静脉曲张。

89. C。解析：患者因进食困难进行性加重一年就诊，钡餐示食管明显扩张，蠕动减弱，食管远端残根状，表面尚光整，服温水后造影剂可部分进入胃内，最可能的诊断为贲门失弛缓症，可采用球囊扩张成形术进行治疗。

90. B。解析：软组织水肿在 SE 序列 T_1WI 是低信号，T_2WI 呈高信号。

91. A。解析：软组织血肿在 SE 序列 T_1WI 多为高信号。

92. A。解析：肩关节由肩胛骨的关节盂和肱骨头构成。盂缘是附在关节盂周围的环形纤维软骨，可加深关节窝的深度。

93. A。解析：关节囊内有肌腱通过的是肩关节。

94. A。解析：壁薄而均匀，周围无实变，腔内无液体的是空腔，是肺内生理腔隙的病理性扩大，如肺大疱等。

95. D。解析：空洞外壁边界不清，空洞常见液平的是肺脓肿，肺脓肿是由不同病原菌引起的肺部坏死性炎性疾病。

96. A。解析：自动曝光时用的探测器有荧光体探测器和电离室式探测器。

97. D。解析：利用电容充放电原理工作的限时器是电子式。

98. A。

99. D。

100. E。解析：髌韧带附着点在髌骨处。

专业知识

1. D。解析：从应用的角度讲，数字图像具有的优势包括密度分辨率高、可进行后处理、存储更方便、可通过网络实现远程会诊，但不能通过变换窗宽、窗位改变原始数据。

2. C。解析：照片影像密度随被照体的厚度、密度增加而降低。正常曝光时，密度与照射量成正比，管电压增加，照片密度增加；摄影距离增大，密度降低，与照片的显影加工条件有关。

3. C。解析：为了使某些边缘突出、凹陷或病灶显示清楚，可以将中心X线从肢体被检部位的局部边缘通过，以免病灶本身和其他部分重叠，此种摄影方法称作切线投影。

4. B。解析：密度、对比度、锐利度、颗粒度是构成照片影像的物理因素；失真度为构成照片影像的几何因素。

5. D。解析：照片阻光率的对数值称作照片的光学密度值，用D表示，密度也称黑化度。密度值是一个对数值，无量纲。其大小决定于I_0/I的比值，而不决定于I_0、I的值。D值的大小由照片吸收光能的黑色银粒子多少决定，与观片灯的强弱无关。

6. C。解析：阻光率是指照片上阻挡光线能力的大小，在数值上等于透光率的倒数。

7. A。解析：定影后的乳剂层中含有大量的硫代硫酸钠、银盐络合物。若不将这些物质除去，这些物质将随保存期的延长与银起化学反应，最终使影像变为黄色，因此，定影后的照片必须经过充分的水洗。

8. A。解析：为解决运动部位的成像以及运动性伪影的产生，可采用超短波脉冲快速曝光。采用超短波脉冲快速曝光可减小半影的产生。

9. D。解析：病灶组织的放射性分布高于正常组织的显像是阳性显像，又称"热区"显像。

10. B。解析：窗宽大，图像中组织密度对比降低。窗宽决定显示CT值的范围；组织的CT值大于窗宽规定范围时呈现白色；窗宽可改变图像中的密度差。

11. E。解析：不同类型的X射线通过物质时，其衰减规律也是不一样的。窄束不仅是指几何学上的细小，主要是指不存在散射成分。宽束是指含有散射线成分，单能窄束X射线通过均匀物质时线质变软。

12. A。解析：蝶窦在曲面体层的层面上无法显示。曲面体层能显示的部位包括下颌骨、上颌骨、颞颌关节、牙齿。

13. A。解析：支点是固定的，不能绕着病灶旋转。支点不动，X线管胶片相对移动。大角度体层的厚度薄。球形病灶不宜用圆形轨迹。轨迹复杂断层效果好。

14. D。解析：部分容积效应伪影的一般表现是物体的边缘出现星晕样伪影，为减少部分容积效应影尽可能采用薄层扫描。

15. B。解析：碘油在血液中不溶，滴状碘油会形成血栓。碘油用于瘘管、子宫输卵管造影等，目前常用超液化碘油代替。脑血管造影常用对比剂为碘海醇；消化道造影常用对比剂为钡剂；泌尿系统常用对比剂为泛影葡胺；膀胱造影为双重对比。

16. C。解析：感光效应与摄影距离的平方成反比。

17. E。解析：X线量是指X线光子的数量，诊断X线范围常用mAs表示。

18. E。解析：计算X线胶片感光度时，采用的基准密度值是$D_0+1.0$。

19. E。解析：只有选择欲放大病灶中心至胶片距离计算放大率才最准确。

20. E。解析：X线量是指X光子的多少。影响X线量的因素：与靶面物质的原子序数（Z）成正比；与管电压的n次方成正比；与给予X线管的电能成正比。

21. A。解析：成像技术参数包括标称焦点、总滤过、摄影设备、管电压，但不包括体位设计。

22. C。解析：重建的矩阵越大，图像数据量大，所需重建时间越长；X线球管的热容量越大越好；探测器数目越多，扫描时间越短；CT机在保证图像质量的同时，孔径越大越好；硬盘的容量决定图像数据的存储量。

23. E。解析：光学对比度是指照片上相邻组织的密度值之差，即 $K = D_2 - D_1$。

24. E。解析：滤线器的使用主要影响影像的对比度。影响X线照片密度值的因素包括照射量、管电压、摄影距离、增感屏等，但不包括滤线器的使用。

25. C。解析：根据 $D = \lg I_0/I$ 可得，能吸收入射可见光99%的照片密度值是2。

26. A。解析：加快胶片冲洗速度不能减少运动模糊。减少运动模糊的方法包括减少曝光时间、暂停呼吸运动、固定肢体、使用高感度胶片，不包括加快胶片冲洗速度。

27. A。解析：胶片对比度又称胶片对比度系数，是X线胶片对射线对比度的放大能力。通常采用胶片的最大斜率（γ值）或平均斜率来表示，γ值＞1的胶片可以放大物体对比。

28. C。解析：X线管放射出的原发射线照射到人体及其他物体时，会产生许多方向不同的散射线，在照片上增加了无意义的密度，使照片的整体发生灰雾，造成对比度下降。

29. C。解析：造成图像模糊的总模糊因素中，最大的模糊是移动模糊。放大摄影本身的失真度比一般平片突出，因移动引起的放大模糊更为严重。

30. C。解析：缓冲剂才能使显影液pH稳定。

31. C。解析：X线胶片保存的方法包括胶片盒应竖放贮存；低温干燥下存放；避免强光线照射；防有害气体接触；在有效期内使用。

32. C。解析：医用X线胶片的结构是感光乳剂层、片基、保护层和底层。

33. E。解析：只有彩色电影胶片不属于医用X线胶片种类。医用胶片种类包括一般摄影用X线胶片；多幅相机和激光相机成像胶片；影像增强器记录胶片；X线特种胶片。

34. B。解析：卤化银颗粒在感光材料中是最大的；晶体颗粒分布均匀时，颗粒性好；晶体颗粒大小不一，宽容度大；晶体颗粒小，分辨率高；晶体颗粒大，感光度高。

35. B。解析：X线胶片的感光材料未经曝光，而在显影加工后部分被还原的银所产生的密度，称为本底灰雾，它由乳剂灰雾和片基灰雾组合而成。

36. A。解析：医用洗片机的基本结构包括胶片传送系统、药液循环系统、药液补充系统、药液温度控制系统、干燥系统、水洗系统、显影时间控制系统、控制显示面板及相关电路。

37. E。解析：医用胶片属于银盐感光材料，X线摄影用胶片包括感蓝胶片、感绿胶片、乳腺摄影用正色胶片、高清晰度摄影用胶片，但不包括直接反转胶片。

38. A。解析：干式热敏专用胶片包括保护层、感热层、吸收层、背层，但不包括有催化作用的卤化银。

39. C。解析：干式激光打印机的组件包括数据传输系统、激光光源、加热显影系统、整机控制系统，但不包括胶片传输冲洗系统。

40. D。解析：热敏成像技术通过热敏头直接实现影像还原，分为直接热敏成像和染色升华热敏成像；以高温阵列式打印取代激光发射器，可实现明室安装胶片，成像过程不产生废水、废气。

41. B。解析：心传导系统由特殊心肌细胞构成，包括窦房结、结间束、房室交界区、房室束、左束支、右束支和纤维网。窦房结是心的正常起搏点，窦房结多呈长梭形（或半月形），位于上腔静脉与右心房交界处的界沟上1/3的心外膜深面。

42. D。解析：碘对比剂造影患者发生轻度碘过敏反应的症状有荨麻疹、面色潮红等。

43. E。解析：经血管注入体内的有机碘对比剂由于血－脑脊液屏障的作用，不能进入脑实质、脊髓和脑脊液内。碘对比剂不被机体吸收，大多由肾脏或肝脏排泄。

44. E。解析：非离子型对比剂属于非盐类对比剂。非离子型对比剂为单体或双体三碘苯环结构，在水溶液中不产生离子，在水溶液中不带电荷，渗透压比离子型低。

45. D。解析：碘番酸为口服对比剂，适用于口服胆囊造影及胆总管造影。

46. D。解析：X线对比剂可分为阳性对比剂和阴性对比剂。阳性对比剂原子序数高，密度大；阴性对比剂原子序数低，密度小。阴性对比剂和阳性对比剂可混合使用。血管使用的对比剂可入血。

47. E。解析：MR波谱分析的基本原理是利用化学位移进行MR谱扫描，分析生化物质结构及含量的MR技术，且对人体无伤害。

48. D。解析：MR水成像的基本原理是利用静态液体具有长T_2弛豫时间、重T_2加权像成像。

49. E。解析：设备伪影是指机器设备所产生的伪影。设备伪影包括机器主磁场强度、磁场均匀度、软件质量、电子元件、电子线路，以及机器的附属设备等所产生的伪影。设备伪影主要取决于生产厂家设计生产的产品质量，某些人为因素如机器设备的安装、调试以及扫描参数的选择，相互匹配不当也可出现伪影。

50. D。解析：图像中X射线未被衰减，它将显示为黑色图像；X射线衰减越大，转换成灰阶后颜色越浅，高CT值部分被转换为白色；改变窗宽，不可改变被显示物体的CT值。

51. C。解析：CT成像原理利用的是X线的吸收衰减特性。

52. C。解析：在照片或显示器上所呈现的黑白图像上的各点表现出不同深度灰色，把白色与黑色之间分成若干级，称为"灰度等级"，表现的亮度（或灰度）信号的等级差别为灰阶。

53. A。解析：高分辨率模式会强化边缘，与图像平滑效果相反。CT滤波函数中高分辨率滤波模式是一种强化边缘、轮廓的函数，会增加图像噪声，可以提高空间分辨率，增强对比。

54. D。解析：乳腺摄影用正色胶片是一种高分辨率、高对比度、单层乳剂、对绿光敏感的乳腺专用胶片。

55. D。解析：移动因素与照片影像关系：消化道照射时间可控制在0.1秒左右；尽量减少因移动造成的影像模糊；尽量减少意外性移动；胸部摄影有呼吸、心搏动及意外等移动，用心电联动装置抓住0.05秒可得静止的心肺照片。

56. A。解析：X线射线方向与滤线栅铅条方向一致时不产生切割效应。

57. A。解析：X线影像信息传递过程中，作为信息源的是被照体，X线作为信息的载体，增感屏－胶片系统为接受介质。

58. A。解析：滤线栅铅条高度与充填物幅度的比值为栅比，且栅比越大，消除散射线能力越强。

59. B。解析：高千伏摄影时，骨、肌

肉、脂肪等组织间 X 线的吸收差异减小，所获得的照片对比度降低；低千伏摄影时，不同组织间 X 线的吸收差异大，所获得的照片对比度高。高千伏摄影最常应用于胸部摄影。

60. A。解析：逆变器方式的 X 线高压发生装置中高频交流电频率越高则高压脉冲越小，X 线能量越高。

61. E。解析：X 线照片影像五大要素：密度、对比度、锐利度、颗粒度及失真度。密度、对比度、锐利度、颗粒度为构成照片影像的物理因素；失真度为照片影像的几何因素。

62. B。解析：X 线感光效应指 X 线通过被检体后使感光系统（屏片系统）感光的效果，摄影距离与感光效应呈平方反比关系。

63. B。解析：如果把被照体作为信息源，X 线作为信息载体，那么 X 线诊断的过程就是一个信息传递与转换的过程。X 线影像表现形式均为二维图像；X 线诊断的信息来源于被照体；X 线为传递被照体信息的载体；被照体信息需经转换介质转换。

64. C。解析：滤线设备的应用是将散射体发出的散射线在到达照片之前被排除掉，是直接吸收散射线的有效设备。胸部 X 线摄影时形成散射比较少，可以不用滤线设备。

65. D。解析：乳腺摄影检查一般用钼靶进行软 X 线摄影，其摄影千伏一般在 20～40KV。

66. C。解析：结合病史，中央型肺癌行 X 胸片阴性通常还需要进行 CT 扫描检查。

67. E。解析：临床医生要求行 X 线检查的目的包括是左大腿远端是否存在骨质病变；左大腿远端病变是否累及关节软骨；若存在骨质病变，该病变是否为肿瘤；如为肿瘤，进行良恶性判断，但并不包括确定肿瘤的组织学类型。

68. C。解析：结合患者病史，多考虑脑出血，颅脑 CT 脑出血检出率高，故患者首

选影像学检查为颅脑 CT。

69. C。解析：患者有结肠息肉病史，结合实验室检查多考虑转移瘤，故多发病灶最有可能的诊断是肝转移瘤。

70. C。解析：结合患者病史，多考虑脑出血可能，故患者 15 天复查 MR，最可能的表现为 T_1WI 和 T_2WI 中心呈高信号，周围可见低信号环。

71. D。解析：T_1 加权像是指图像的对比度主要来自组织间的 T_1 差异，自旋回波或者快速自旋回波序列中采用短 TR（≤650 毫秒）和短 TE（≤20 毫秒）就可得到 T_1 加权像。长 T_1 的组织呈低信号，脂肪呈高信号，组织信号不一定与 T_1 成正比。

72. C。解析：如果图像的对比差异主要反映了组织间的 T_2 值差异，则此类图像就是 T_2 加权像，T_2 加权像一般通过快速自旋回波获得，在该序列中采用长 TR（≥2000 毫秒）和长 TE（≥80 毫秒）的扫描参数。短 T_2 的组织呈低信号，脑脊液呈高信号，骨骼呈低信号。

73. D。解析：被照体因素对照片对比度无影响的是被照体的面积。影响 X 线对比度的因素有 X 线吸收系数 μ、物体厚度 d、人体组织的原子序数 Z、人体组织的密度、X 线波长 λ。

74. E。解析：人体各组织对 X 线的衰减，由大到小的顺序为骨、肌肉、脂肪、空气。

75. E。解析：胶片特性曲线的横坐标为曝光量，以对数值 lgE 表示；纵坐标为密度，以 D 表示。曲线产生反转是由于曝光过度所致，曲线为非线性，直线部密度与曝光量成正比，曲线可表示感光材料的感光特性。

76. E。解析：胶片特性曲线是描绘曝光量与所产生密度之间关系的一条曲线，曲线可以表示出感光材料的感光特性。特性曲线也称 H - D 曲线，曲线的横坐标为曝光量，纵坐标为密度。

模拟试卷（四）答案与解析

77. C。解析：完整的X线胶片特性曲线分为趾部、直线部、肩部及反转部。其中，直线部是摄影中力求应用的部分，该部分密度与照射量的变化成一定比例关系。

78. B。解析：X线胶片的感光材料未经曝光，而在显影加工后部分被还原的银所产生的密度，称为本底灰雾。本底灰雾由乳剂灰雾和片基灰雾组合而成。

79. D。

80. C。解析：明胶的特点：能提高感光度、吸卤剂、热熔冷凝、保护未感光卤化银。

81. E。解析：明胶提高胶片感光度，明胶黏性好，参与感光化学反应，有保护作用。

82. B。解析：该平板探测器属于直接转换，成像效果好于IP，数据转换不经过可见光，需要高压电场。

83. C。解析：场效应管的作用是开关。每个TFT形成一个采集图像的最小单元，即像素。每个像素区内有一个场效应管，在读出该像素单元电信号时起开关作用，在读出控制信号的控制下，开关导通，把存储于电容内的像素信号逐一按顺序读出、放大，送到A/D转换器，从而将对应的像素电荷转化为数字化图像信号。

84. E。解析：Reid基线为眶下缘至外耳门中点的连线，又称为人体学基线或下眶耳线。

85. C。解析：冠状断层标本的制作常以Reid基线的垂线为基线。

86. A。解析：头部断层标本的制作常以Reid基线为准。

87. D。解析：连合间线为前连合后缘中点至后连合前缘中点的连线，又称AC-PC线，现作为标准影像扫描基线。

88. A。

89. B。解析：根据 $M = 1 + 0.2/F$ 可知。放大率（M）与F（焦点）成反比。焦点小允许的放大倍数大；焦点大，允许的放大倍数小。

90. C。解析：根据 $M = 1 + 0.2/F$，求得放大倍数最大为1.3。

91. B。解析：根据 $M = 1 + 0.2/F$，放大倍数为1.15倍时，带入公式可得F近似等于1.3。

92. D。解析：双重偏离可造成胶片不均匀照射，照片上密度出现一边高一边低。

93. B。解析：解决方法是X线中心要对准滤线栅中线，倾斜方向与铅条一致。

94. A。解析：被照体密度越高，吸收X线的能力越强；被照体密度越小，吸收X线的能力越弱。

95. D。解析：在器官内注入原子序数不同或者密度不同的物质，改变了所处位置的有效原子序数、密度、X线吸收能力，改变了所处位置与邻近位置的吸收差异。

96. B。解析：如果透光率为0.1，则阻光率为10，则光学密度为lg10 = 1.0。

97. C。解析：如果两张照片的光学密度都是1.0，两张照片叠加后的光学密度是2.0。

98. C。解析：若照片上某处的阻光率为10，则光学密度是1.0。

99. D。解析：AgF易溶于水，故不能用于感光材料。

100. E。

专业实践能力

1. C。解析：肺尖病变最好应摄肺尖前凸位片。

2. D。解析：肺部及纵隔 MRI 扫描技术：采用体部阵列线圈或体线圈；受检者仰卧，头先进或足先进，双手上举平放于头两侧或自然伸直放于身体两侧；用屏气或呼吸门控采集，如采用呼吸门控采集，将呼吸门控感应器绑于或用腹带加压于受检者胸部或腹部随着呼吸运动起伏最明显的部位；多采用快速序列屏气采集，或采用呼吸门控技术采集。

3. E。解析：后鼻孔闭锁，CT 轴位扫描可以清楚显示后鼻孔闭锁程度及闭锁部分的性质和厚度。

4. B。解析：摄影日期、患者姓名、X线片号、被检肢体方位均为 X 线照片标记内容，但不包括病变性质。

5. E。解析：静脉肾盂造影的适应证包括肾、输尿管疾患，如结核、肿瘤、结石、先天性畸形和积水，但不包括急性肾炎。

6. D。解析：为避免胸部前后径及左右径较大引起的影像放大，FFD 成人选用 180～200cm，儿童选用 100cm。

7. B。解析：标准腰椎斜位显示中，第 1～5 腰椎及腰骶关节呈斜位，于照片正中显示；检侧椎间关节间隙呈切线状显示；椎间隙显示良好，第 3 腰椎上、下面两侧缘应重合为一线；与椎体相重叠的椎弓部结构，应显示清晰分明；各椎弓根投影于椎体正中。

8. E。解析：胸腔游离积液摄取正位，加照患侧侧卧水平正位或斜位。包裹性积液应摄取正位，加照切线位。肺下积液选用卧位。胸膜间皮瘤取呼气、吸气位对照。纵隔气肿 X 线片显示不清楚。

9. C。解析：深呼气后加大与正常肺组织间的组织对比，使病变显示，肺大疱适用深呼气曝光。

10. C。解析：对于胸腹部检查的患者，应做必要的呼吸训练；如根据呼吸的指令或指示灯有规律的呼吸，以避免呼吸运动伪影的产生。

11. C。解析：腰椎 CT 扫描时，给患者腿部垫起，可以减小生理曲度，使扫描线易于平行于椎间隙。

12. D。解析：胸部 CT 软组织窗用来显示纵隔，其窗宽是 W 300～500HU，窗位是 C 35～50HU，胸部常规采用肺窗和纵隔窗。

13. C。解析：眼眶 CT 扫描技术：横断位扫描，患者仰卧，下颌稍上抬，听眶线与床面垂直，两外耳孔与床面等距，正中矢状面与床面中线重合；一般从眶底至眶顶。病变较大时，可根据需要扩大扫描范围。冠状位扫描范围从眼球前部至海绵窦。

14. B。解析：在实际应用中，CT 值接近水的组织或病变是囊肿。

15. A。解析：窄窗宽显示 CT 值范围小，每级灰阶代表的 CT 值幅度小，分辨密度接近的组织或结构的能力高，即密度分辨率高。

16. A。解析：肾动态显像每 30～60s 采集 1 帧；肝胆动态显像每 5～15min 采集 1 帧；心脏首次通过显像每 50ms 左右采集 1 帧；显像剂在体内运转较慢时，采集的速度要慢，显像剂在体内运转速度快，采集的时间间隔应短。

17. D。解析：做好患者呼吸训练、不吃含有金属类药物、给予镇静剂、去掉金属饰物均是产生伪影的准备工作，但患者更衣、换鞋入室与伪影无关。

18. B。解析：CT 增强扫描常用的对比剂注射方法是静脉团注法。

19. B。解析：胰腺、胃肠和腹膜后MRI扫描技术：矢状位有助于判断直肠前壁肿瘤或后壁肿瘤对邻近结构的侵犯；肠胃MRI常规做轴位T_1WI和T_2WI矢状位或冠状位T_2WI扫描；胰腺MRI应薄层无间隔扫描；可应用呼吸门控技术；腹膜后间隙检查需要做脂肪抑制序列。

20. D。解析：在临床上，扩散加权成像在脑梗死检测中具有重要临床价值。脑组织在急性或超急性梗死期，首先出现细胞毒性水肿，使局部梗死区脑组织的自由水减少，扩散系数显著下降，在扩散加权像上表现为高信号区，而T_1、T_2加权成像变化不明显。在脑白质区，由于白质束的影响，水分子的扩散系数在空间各个方向上是不相同的，可以反过来在不同方向上施加扩散敏感梯度，通过水分子在不同方向的扩散系数，观察白质束改变，还可用于肿瘤的评价，这些都是扩散加权成像的主要用途。

21. D。解析：MRI检查必须注意的问题包括认真核对检查申请单；正确选用线圈、摆放患者位置；了解MRI检查适应证与禁忌证，特别是禁忌证；确保扫描室内安全，不包括密切观察患者是否有心理变化。

22. D。解析：耳部CT常用的扫描体位是横断面、冠状面。横断面扫描取仰卧位，听眶线与台面垂直；冠状面扫描取仰卧或俯卧，听眶线与台面平行。

23. E。解析：提高TOF-MRA流动-静止对比的方法：①减少激励角度，使静态组织信号下降；②减小激发容积厚度，以减小流入饱和效应；③多块容积激发：将一个较大容积分成多个薄块激发，以减小流入饱和效应；④背景信号抑制：用磁化传递抑制技术（MTS）抑制背景大分子信号，突出流体信号；⑤信号等量分配技术，又称倾斜、优化、非饱和激发（TONE），激发角度随流入层面逐渐增加，以减小流入饱和效应的信号下降。

24. A。解析：脂肪抑制成像技术包括化学位移频率选择饱和技术、化学位移频率选择饱和技术、幅度选择饱和法、化学位移水-脂反相位饱和成像技术、水激励技术，但不包括化学位移成像技术。

25. D。解析：磁共振成像心功能分析技术的扫描技术要点：①采用单次屏气TSE序列在冠状位定位像上做横断面成像；②以显示左右室及室间隔的横断面图像为定位图，做平行于室间隔的左室长轴位成像；③以平行于左室长轴位为定位图，做垂直于左室长轴的短轴位成像；④确定所成短轴位合乎心功能分析所需，采用单次屏气2D-FLASH序列，以左室长轴图为定位图，做垂直于左室长轴的短轴位电影成像；⑤所做短轴位一致，即等层厚，等间距，从心底到心尖依次作数层（一般8～10层）短轴位电影成像。扫描层面必须包括心尖至房室瓣口，保证心功能分析准确无误。

26. E。解析：肺部及纵隔MRI扫描技术：①相关准备：安装心电门控或周围门控，若使用呼吸门控技术，将呼吸感应器置于患者上腹部。嘱患者勿动及检查过程中不要咳嗽。②线圈：用体部相控阵线圈、体线圈。③扫描技术：常规做横断及斜冠状方位，必要时做矢状位。多采用快速序列屏气采集，或采用呼吸门控技术采集。使用心电门控或周围门控技术是为了使血管流空与其他组织形成良好对比。推荐常规成像序列为横轴位T_1WI，横轴位T_2WI；平行于支气管树的斜冠状位T_1WI；必要时加做矢状位T_1WI。

27. A。解析：血管成像技术（MRA）包括时间飞跃法MRA（TOF-MRA）、相位对比MRA（PCMRA）、对比增强MRA（CE-MRA）、对比增强MRA需静脉注射对比剂，不包括相位对比MRA需静脉注射对比剂。

28. B。解析：鼻窦MRI线圈中心及定位线对于眉间与鼻尖连线的中点,增强扫描一般采用T_1WI-FS序列。常规扫描方位:横轴位T_2WI(T_1WI);冠状位(T_2WI)。用头部线圈,相关准备同颅脑MRI技术。

29. D。解析:腹部MRA具体扫描技术采用3D-CE-MRA技术的超快速三维梯度回波序列3D-FISP,采集成像一般取3~4次,也可根据病情而定,可分别得到动脉期和门脉期、静脉期的血管像。

30. A。解析:MR水成像所采用的成像序列常为FSE。

31. D。解析:乳腺MRI扫描技术:采用单侧或双侧乳腺专用环形线圈或多通道阵列线圈;乳腺疾病通常行动态增强;将乳腺专用线圈放于检查床上,头或足先进均可;动态增强时先用梯度回波$3D-T_1$加权快速扫描技术做增强前扫描。

32. B。解析:支气管动脉造影经常经股动脉穿刺插管,将导管插到第5、6胸椎水平,在透视下在导管内注入少量对比剂,确定支气管动脉显示。

33. C。解析:严重的心力衰竭是DSA的禁忌证之一。DSA的适应证包括血管性疾病、血管疾病的介入治疗、肿瘤性疾病、心脏冠状动脉疾病等。

34. E。解析:脑功能成像包括波谱分析、扩散成像、中枢活动功能成像、灌注成像,但不包括三维重建。

35. D。解析:颈椎椎间盘CT扫描的层厚、层距通常均为2mm。

36. A。解析:CT扫描的适应证包括颅脑外伤、新生儿缺氧缺血性脑病、脑肿瘤、脑实质变性,不包括精神分裂症。

37. D。解析:腹腔动脉DSA,若需观察门静脉,曝光时间应为15~20秒,直至门静脉显示满意。

38. B。解析:介入检查和治疗的医务人员在清洁被血液污染的检查床时需使用医用手套,以避免被感染。

39. E。解析:耳部CT常规采用的扫描层厚、层距均是2mm,必要时采用1mm扫描。

40. B。解析:头颅体层摄影根据轨迹特征选择摄影方式;正确运用头颅体表定位点面、线;选择适当的体层方式;精确地选用层间距离;除去人工阴影。

41. B。解析:血管造影和心血管造影的感染发生率小于1%;经皮胆道引流的感染发生率为20%;TIPSS的感染发生率为2%;脓肿引流的感染发生率为6.4%。

42. A。解析:上肢长骨常规体位选择为标准正位及侧位。

43. B。解析:跟骨侧位检查跟骨外伤、骨折及其他跟骨病变。跟骨侧位是检查跟骨刺的最佳体位。

44. B。解析:肺动脉造影经股静脉穿刺插管,导管端可置于肺动脉主干或左右肺动脉分支,或右室流出道。

45. C。解析:锁骨与肩峰构成肩锁关节。掌骨与指骨构成掌指关节。肘关节由肱骨下端和桡骨、尺骨的上端连结而成。尺骨与桡骨构成桡尺关节。锁骨与胸骨构成胸锁关节。

46. C。解析:腰椎侧位是同一患者选用摄影条件最大的部位。

47. A。解析:内外斜位是显示单侧乳腺组织的最佳体位。嘱受检者面对乳腺机自然站立,两足与肩同宽,旋转摄影平台与胸大肌平行,X线束方向自内上至外下。

48. A。解析:颅骨骨折采用头颅正侧位;额窦病变采用柯氏位;颅骨肿瘤采用头颅正侧位;垂体瘤采用头颅侧位;多发性骨髓瘤采用头颅正侧位。

49. C。解析:腰椎椎弓崩裂,X线显示最清晰的体位是双斜位。

50. B。解析:标准胸部后前位照片,标准影像显示为肺门阴影结构可辨;锁骨、乳腺、左心影内可分辨出肺纹理,肺尖充分显

模拟试卷（四）答案与解析

示，肩胛骨投影于肺野之外，两侧胸锁关节对称，膈肌包括完全，且边缘锐利，心脏、纵隔边缘清晰锐利。

51. D。**解析**：IV 为静脉内给药；DSA 为数字减影血管造影的英文缩写；IV-DSA 为静脉数字减影血管造影的缩写。

52. E。**解析**：胸骨后前位摄影条件：采用低管电压、低管电流、长曝光时间以增加背景的运动模糊度。屏气情况曝光时胸骨贴紧片盒，进行均匀的浅缓呼吸。

53. B。**解析**：汤氏位指向足侧斜 30°角，对准眉间上方约 10cm，经枕骨大孔射入胶片。

54. C。**解析**：为增加肺含气，提高影像对比度，常规肺部摄影采用深吸气末屏气呼吸方式进行摄影。

55. D。**解析**：巴尔金定位法中代表角膜前缘的是侧位片中 6 点钟位与 12 点钟位的连线。侧位片中 6 点钟位与 12 点钟位的连线过 3 点钟位、9 点钟位重合点，代表角膜缘水平面，再过 3 点钟位、9 点钟位的重合点作角膜缘平面的垂线，代表眼球轴线。将各点、线重合，可直接读出异物在角膜缘后的数值及在眼球轴线上、下的数值。

56. C。**解析**：乳腺放大摄影在屏胶摄影方式时使用较多，将腺体与片盒拉开一定距离，腺体较薄会发生放大模糊，通常结合使用局部压迫，放大摄影一般使用较小的焦点。

57. A。**解析**：逆行肾盂造影前的准备与静脉肾盂造影相同，但不需禁水，一般无需做碘过敏试验。

58. C。**解析**：头颅正位即头颅后前位，被检者俯卧于摄影床上，正中矢状面垂直于床面，并重合探测器中线。下颌内收，额部及鼻尖紧贴床面，听眦线垂直于床面。心线自枕外隆凸经眉间垂直射入探测器。

59. C。**解析**：瓦氏位可观察上颌窦、额窦、前组及后组筛窦、上颌骨和颧骨等

部位。

60. A。**解析**：X 线胶片长轴与摄影床长轴平行称竖向。

61. C。**解析**：踝关节侧位体位时，踝关节位于照片下 1/3 正中显示。

62. C。**解析**：成人颅缝分离标准：颅缝宽度超过 2mm，或颅缝较对侧增宽超过 1mm，即可诊断颅缝分离。

63. C。**解析**：肺纹理由肺动脉、肺静脉、支气管及淋巴管组成，主要是肺动脉分支。

64. E。**解析**：局部肺纹理增多，环状或蜂窝状影，斑片状、索条样影，有葡萄、手套征，均提示支气管扩张。

65. D。**解析**：脑膜瘤是起源于脑膜及脑膜间隙的衍生物，50% 位于矢状窦旁，另外大脑凸面，大脑镰旁者多见，其次为蝶骨嵴、鞍结节、嗅沟、脑桥小脑角与小脑幕等部位，生长在脑室内者很少，也可见于硬膜外。其他部位偶见。

66. A。**解析**：如某一脑部图像的窗宽和窗位分别是 80HU 和 40HU，上限是窗位加上 1/2 窗宽，则显示的 CT 值的上限是 80HU。

67. C。**解析**：如某一脑部图像的窗宽和窗位分别是 80HU 和 40HU，显示的 CT 值的中心值是 40HU。

68. B。**解析**：若窗宽变为 100HU，窗位变为 50HU，下限为窗位减去 1/2 窗宽，下限为 0HU，上限是窗位加上 1/2 窗宽，其上限是 100HU，即所显示的 CT 值的范围是 0～100HU。

69. C。**解析**：标准内听道扫描后应选择的图像后处理方法是骨算法重建。

70. E。**解析**：标准算法影像最佳显示窗值为窗宽 280，窗位 40。

71. A。**解析**：标准内听道扫描原则为标准算法影像＋高分辨力算法影像。

72. E。**解析**：结合病史，查体颈部活动受限，不能平卧，考虑寰枢椎关节半脱位。

73. E。解析：骨质病变一般首选 X 线检查，寰枢椎关节半脱位首选的检查为寰枢椎张口位片。

74. A。解析：寰枢椎张口位片中心线或定位线是两嘴角连线中点，影像显示为第1、2颈椎于上、下齿列之间显示。

75. E。解析：寰枢椎张口位标准影像的显示：第1、2颈椎于上、下齿列之间显示，第2颈椎位于其正中；上、中切牙牙冠与枕骨底部相重；第2颈椎齿突不与枕骨重叠，单独清晰显示；齿突与第1颈椎两侧块间隙对称；寰枕关节呈切线状显示。

76. E。

77. E。

78. D。解析：跟骨骨折，对跟骨摄片应采用跟骨侧位 + 轴位。

79. D。解析：跟骨轴位摄影：被检者坐于摄影床上，被检侧下肢伸直。足尖向上，足背极度背屈（可用布带牵拉）。中心线向头侧倾斜35°～45°角，经跟骨中点射入（或对准探测器中心）。

80. B。解析：根据患者的临床表现可初步判断为胃肠道急性穿孔，腹部站立后前位片可明确显示膈下游离气体，是最简捷有效的检查方法。

81. E。解析：若有消化道穿孔，口服稀钡检查可使钡剂逸入腹腔，导致局限性或弥漫性腹膜炎。

82. B。

83. A。

84. C。

85. D。解析：CT 扫描前，患者必须去除金属物品是为了避免产生图像伪影。

86. A。解析：新鲜出血的 CT 值范围是 60～80HU，陈旧性出血的 CT 值范围是 15～45HU。超急性期的时候 CT 值最高。

87. D。

88. A。解析：尺桡骨 X 线摄影注意事项：除去受检部位金属饰品、膏药等；向受检者说明检查情况，取得被检者配合；包括骨两端或邻近病变一端的关节；近日禁用不透 X 线的药物，如硫酸钡、钙片等；被检者可以穿棉制衣摄片。

89. C。解析：头颅后前位摄影要点：受检者俯卧于摄影台上，两臂放于头部两旁，使头颅正中矢状面垂直台面并与台面中线重合；颌内收，听眦线与台面垂直，两侧外耳孔与台面等距；照射野和探测器包含下颌骨的整个头部；源－像距离为100cm；中心线垂直对准枕外隆凸，经眉间垂直射入探测器中心。

90. B。

91. E。

92. C。解析：一般一侧肾脏一次性注入 5～10ml 比较适宜，太多容易引起逆流情况，影响显影效果。

93. B。

94. E。解析：尿路造影检查简单易行，痛苦小。其余选项均是肝功能严重受损不能进行尿路造影检查的原因。

95. A。解析：测量心肌厚度的时机应在舒张末期长轴位或短轴位。

96. C。解析：正常左室心肌厚度在收缩期比舒张期至少增加30%。

97. B。

98. C。

99. B。

100. A。